手術後の不安に寄り添う

大腸を切った人のためのやさしい食事

監修
福長 洋介

料理
沼津 りえ

成美堂出版

はじめに

新しい自分の食べ方を見つけて

食事は、人生を楽しく生きるために必要なものです。アイルランドの文学者・劇作家・脚本家であるバーナード・ショーの戯曲の中でも「食物に対する愛より誠実な愛はない」と語られています。

ただ、人生を豊かに彩る食事も、病気になった時点でなかなか楽しむことができなくなります。手術や治療の後は、少し注意をしながらいただかざるを得なくなります。残念ながら、病気は人の楽しみをも奪ってしまうものなのです。

大腸がんは近年では日本でも非常に増えているがんのひとつで、国立がん研究センターが集計している全国がん登録罹患データによると、２０１９年度の統計で男性では前立腺がんに次いで、女性でも乳がんに次いで2番目に多い罹患数になっています。誰もが、大腸がんに罹患する境遇にならないとも限らないのです。

もし大腸がんになってしまったら、患者さんやご家族は、手術後の食事はどう変えたらいいのか？ 抗がん剤治療を受けて副作用が現れた場合の食事はどうすればいいのか？ ……いくつもの疑問や不安を感じることでしょう。そして実際に注意しなければならない点があるのも事実です。栄養バランスがよく、病態に合った適切な食事をおいしく摂取することは、治療をいい方向に進めていくうえで大切になってきます。

そこで本書では、大腸がんの手術を受けた人の時期に合わせ、適切な食材とエネルギー量を考慮した献立とレシピを紹介します。また、手術後の便秘や下痢などの排便トラブルがあるときにおすすめのレシピ、抗がん剤治療による吐き気や食欲不振を軽減するレシピも参考になるでしょう。焦らずに、新しい自分に合った食べ方を見つけてください。

大腸がんの手術を受けた人が大腸がんを克服されることを祈念するとともに、本書を参考にされ、ご家族とともにおいしい食事で豊かな人生を楽しむ手助けになれば幸いです。

がん研有明病院
消化器センター長　大腸外科部長
福長洋介

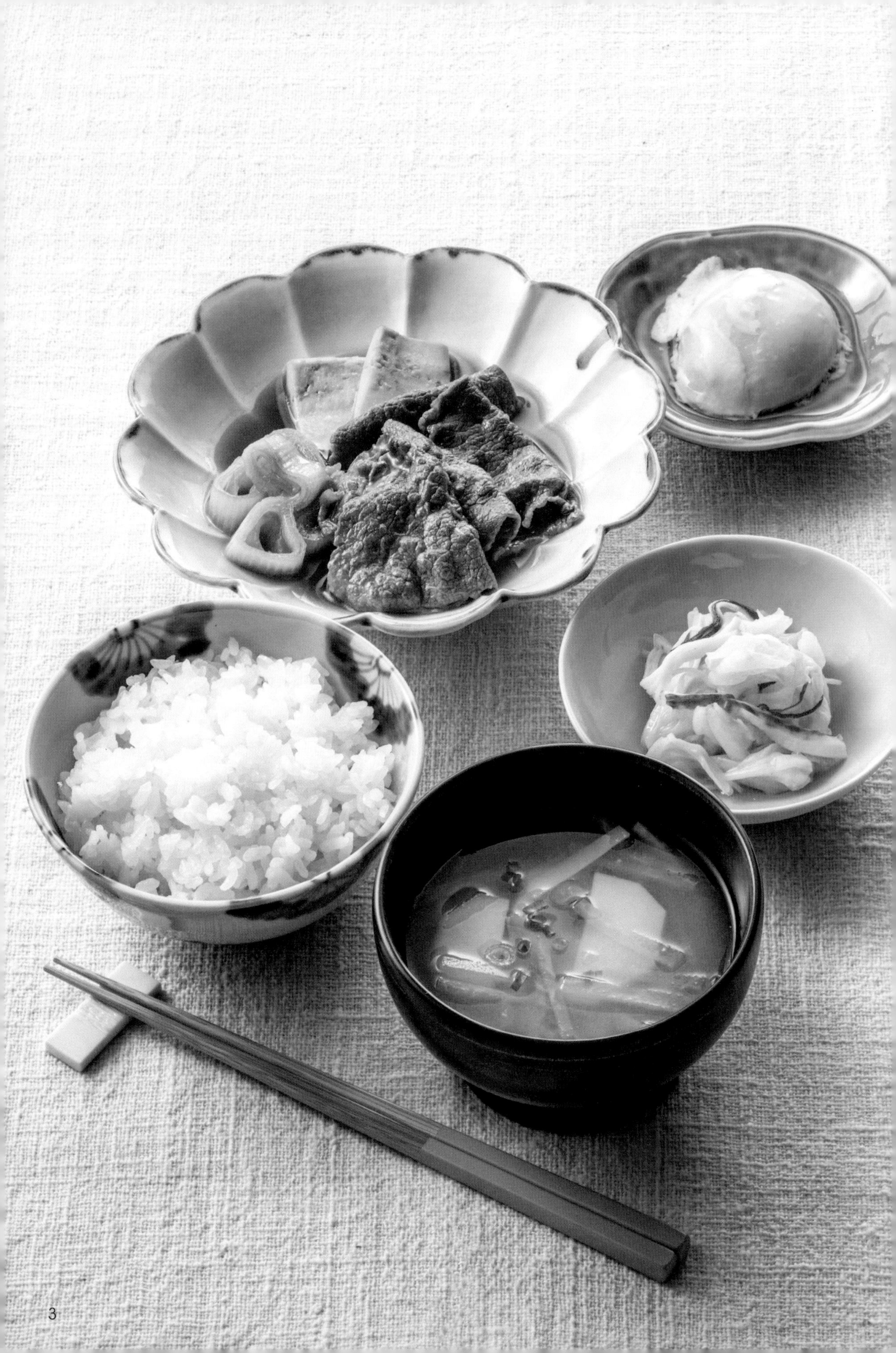

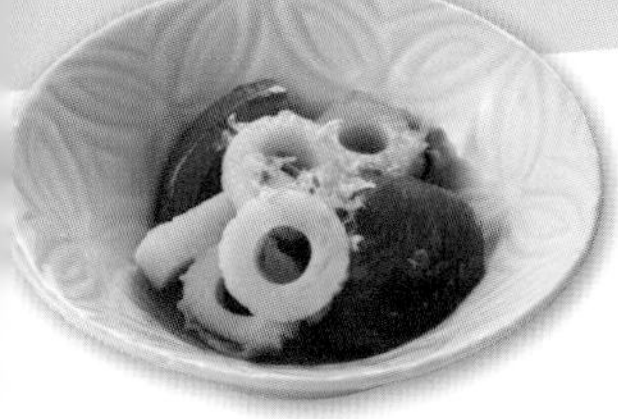
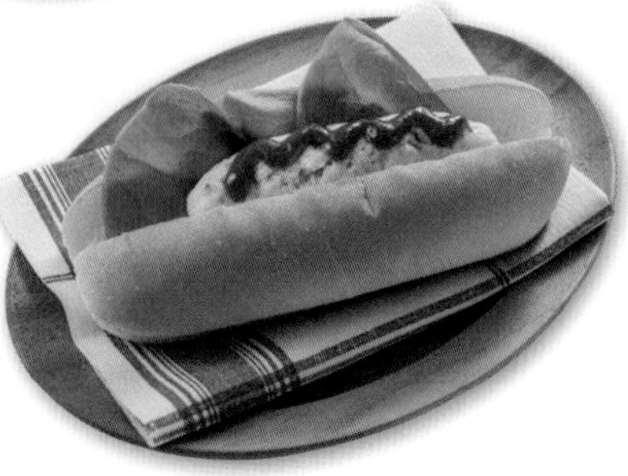
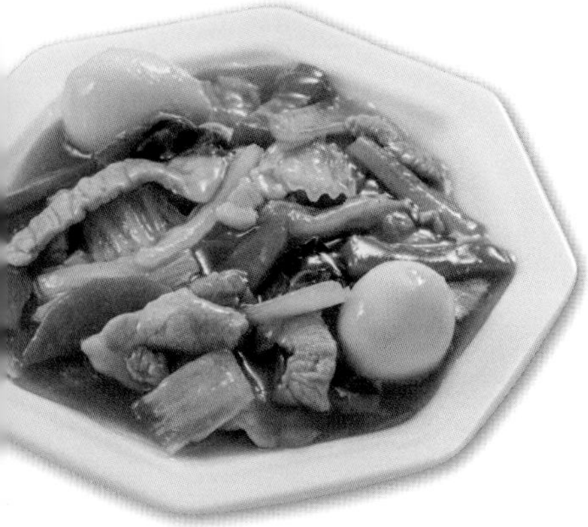

PART 1
大腸手術後の食事のポイント

PART 2
退院後1～2か月までの体の不安に寄り添う献立とレシピ

手術後の不調をやわらげるレシピ

PART 3

退院後3か月からの体の回復を助ける献立とレシピ

PART 4 薬物療法中の症状別サポートレシピ

PART 5 大腸がんの基礎知識

この本の使い方

本書は、PART1で大腸手術後の食事について解説し、PART2・3でそれぞれ退院後の期間に応じた献立と単品レシピを紹介しています。またPART4では薬物療法中の症状別レシピを、PART5では大腸がんについての情報を掲載しています。

Ⓐ献立例

PART2・3の献立は、それぞれ1日1,200kcal／1,600kcalに合わせた朝昼夕の内容。実際の量感が分かりやすくなっています。

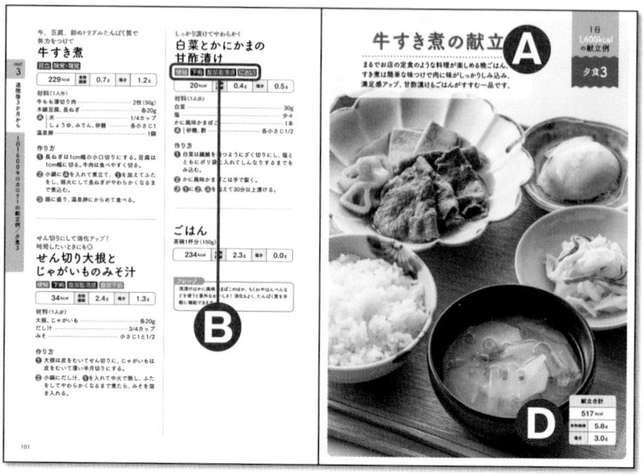

Ⓑ症状別マーク

便秘　下痢　腹部膨満感　におい　吐き気
口内炎　食欲不振　貧血　味覚・嗅覚

ほぼすべてのレシピが、手術後の不調や、薬物療法中に現れる症状に対応しています。

Ⓒ単品レシピ

PART2・3では、主食／主菜／副菜／汁もの／間食の順に紹介しています。
72～79ページの手術後の不調をやわらげるレシピ、PART4の薬物療法中の症状別レシピも役立ててください。

Ⓓ栄養価

すべての献立、レシピにエネルギー、食物繊維、塩分の栄養価を表示。

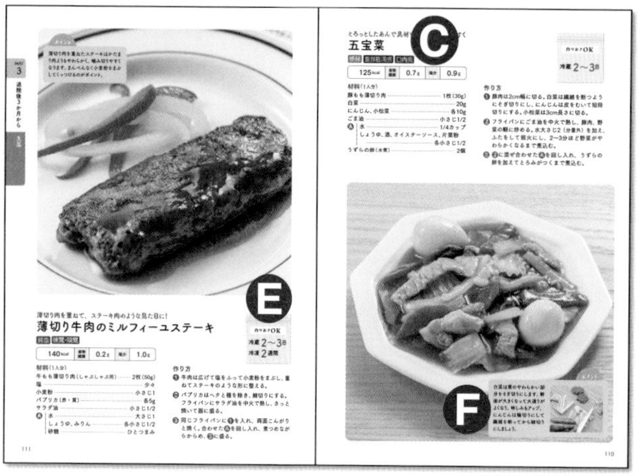

Ⓔ保存期間

作りおきできるレシピについては、冷蔵・冷凍の保存期間を表示しています。

Ⓕミニコラム（ポイント／アレンジ）

ポイントは、腸や体に負担をかけない調理のコツや、栄養に関することを紹介しています。
アレンジは、代用できる食材や調味料など、料理の幅が広がる内容を記載しています。

この本のきまり

- 本書の栄養価計算は、文部科学省『日本食品標準成分表2020年版（八訂）』をもとに算出しています。
- レシピに記載の分量は、廃棄分（皮、骨、ヘタなど）を除いた正味の分量です。皮をむく、種やヘタを除くなどの下ごしらえは、消化の点から大事なポイントなので、作り方に記載しています。食材は下ごしらえをしたものを計量し、使用してください。
- 1カップは200㎖、大さじ1は15㎖、小さじ1は5㎖です。
- 特に記載がない場合、塩は粗塩、しょうゆは濃口しょうゆ、砂糖は上白糖、小麦粉は薄力粉を使用しています。
- 冷蔵、冷凍の保存期間はめやすです。食べる前に必ず状態を確認しましょう。
- 電子レンジは600Wを使用しています。500Wの場合は加熱時間を1.2倍に、700Wの場合は0.8倍にしてください。
- 魚焼きグリルは両面焼きを使用しています。
- オーブン、オーブントースター、電子レンジ、魚焼きグリルの時間はめやすです。メーカーや機種によって異なる場合があるので、様子を見ながら調整してください。

PART 1

大腸手術後の食事のポイント

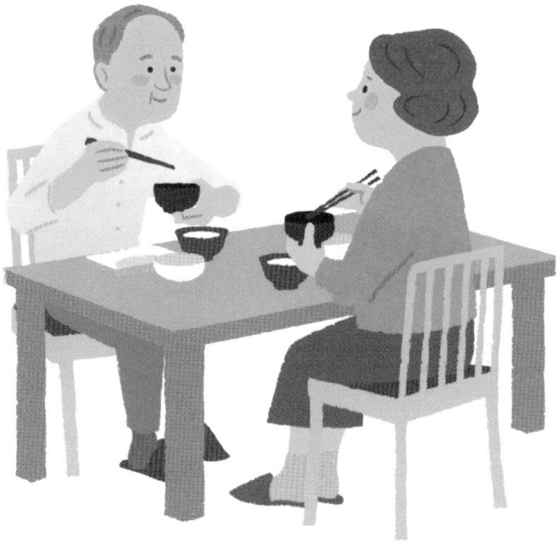

この章では、手術後～日常生活までの食事の段階的な進め方や
おすすめの食品と気をつけたい食品など
腸の機能が低下している時期の注意点について解説します。
また、おかゆやだしの作り方など、長く役立つ基本のレシピも紹介します。

退院後の食事を楽しむポイント10

退院後から、元の食事にもどるまでに気をつけたいポイントを紹介します。
手術後の時期に合った食事を楽しみながら、焦らずに取り組みましょう。

1 手術後の新しい食事に慣れる

退院して自宅にもどってからが、本当の意味での「腸を切った生活」の始まりです。まだ働きの悪い腸をいたわり、手術の傷を早く回復させる食事が大切です。試行錯誤しながら新しい食べ方を身につけていきましょう。

2 よく噛んでゆっくり少しずつ

食事は、よく噛んでゆっくりと時間をかけて食べます。よく噛むことで唾液の分泌《ぶんぴつ》量が増え、唾液に含まれる消化酵素によって食べ物が消化されやすくなります。また食べすぎやおなかの張り、腸閉塞を防ぐこともできます。

3 腹六分目をめやすに

生活習慣病予防のためには「腹八分目がよい」とされていますが、大腸がんの手術後は消化機能が弱っているので、腹八分目では食べすぎに。低下した消化機能に見合った量は1日1,200kcal程度で、「腹六分目」に相当します。

4 まずは消化のよいものから

手術後の回復期は、トラブルを避けるために腸への負担が少ない消化のよいものを中心に選び、煮る、ゆでる、蒸すなどやわらかく加熱調理して食べましょう。また冷たいものは消化不良の原因に。温かい料理がおすすめです。

5
食物繊維は様子を見ながら

健康であれば、食物繊維は腸の健康維持に欠かせない成分です。しかし、大腸を切除した人がとりすぎると、便の量が増して腸を詰まらせる腸閉塞や下痢を起こす原因になります。手術後1か月は食物繊維の摂取を控えましょう。

6
市販食品などを上手に利用して

定期的な通院や家事、仕事…と忙しく、毎日手作りすることは体や精神的にも負担になることもあるでしょう。市販のレトルト食品や冷凍食品、缶詰などを利用して、ときどき肩の力を抜きながら取り組んでください。

7
体調と相談しながら楽しく！

「おいしい！」と思って食べることは楽しさや喜びであり、体がリラックスした状態に。消化液がたくさん分泌され、消化・吸収力が高まります。体調と相談しながら「食べられるものを食べられるだけ」を意識するとよいでしょう。

8
食べづらかったものはメモを

何を食べたときに排便トラブルがあったかをメモしておき、しばらくはその食材を除き、時期をみて少量ずつ再挑戦しましょう。また何時に排便があったかを記録しておくと、トラブルの傾向がつかめるので、外出時に役立ちます。

9
排便トラブルは自分だけで抱え込まない

退院から２週間をすぎると、下痢や頻便《ひんべん》、便秘など排便トラブルが起こりやすくなります。症状がつらいときは早いうちに医師に相談しましょう。内服薬によって排便コントロール力を身につけ、快適な生活を送ることができます。

10
気になることは医師に相談を

病気のときは毎日の食事が不安になりがちです。なかなか食事のリズムがつかめない、食後に不快感があるなど、食事のことで気になることがあったら、担当医や看護師、管理栄養士など病院のスタッフに相談しましょう。

手術後の食事のポイント 1

退院から通常の食生活までの進め方

大腸がんの手術が終わり、退院後の悩み事のひとつが食事です。何をどう食べていけばよいのか、大まかな食事プランを紹介します。

食事は焦らず段階的にゆっくりと

大腸は、消化された食べ物から水分を吸収して便をつくり、便をためて押し出す大切な消化器官のひとつです。その一部を切除したのですから、今までと同じ食事というわけにはいきません。

大腸に負担をかけずに手術の傷を早く回復させるためには、大腸がんの手術を受けてからの一定期間、傷や大腸の機能の回復程度に合わせ、適切な食材とエネルギー量をとることが大切です。

退院直後は病院食を参考に、全がゆとやわらかく煮たおかずから始めましょう。1回に食べる量が多いと腸に負担をかけてしまいます。3食は少なめにし、2～3回の間食を追加します。時間の経過とともに全がゆから軟飯《なんはん》にし、徐々にさまざまな食材を取り入れてエネルギー量を増やし、日常生活を取りもどしましょう。

退院日～1週間

1日3食＋間食2～3回。主食は全がゆ、おかずは病院食のような噛むだけでつぶせる程度にやわらかく調理した魚の煮ものなどから始めます。

退院後1～2週間

1日3食＋間食2～3回。主食は全がゆか、やわらかく煮たうどんに肉や豆腐などを取り入れ、やわらかく加熱調理します。食物繊維は控えます。

退院後2週間～1か月

1日3食＋間食2～3回。全がゆかやわらかく煮たうどんと、肉や魚、大豆製品などのたんぱく質のおかずで体力を回復させます。食物繊維は控えます。

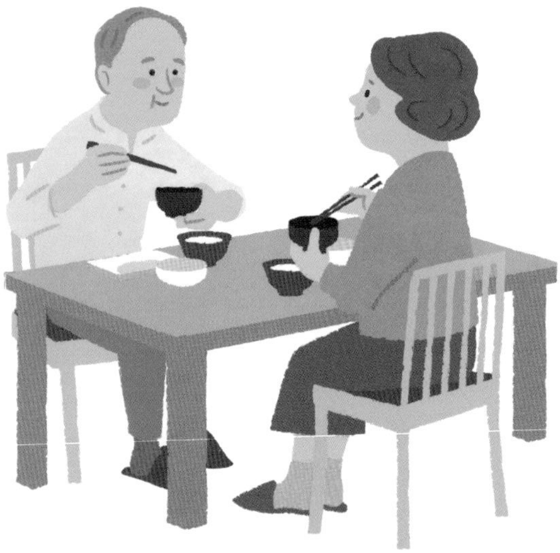

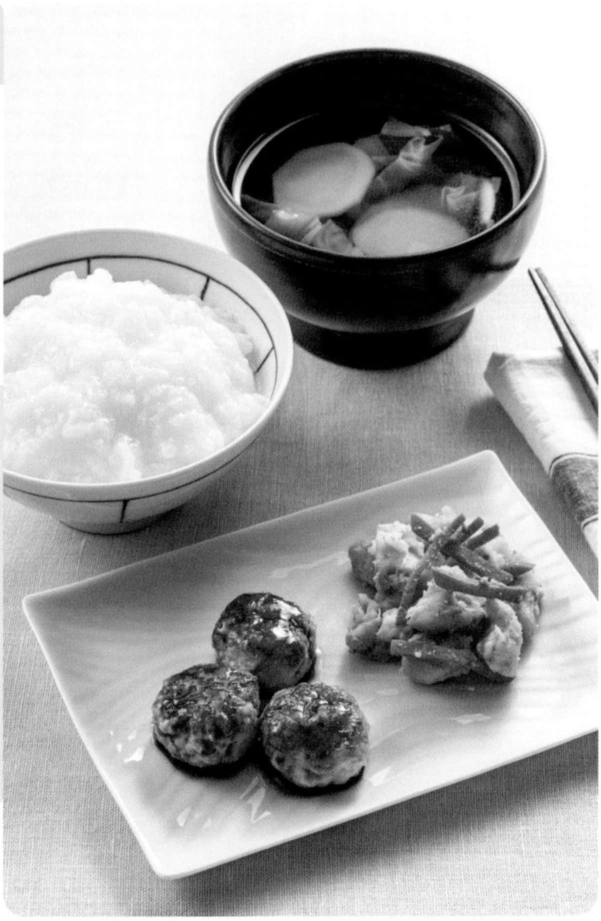

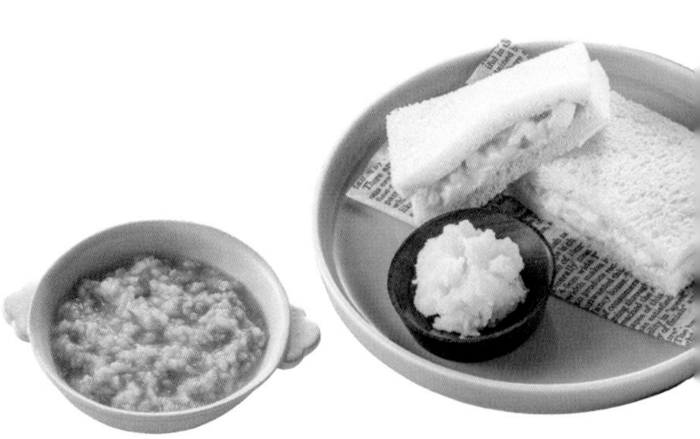

退院後1～2か月

全がゆか軟飯の「主食」、メインおかずの「主菜」、サブおかずの「副菜」を組み合わせた一汁二菜。これを3食＋間食2～3回で1日1,200kcalの食事がめやすです。

→27ページへ

退院後3か月から

肉、魚、卵、大豆製品、乳製品、野菜などいろいろな食材を試し、食べる量も増やしていきます。1日3食＋間食1回で1日1,600kcalがめやすです。

→81ページへ

退院後6か月以降

手術前の食事にもどしてもよい頃です。食物繊維、油脂など消化の悪い食品、唐辛子など刺激の強い食品は、少量ずつ様子を見ながら取り入れます。

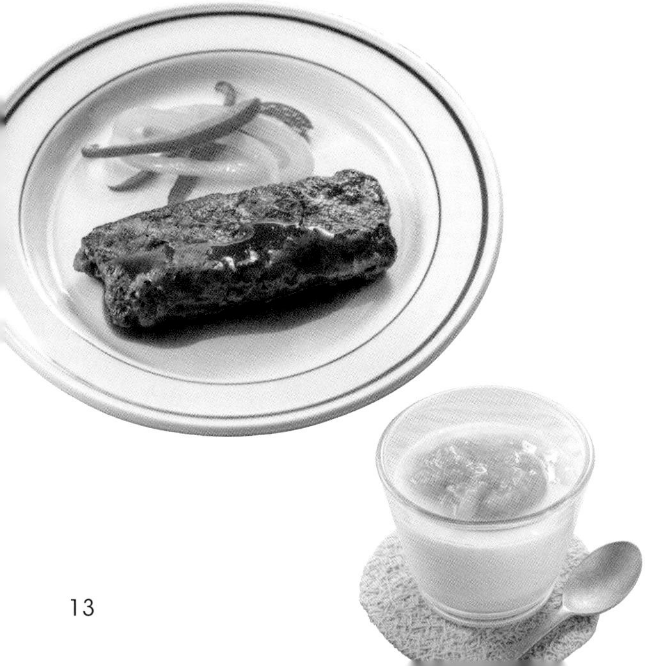

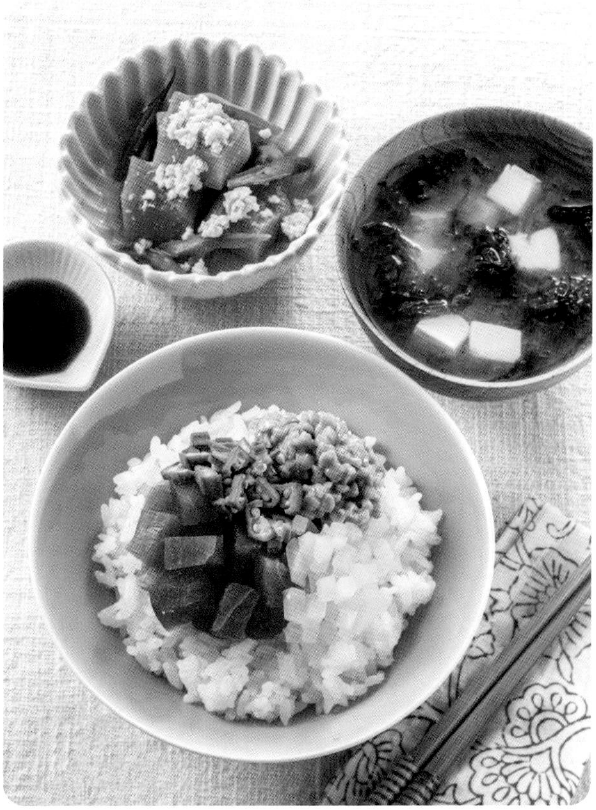

手術後の食事のポイント 2

排便トラブルと食事のポイント

手術後に現れる排便トラブル。個人差がありますが、起こるメカニズムや、症状を予防・軽減する食事について知っておきましょう。

多くの人が悩む排便の変化

手術後しばらくは、大腸の蠕動《ぜんどう》運動が鈍くなり、便を形成する機能も低下します。排便コントロールが難しくなり、便秘、下痢、腹部膨満感、頻便《ひんべん》といった症状が起こりやすくなります。それぞれの症状別に好ましい食品や控えたい食品があり、調理法や食べ方に工夫が必要です。症状別に以下の対策を試してみましょう。

トラブルの程度によって改善の時期には個人差がありますが、時間の経過とともに症状は軽減し、多くの場合は徐々に腸の機能は安定してきます。気長に待つことも大切です。

便秘

大腸の蠕動運動が鈍り、便を直腸に送り出す機能が低下し、便秘になりやすくなります。食物繊維は便秘の予防・改善に有効ですが、不溶性食物繊維は腸閉塞の原因に。水溶性食物繊維を多く含む長いも、里いも、果物などをレシピに取り入れましょう。また腸内環境を整えるヨーグルトなどの乳酸菌を含む食品をとるのもおすすめです。

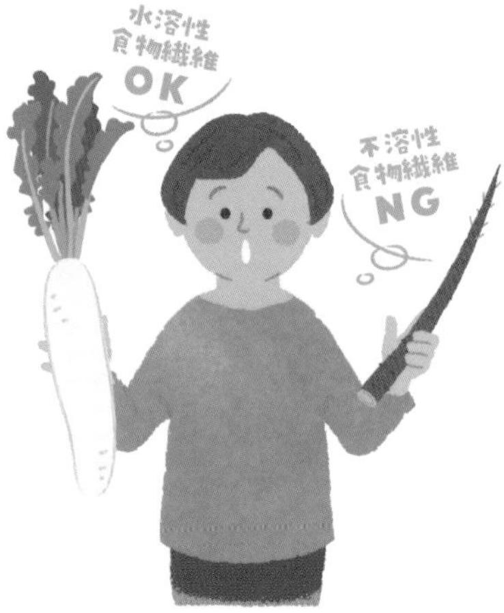

下痢

大腸を切除したことによって、水分を吸収する機能が低下するため、下痢が起こりやすくなります。消化のよい食品（16～17ページ）を選び、やわらかく調理しましょう。おかゆや雑炊、よく煮込んだうどんなどに、卵や鮭、鶏ささみなどを加えるとたんぱく質も補えます。腸の負担になる脂っこいもの、辛いものは避けましょう。

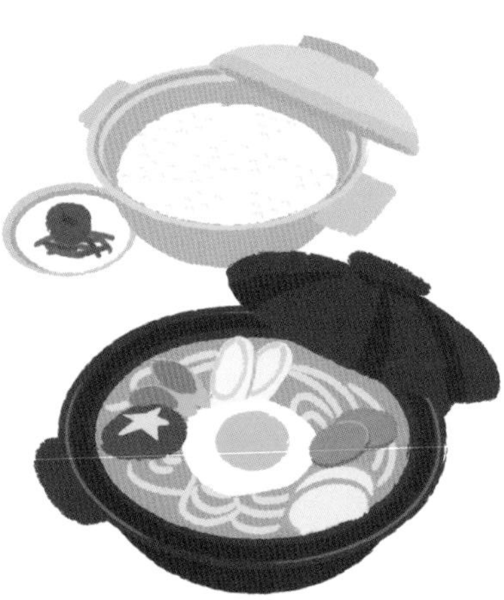

頻便

大腸切除後、特に直腸を切除すると、便をためておくことができないので、1日に何度も少しずつ排便したり、直腸が過敏になって便が直腸まで降りて来ていないのに頻回に便意をもよおし、何度もトイレに行ったりします。辛いもの、冷たいもの、コーヒーなど腸を刺激する食品は避け、さっぱりとした消化のよいものを選びましょう。

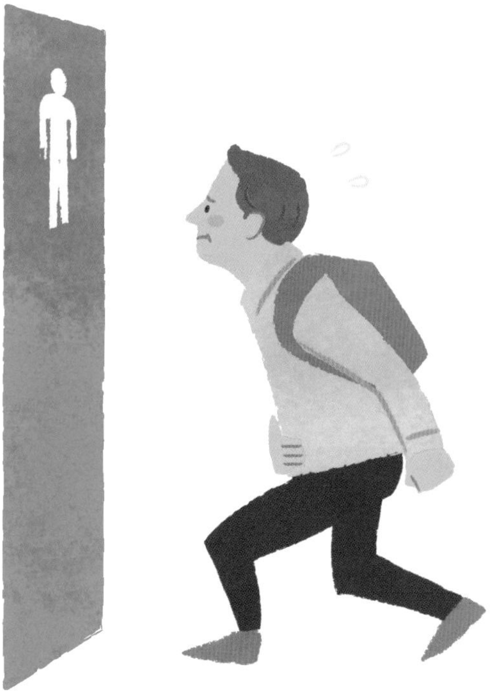

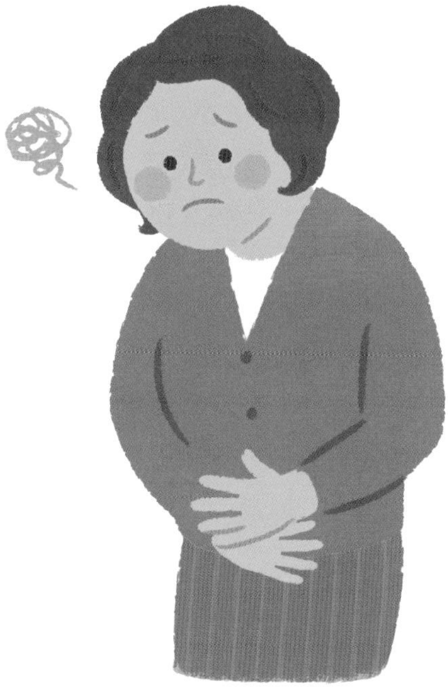

腹部膨満感

手術後は、大腸の蠕動運動の低下に加え、腸管と傷が癒着《ゆちゃく》することによって腸が狭くなったり急角度で曲がったりして、食べ物の通りが悪くなり、ガスがたまりやすくなります。おなかが張って苦しい、おなかが重いなどの状態が「腹部膨満感」です。張りがあるときは食事を控え、張りが治ってから、消化のよいものを少量ずつとりましょう。

メモ こんな食品には注意！

腹部膨満感がある人はガスが発生しやすい食品を控えます。また早食いは空気を飲み込んでガスの発生率を高めます。ゆっくり噛んで食事しましょう。便のにおいが気になる場合はにおいを強くする食品を控え、においを軽減するレモンやバジルなどのハーブを利用するのもおすすめ。

ガスを発生しやすい食品	いも類、豆類、玉ねぎ、きのこ類、炭酸飲料など
便のにおいが強くなる食品	玉ねぎ、長ねぎ、にんにく、にら、豆類、肉類、チーズ、アルコールなど

手術後の食事のポイント 3

手術後におすすめの食品

1日3食を規則正しくとって体力を回復・維持します。大腸の機能がもどるまでは、腸に負担をかけない消化のよいものを選びましょう。

無理せず食べられる消化のよい食品から

退院後は一時的に、下痢や便秘などの排便トラブルが起こりやすくなります。これらの症状は食事では改善できませんが、上手に食品を選べば、症状を予防したりやわらげたりすることは可能です。また、体力を維持するために、たんぱく質、ビタミン、ミネラルをバランスよくとることが大切です。

ここで紹介するのは一例です。「頑張って食べよう」と思うと、食べることがつらくなってしまうかもしれません。無理をしないで体調やおなかの具合に合わせ、食べられるものから食べましょう。

主食

白米や食パンなど「白い主食」を選びます。ごはんはおかゆや軟飯《なんはん》、うどんやマカロニはやわらかくゆでます。

- おかゆ
- 軟飯
- うどん
- そうめん
- マカロニ
- 食パン
- ロールパン

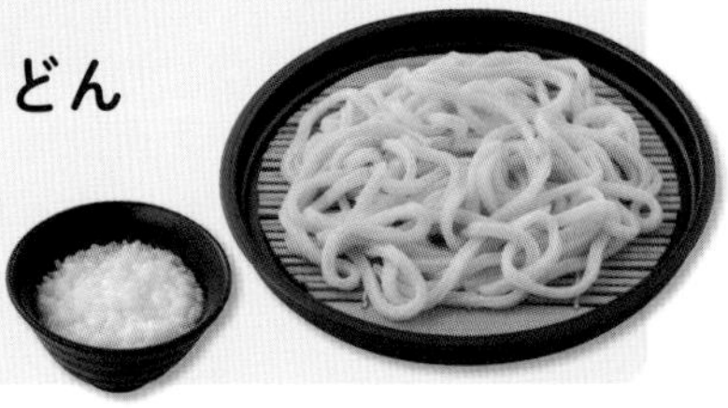

肉類

むね肉やもも肉など、高たんぱく質・低脂質の部位を選びましょう。レバーは鶏・豚・牛ともに低脂質です。

- 鶏むね肉
- 鶏ささみ
- ひき肉
- レバー
- 豚もも薄切り肉
- 牛もも薄切り肉

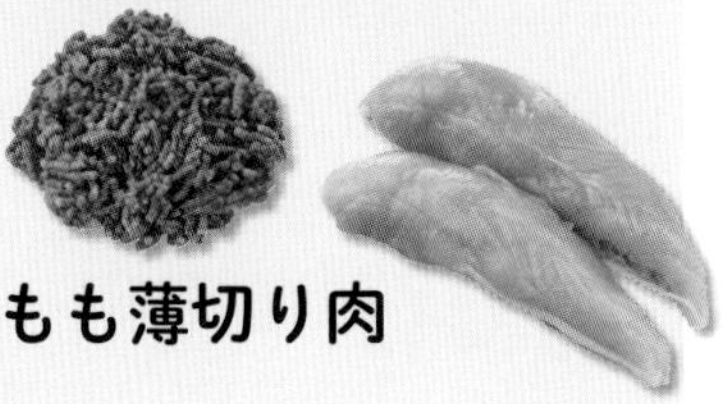

魚介類

退院直後は、消化のよい白身魚や鮭などを選びましょう。はんぺんは、そのまま調理できるので便利な食品です。

- たら
- あじ
- 鮭
- えび
- かれい
- ほたて貝柱
- はんぺん
- ツナ缶

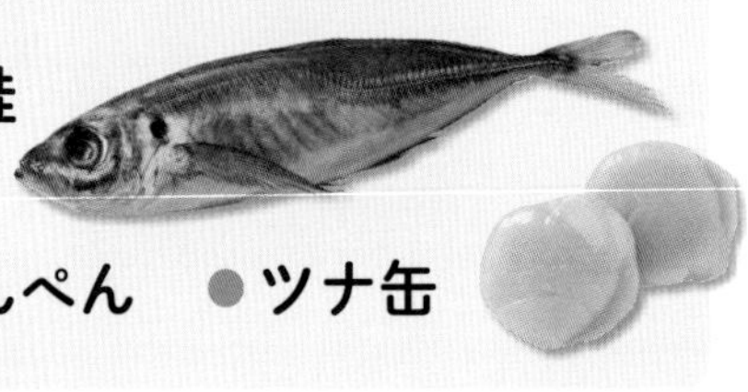

乳製品

たんぱく質食品の中でも、消化・吸収率に優れている乳製品。料理に使うほか、間食にも活用したい食品です。

- 牛乳　● ヨーグルト
- 生クリーム
- チーズ

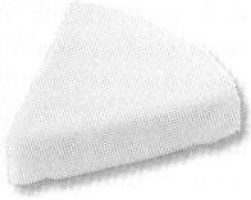

卵・大豆製品

消化がよく、たんぱく質も豊富な食品。栄養バランスに優れた卵は、消化のよい半熟で食べるのがおすすめです。

- 卵　● 豆腐
- 豆乳
- 納豆
- 生ゆば

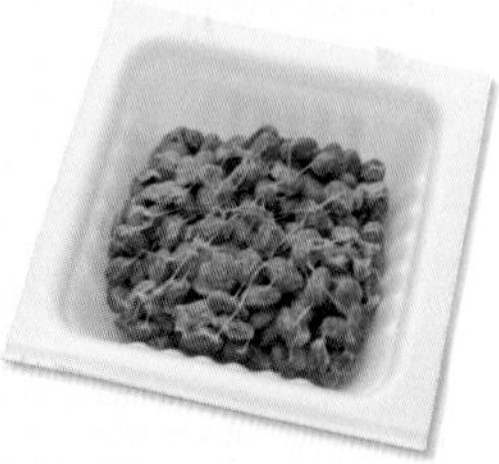

野菜・いも類

比較的、食物繊維が少ない野菜を中心に選び、ゆでたり蒸し煮にしたりして、やわらかく調理しましょう。

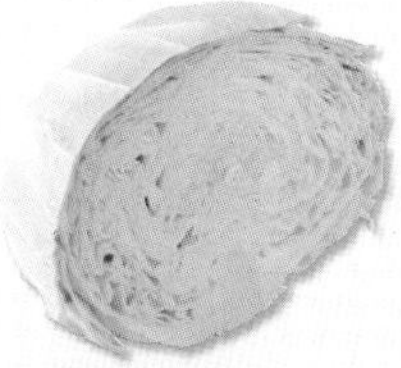
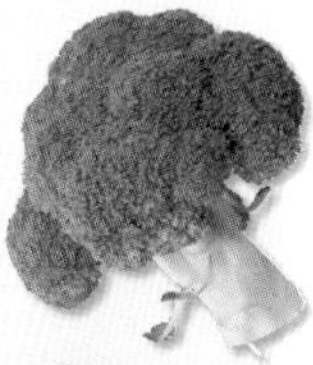

- ほうれん草　● 白菜　● 大根　● かぶ
- にんじん　● レタス　● キャベツ
- ブロッコリー　● トマト
- かぼちゃ　● なす　● 里いも
- じゃがいも　● 長いも

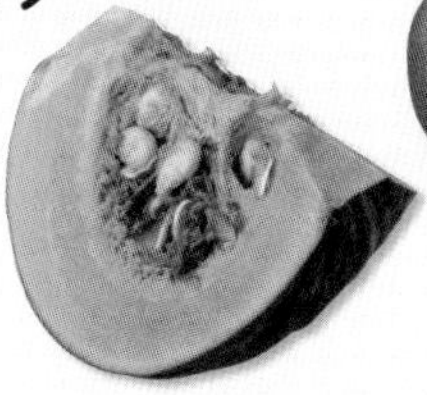
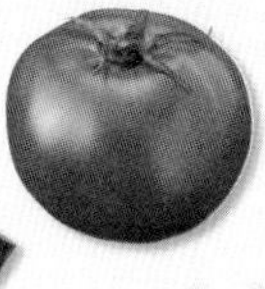
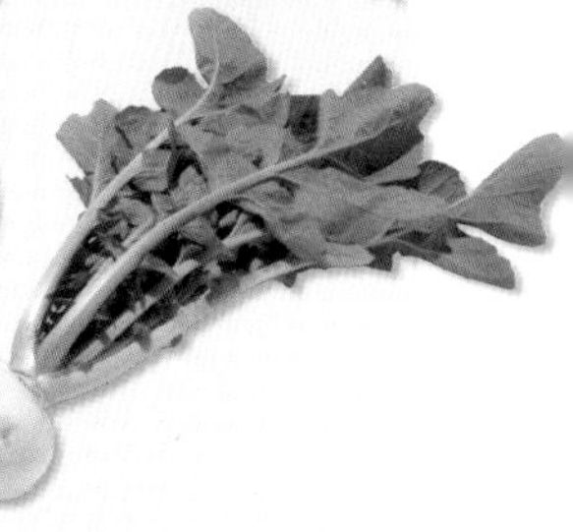

果物

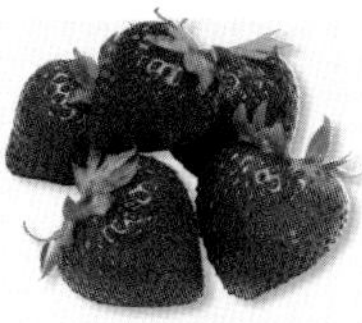

渋みや酸味が少なく、ペクチンを多く含む果物がおすすめ。ペクチンには整腸作用、便秘や下痢を解消する作用があります。

- りんご　● バナナ
- いちご　● メロン
- キウイフルーツ
- 洋梨　● 桃
- フルーツ缶

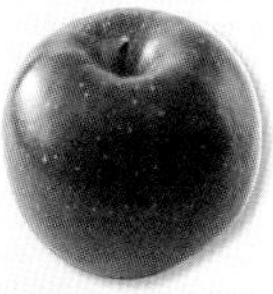
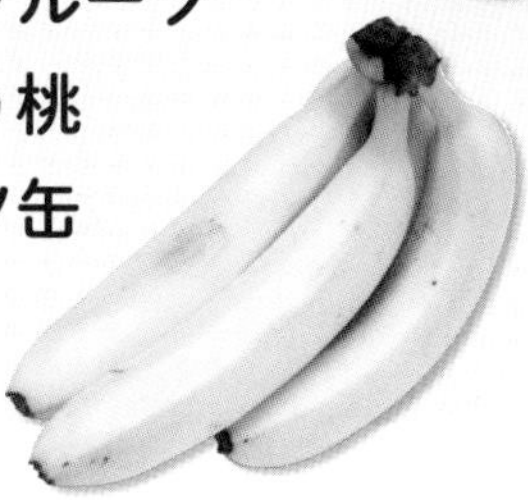

菓子・飲み物

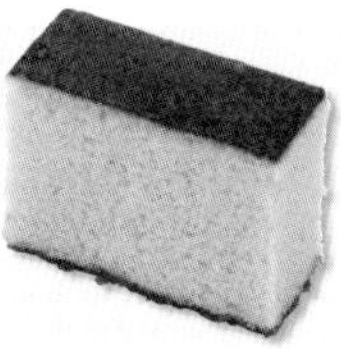

菓子は消化がよくて口あたりのよいものを。飲み物は腸粘膜への刺激の少ないノンカフェインを選びましょう。

- 蒸しパン
- カステラ
- ビスケット　● ボーロ
- ゼリー　● プリン　● 麦茶
- 薄いお茶
- 乳酸菌飲料

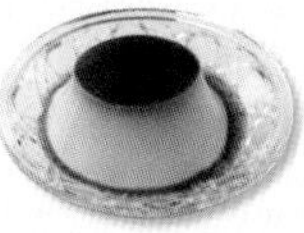
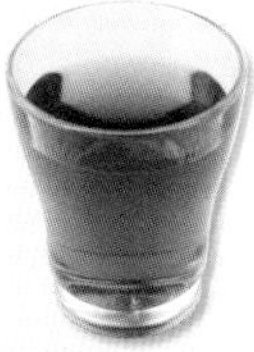
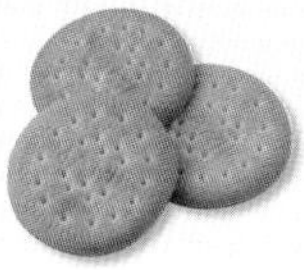

手術後の食事のポイント4

手術後に気をつけたい食品

基本的には食事制限はありませんが、大腸の機能が回復するまで、気をつけたい食品があります。食事作りの参考にしてください。

食物繊維や脂質が多い食品は退院後しばらくは控える

傷の回復具合に加え、食べる食品や量によって下痢や頻便《ひんべん》、腹部膨満感を助長させてしまうこともあるので、食品選びに注意が必要です。

特に気をつけたいのは、不溶性食物繊維の多い根菜やきのこ類、海藻類です。とりすぎると、腸管を詰まらせる腸閉塞（154ページ参照）の原因となります。

また脂質の多い食品、刺激の強い唐辛子などの香辛料は腸に負担をかけ、消化不良から下痢や頻便を起こします。豆類や炭酸飲料などガスが発生しやすい食品は腹部膨満感を招くので注意しましょう。

主食

食物繊維が多い玄米や雑穀米、ライ麦パン、そばなどの「黒い主食」は消化されにくいので手術後1〜2か月は避けます。

- 玄米
- 赤飯
- 寿司
- そば
- 中華麺
- ライ麦パン
- クロワッサン

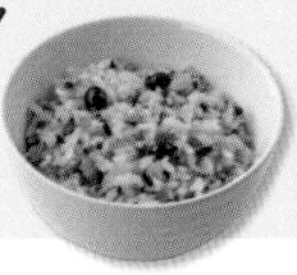

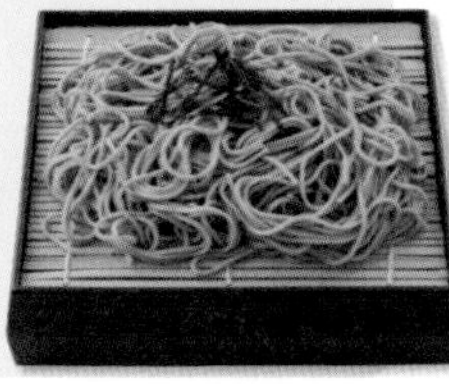

肉類

バラ肉や加工肉は脂質量が多いので、手術後1〜2か月は控えます。また加工品は添加物も含んでいるので避けましょう。

- 豚バラ肉
- 牛バラ肉
- ハム
- ベーコン
- ウインナーソーセージ
- 皮つき鶏肉

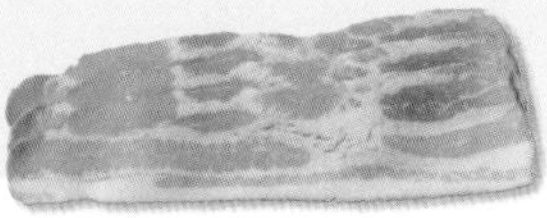

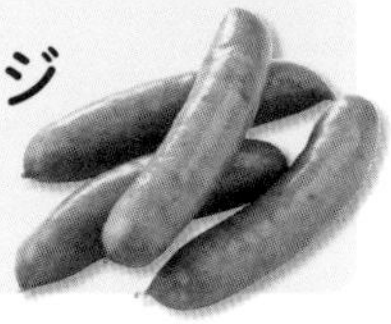

魚介類

いか、たこなどかたいものは消化に時間がかかります。さばやさんまなど脂質の多い魚は退院後1〜2か月すぎてから。

- いか
- たこ
- あさり
- さば
- さんま
- いくら

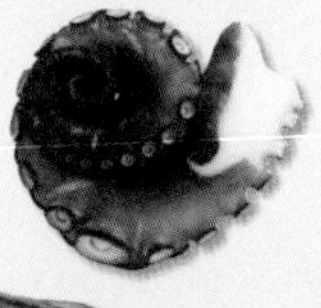

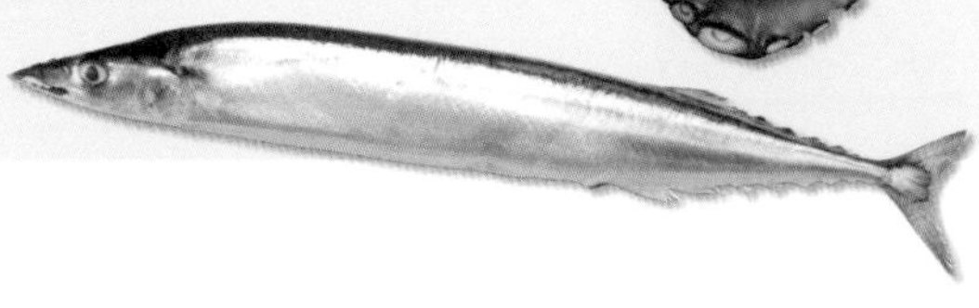

油脂

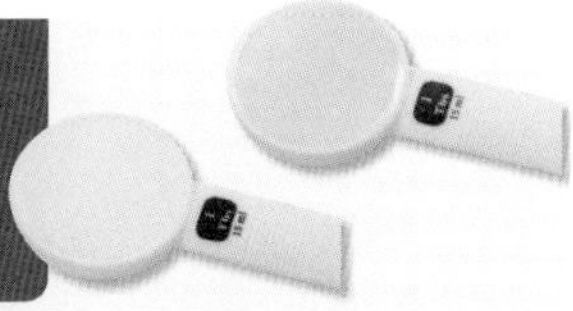

消化・吸収に時間がかかる油脂は、腸に負担をかけるので手術後1～2か月は控え、体調を見ながら少量ずつ取り入れて。

- 牛ラード
- ヘッド
- マーガリン

豆類

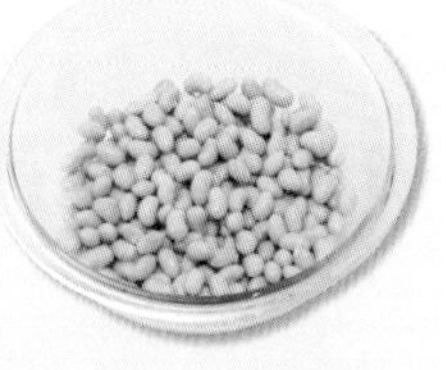

大豆などの豆類は食物繊維が多く、組織がかたい食品。煮豆や炒り煮にしても消化が悪いので、手術後1～2か月は控えます。

- 大豆
- ひよこ豆

野菜・いも類・きのこ類

食物繊維が多くてかたい野菜、きのこ類、山菜類は避けましょう。にらやにんにくは便のにおいを強くします。

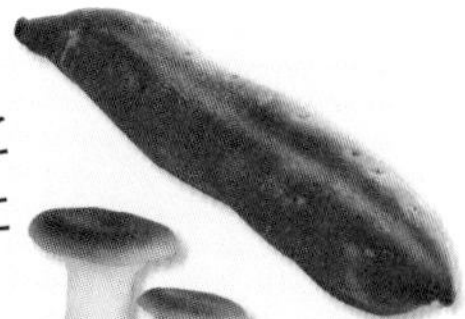

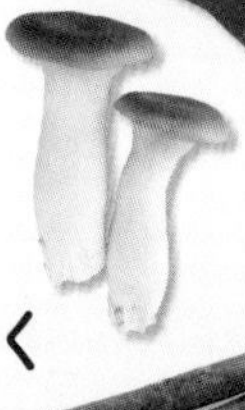

- ごぼう
- れんこん
- たけのこ
- 長ねぎ
- とうもろこし
- セロリ
- ふき
- にら
- にんにく
- さつまいも
- しいたけ
- しめじ
- エリンギ

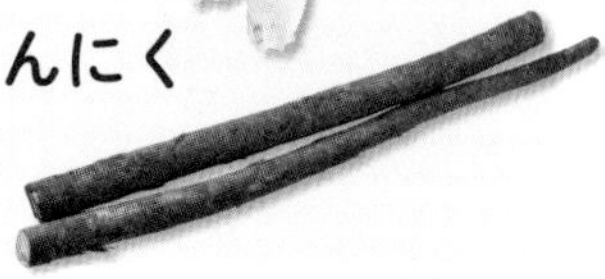

果物

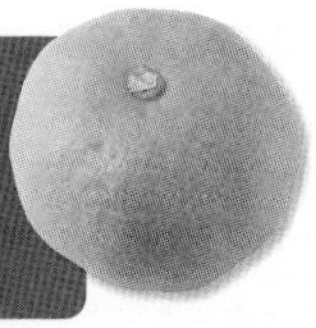

酸味の強い柑橘類やパイナップルは避けましょう。たんぱく質と結合する「タンニン」を含む柿は腸閉塞を起こすことも。

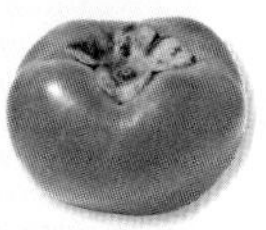

- みかん
- なし
- パイナップル
- 柿
- ドライフルーツ

その他

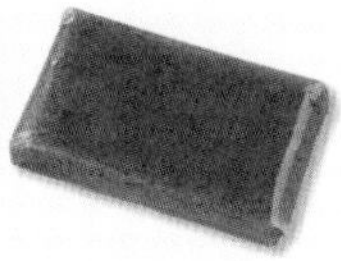

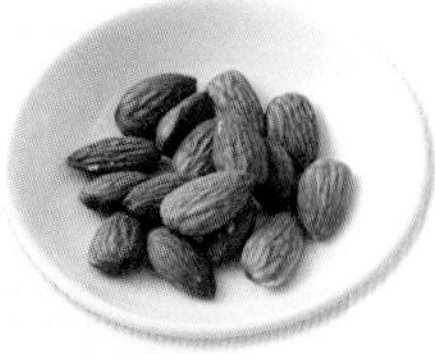

食物繊維が多い海藻類、こんにゃく、しらたき、種実類は避けたい食品です。香辛料などの刺激物も控えましょう。

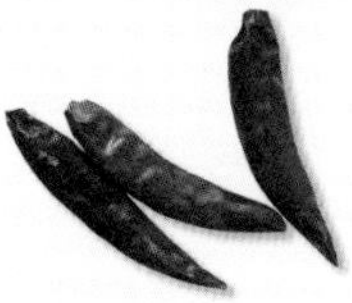

- わかめ
- ひじき
- こんにゃく
- ピーナッツ
- しらたき
- わさび
- 昆布
- アーモンド
- 唐辛子

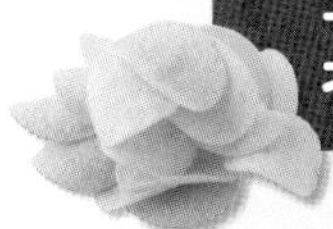

菓子・飲み物

バターなどを使った洋菓子は脂質が多く、下痢などの原因に。あんに小豆の皮を含んでいる和菓子は要注意。

- チョコレート
- ドーナツ
- ショートケーキ
- ポテトチップス
- 大福
- ようかん
- 濃いコーヒー
- 濃い紅茶
- 濃い緑茶
- 炭酸飲料

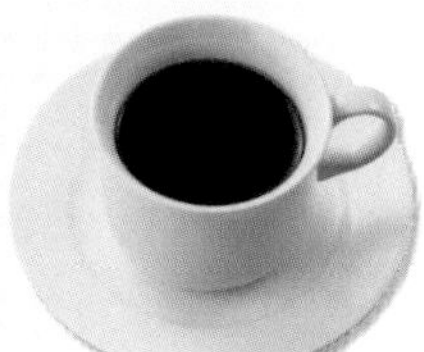

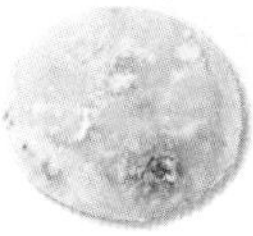

手術後の食事のポイント 5

消化をよくする調理のコツ

食材の選び方はもちろん、野菜の切り方や下処理、調理法などにポイントがあります。腸をいたわる食事作りを心がけましょう。

切り方

野菜の繊維は手術後の大腸に負担をかけてしまいます。切り方を工夫することでやわらかく消化しやすい料理に。

繊維を断つ

キャベツや白菜などは繊維を断つように、にんじんなどの根菜は斜め切りに繊維を断ってから細切りに。アスパラは半分の長さに切って細かく切ると、繊維がほぐれやすくなります。

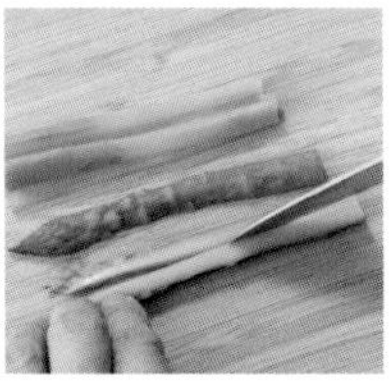

細かく薄く切る

肉類は筋を除いて薄く小さく切りましょう。ほうれん草やチンゲン菜などの葉物野菜は、葉の部分を小さく切り、大根のようにかたい野菜は薄く切るとやわらかく仕上がります。

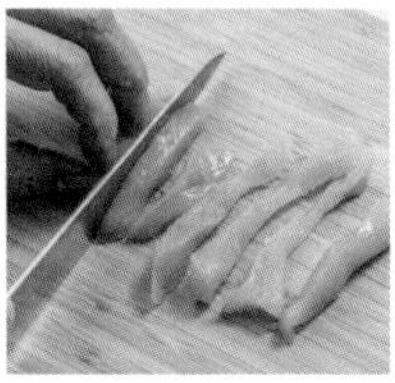

フードプロセッサーを利用

食材を粗めに刻んだり、刻みながら混ぜたりもできるフードプロセッサー。野菜の繊維をスピーディーにカットすることができます。魚肉のすり身や野菜のみじん切りなどを作るときにも便利です。

下処理

大腸がんの手術後に気をつけたい野菜の皮や種。消化が悪く、大腸に負担をかけてしまうので取り除きます。

種を除く

かぼちゃや冬瓜の種はもちろんのこと、トマトやきゅうりの種も消化されにくいため、腸管にとどまって創（手術の傷）を傷つける恐れがあります。ひと手間かけて腸をいたわりましょう。

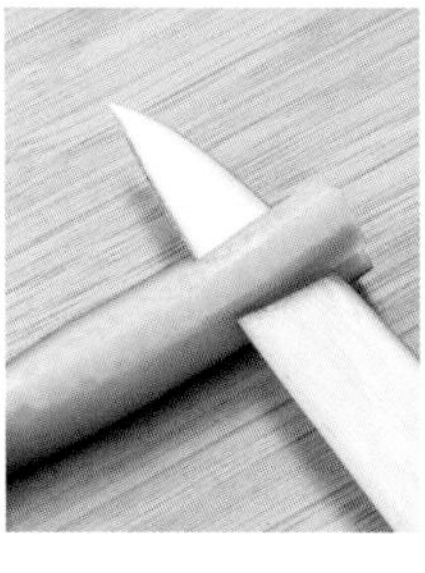

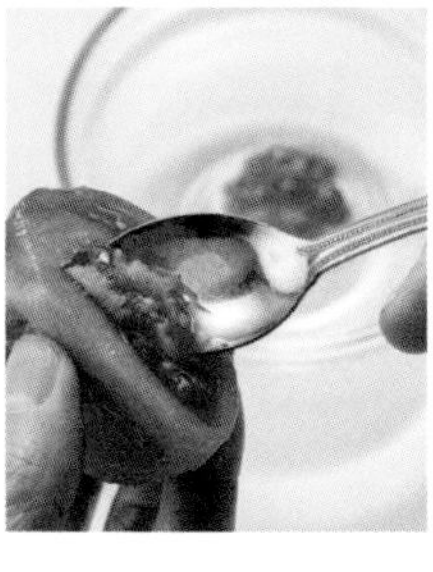

皮を除く

トマトやなす、にんじん、かぼちゃなど野菜の皮は食物繊維を多く含むため、消化されずに腸閉塞の原因になることもあります。退院後1～2か月までは、皮をむいて使いましょう。

調理法

腸にやさしく、消化を助ける調理の工夫が必要です。
「煮る」「ゆでる」「蒸す」でやわらかく仕上げ、油は控えます。

やわらかく仕上げる

「煮る」「ゆでる」「蒸す」ことで消化がよく、歯ごたえがやわらかく仕上がります。「煮る」はたっぷりのだしやスープでじっくりと食材のうまみを引き出し、「ゆでる」「蒸す」は肉や魚の余分な脂質を落とせるというメリットがあります。

油を控える

脂質は糖質やたんぱく質よりも消化・吸収に時間がかかるので、腸に負担をかけてしまいます。とりすぎると下痢や腸閉塞を招くリスクも。退院後１～２か月までは揚げものを控えましょう。

とろみをつける

食材に薄く片栗粉をまぶしてゆでたり、だしやスープに水溶き片栗粉でとろみをつけたりすると、なめらかなのどごしになり、口内炎や食欲不振などの副作用があるときでも食べやすくなります。

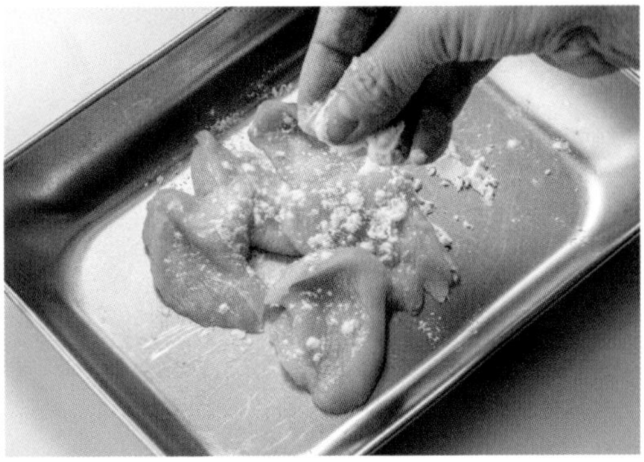

味つけ

手術後は腸への過度の刺激は厳禁です。
濃すぎる味つけ（辛み、酸味、甘み、塩味、苦み）に注意しましょう。

辛みを抑える

唐辛子などの香辛料は、腸を刺激しすぎて消化不良を招き、下痢などのトラブルの原因に。カレー粉や辛子などの調味料は、退院後3か月めから、徐々に香りづけや隠し味程度に。

チーズでコクを出す

乳製品は消化がよく、たんぱく質も豊富な食品です。たとえば、料理に粉チーズをプラスすると、薄味に仕上げた料理でも、濃厚な香りとコクが加わり、料理のおいしさを引き立てます。

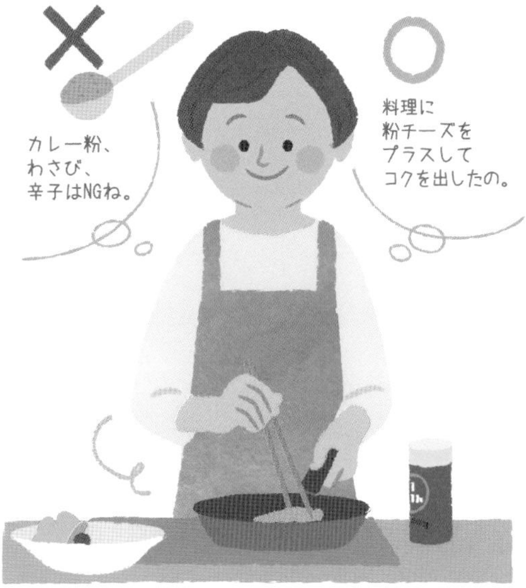

手術後の食事のポイント 6

覚えておきたい基本のおかゆとだし

退院後の主食の基本となる「全がゆ」と、料理のおいしさを引き立てる「だし」。おなかにやさしい食事で体を回復させましょう。

全がゆの作り方

退院後１～２か月までの主食の基本は消化のよいおかゆか軟《なん》飯《はん》。ここでは米から炊く全がゆの作り方を紹介します。ふっくらやわらかなおかゆが、体も心も温めます。

手術後の体をいたわるエネルギー源

全がゆ

130kcal	食物繊維	0.2g	塩分	0.0g

便秘　下痢　腹部膨満感　食欲不振

材料（1人分／できあがり200g）

米 …………………………………………… 40g
水 ……………………………………… 1カップ

作り方

1. 米は洗って30分浸水させ、水けをきる。
2. 鍋に水と❶を入れ、沸騰したら弱火にし、ふたを少しずらしてのせ、ふきこぼれないように30分煮る。
3. そのまま10分ほど蒸らす。

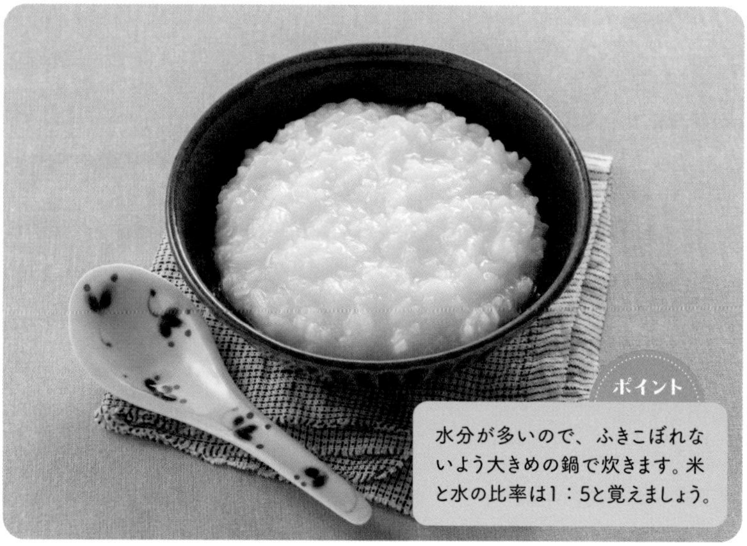

ポイント
水分が多いので、ふきこぼれないよう大きめの鍋で炊きます。米と水の比率は1：5と覚えましょう。

メモ　**電子レンジで作る場合**

炊いたごはんと電子レンジを使えば、米から炊くよりも簡単＆時短で作れます。耐熱容器にごはん75g、水3/4カップを入れて混ぜ、ラップを少し開けるようにしてかけ、電子レンジで5分加熱し、そのまま10分蒸らせばでき上がり。加熱時にふきこぼれないようにかなり深めの容器で作りましょう。

だしのとり方

和食の味の決め手となる「だし」。味と香り、うまみが生まれ、おいしさを引き立てます。どんな料理にも合う「かつおだし」と「野菜だし」。好みに合わせて取り入れてください。

皮を捨てずに有効活用

野菜だし

26 kcal	食物繊維	0.0 g	塩分	0.0 g

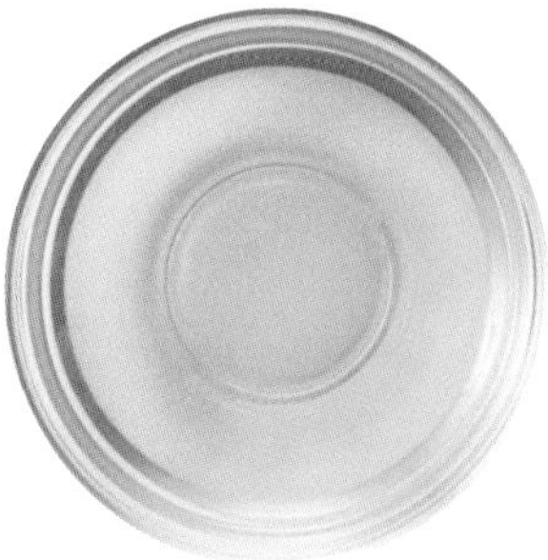

保存期間

冷蔵2〜3日

材料（作りやすい分量）

にんじんや玉ねぎの皮、キャベツやブロッコリーの芯など……150g

水……3カップ

作り方

1. 鍋に材料を入れて沸騰させ、中火にして10分加熱したらザルでこす。

ポイント

野菜のうまみ、ビタミンやミネラルなどの栄養素が溶け出して料理にコクが出るので、減塩にもつながります。

除いた皮や芯を煮出してうまみを引き出します

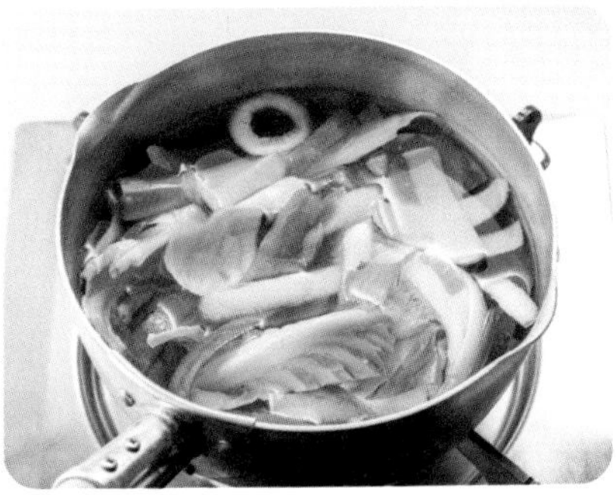

みそ汁や煮ものを味わい深く

かつおだし

20 kcal	食物繊維	0.0 g	塩分	1.0 g

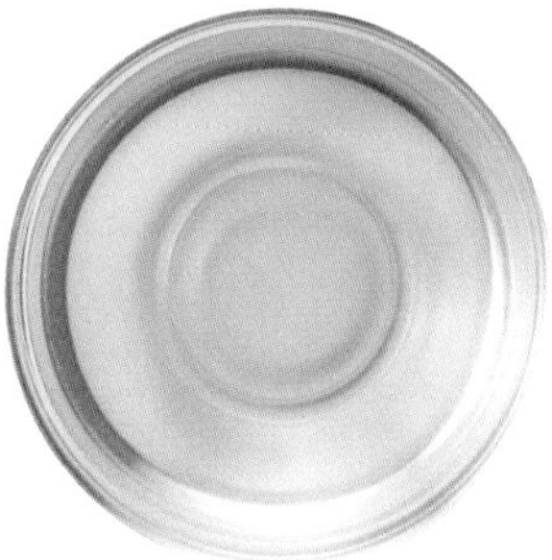

保存期間

冷蔵2〜3日

材料（作りやすい分量）

水……5カップ

かつお節……10〜15g

作り方

1. 鍋に水を入れて沸騰させ、弱火にしてかつお節を加えて2分加熱する。
2. 火をとめて1を2分ほどそのままおき、ザルでこす。

ポイント

煮出しすぎるとかつおのえぐみが出てしまうので、長時間加熱しないようにしましょう。

メモ

手軽な水出し昆布だしも

40 kcal	食物繊維	0.0 g	塩分	2.0 g

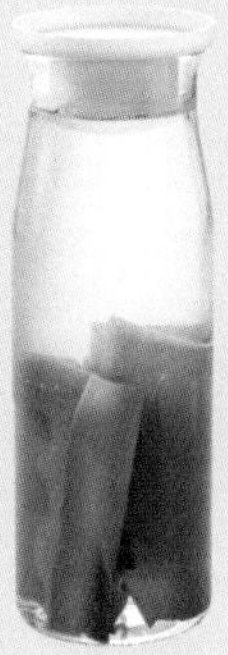

ポットに水5カップ、だし昆布10gを入れて冷蔵庫でひと晩冷やすだけ。昆布のうまみが溶け出したあっさり味です。使った昆布は、手術後3か月以降は細かく刻んで佃煮などに再利用しましょう。

大腸がん手術後のQ&A

生活編

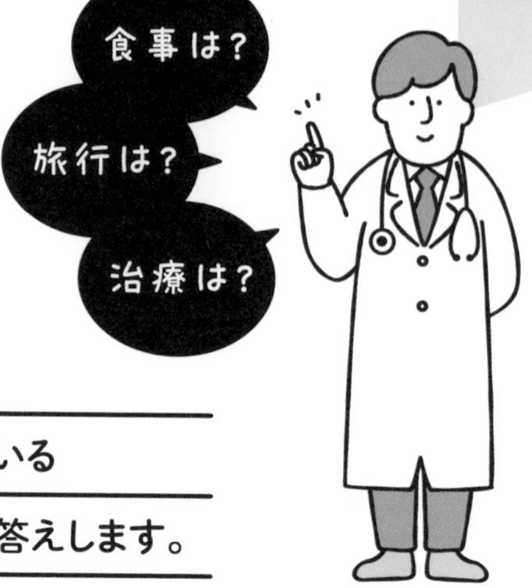

ここでは、切除手術を受けて感じている
さまざまな疑問や不安について、お答えします。

Q 大腸がん再発を防ぐために食事や普段の生活でできることは？

A 大腸がんを発症させる危険因子を避ける

大腸がんの再発予防に有効な食事療法は今のところありませんが、大腸がんの発症に関連があるとされている危険因子を避ける、または減らすことで、がんの再発リスクを抑えることができると考えられています。

具体的には、栄養バランスのよい食事をする、規則正しい生活をする、適度な運動をする、肥満を解消する、便秘を改善する、過度の飲酒をしない、禁煙するなどを心がけましょう。

Q 手術後いつぐらいから運動できますか？

A 腹腔鏡手術なら手術後1～2週間から可能

体力を回復するためには適度な運動がおすすめです。運動には血行促進、食欲増進、気分転換、心地よい疲労による快眠などのメリットがあります。

腹腔鏡手術なら退院後1～2週間で軽い運動ができます。階段の上り下りから始め、散歩やウォーキングへと強度を上げていきましょう。開腹手術の場合は、腹圧をかけたり重いものを持ち上げたりする運動は縫合が緩むおそれがあるので、1か月半～3か月は控えましょう。

Q 電車通勤が不安です…

A 通勤ルートのトイレの場所を確認しておく

肛門を温存した人も、ストーマ（人工肛門）をつくった人も、自宅療養しながら排便リズムを整えていきましょう。散歩をしたり、電車やバスで移動するなど外出の機会を増やす練習をしていきます。

職場復帰の前に、急な便意やもれなどのトラブルに備え、通勤ルートのトイレやオストメイト（ストーマのある人）対応のトイレの場所を確認しておきましょう。電車は何両目に乗るとトイレが近いなど細かくチェックしておくと安心です。

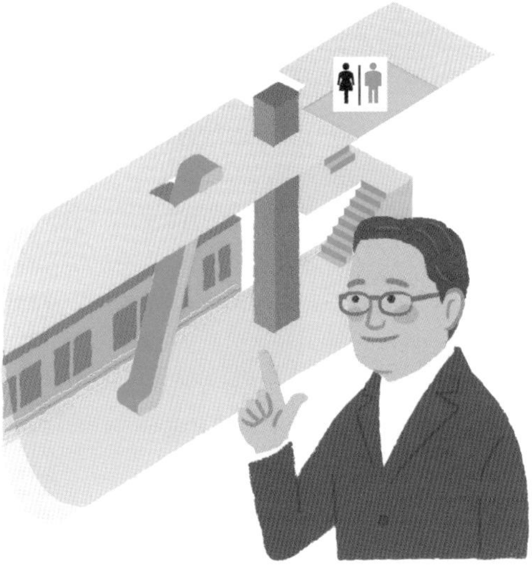

Q 手術後、外食や旅行はできますか？

A 腸の回復と相談しながら日常を取りもどしましょう

手術後3か月をすぎた頃から、外食を楽しむことができます。ただし、まだメニュー選びには注意しましょう。消化の悪い脂っこい料理、香辛料などの刺激物は控え、焼き魚定食など低脂質のあっさりした和食がおすすめです。家庭で中華料理やパスタ、揚げものなどを試してみて、排便トラブルがなければ外食でも楽しんでください。

旅行や出張も、長時間の移動ができるようになる手術後2か月をめやすに。

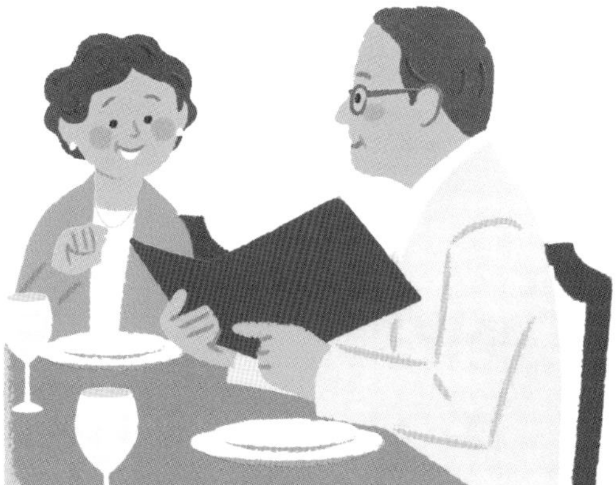

Q「5年生存率」とは何ですか？

A がんが発見されてから5年後の生存率です

がんの治療成績を示す指標のひとつである「生存率」。がんと診断されてからある一定期間経過した時点で生存している割合のことで、パーセンテージ（％）で示します。

がんが発見されてから5年経過した後の生存者の割合を示すのが「5年生存率」。早期に発見されたステージⅠの大腸がんの5年生存率は98％。早期発見して適切な治療を受ければ、治りやすいがんのひとつといえます。

Q 抗がん剤を休むと悪化するかと心配…

A 不安に感じるならば担当医や看護師に相談を

抗がん剤治療は、抗がん剤の量を減らしたり、治療を休んだりして、副作用をコントロールしながら治療を続けていくのが一般的です。副作用をがまんしながら治療を行っても、患者さんの体力を消耗してしまい、結果的に治療を続けることができなくなることもあるからです。

抗がん剤治療を続けるのが難しい場合は、行っている治療を中止し、別の治療薬に変更することもできます。治療を休みたいときは担当医と相談しましょう。

Q 他の医師の意見を聞いてもよいでしょうか？

A 納得して治療を受けることにつながる

現在の担当医とは別に、ほかの医師の意見を聞く「セカンドオピニオン」。病気や治療への理解が深まり、納得して治療にのぞめるでしょう。セカンドオピニオンを希望することを現在の担当医に伝えます。「言い出しにくい」と感じる場合は「がん相談支援センター」（128ページ）などに相談しましょう。

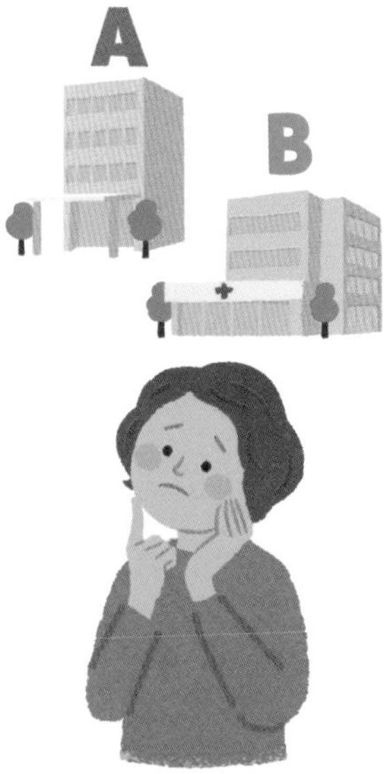

PART 2

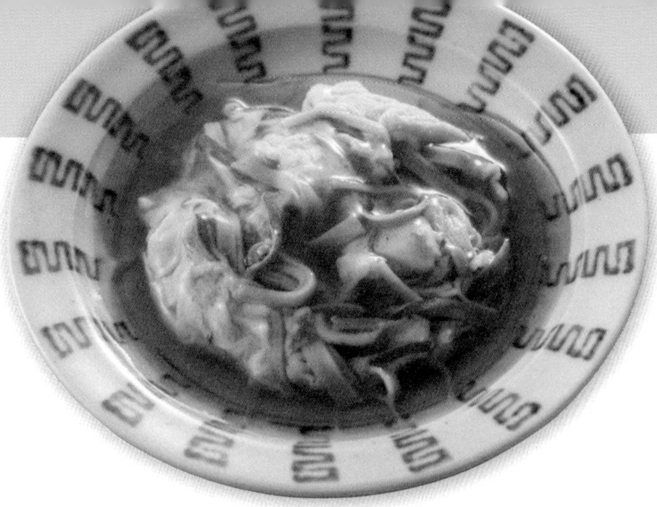

退院後
1～2か月までの
体の不安に
寄り添う
献立とレシピ

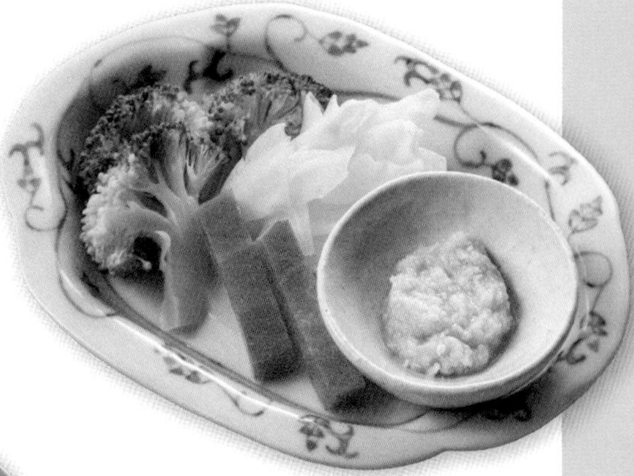

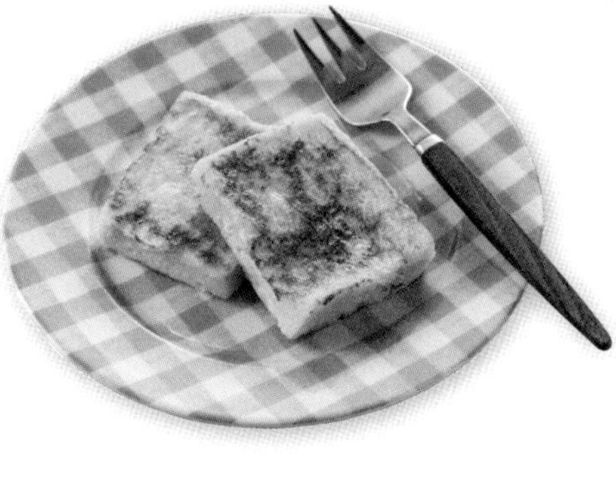

この章では消化のよい主食を中心に、献立や主菜、
副菜、汁もの、間食を紹介します。
食事は複数回に分けて、無理せずこまめにとりましょう。
手術後の不調に応じた腸をいたわるレシピもあわせて参考にしてください。

退院後1～2か月までの食事
1日1,200kcalのポイント

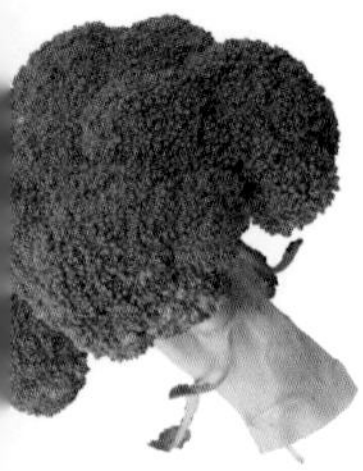

大腸がん切除後の1～2か月までは特に、どんな食事をするかが重要です。食品選びや食事のポイントについて解説します。

3食＋間食を規則正しくとる

退院後1～2か月までは「腸のリハビリテーション」の時期。腸の消化・吸収力が低下しているので、腸にやさしい食事が基本です。

食品は、腸への負担を最小限に抑えるために、やわらかく消化のよいもの（16～17ページ参照）を選びます。また1回に食べる量が多いと腸への負担が大きくなります。3食の量を減らして2～3回の間食を追加し、食べる回数を5～6回に分けます。

この時期の1日の摂取量は、1200キロカロリーがめやすです。通常、50～64歳の男性の場合は2600キロカロリー、女性の場合は1950キロカロリーなので、かなり少ないと感じるかもしれません。小腹がすいたときは間食を上手に利用しましょう。

POINT 1

1日3食を規則正しく

1日3食をなるべく同じ時間にとると、排便のリズムが整いやすくなります。腸に負担をかけないように、1回の食事量を減らし、午前と午後にあわせて2～3回の間食を取り入れましょう。

POINT 2

基本の主食はおかゆ

エネルギー源となる炭水化物を多く含む主食。この時期はごはんならおかゆか軟飯《なんはん》にします。パンなら白食パンのトーストやロールパン、麺類ならやわらかく煮たうどんやそうめんを選びましょう。

POINT 3

一汁二菜か三菜のスタイルで

主食に、たんぱく質を含む主菜、豆腐や食物繊維が少なくやわらかい野菜を使った副菜を組み合わせます。ビタミン、ミネラルをバランスよく補えるので、手術後の体の回復を促します。

1日1,200kcalの食品のめやす

ごはん・パン・麺

- 全がゆ
 …600g（200g×3食）

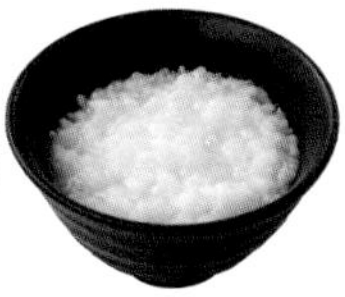

肉・魚・豆腐

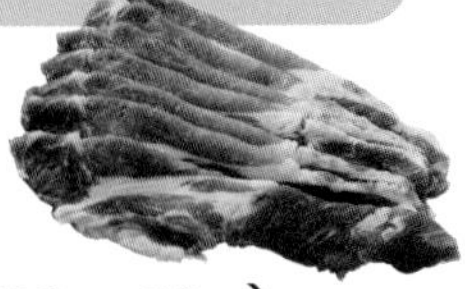

- 薄切り肉…1枚（20〜30g）
- 魚…1/2切れ（40〜50g）
- 豆腐…1/3丁（100g）

卵・乳製品

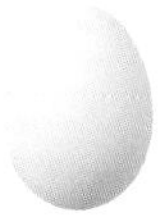

- 卵…1個
- 牛乳…3/4カップ
- ヨーグルト…100g

野菜

- 120g
 （40g×3食）

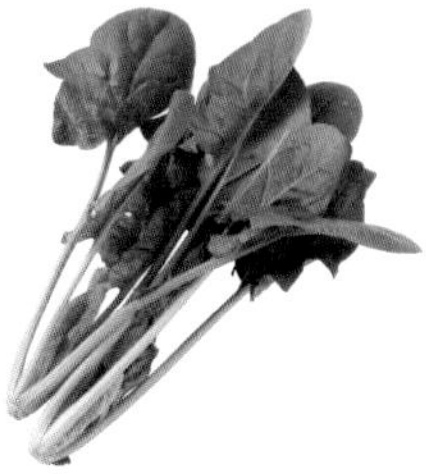

果物

- バナナ…1/2本（60g）
- りんご
 …1/4個（50g）

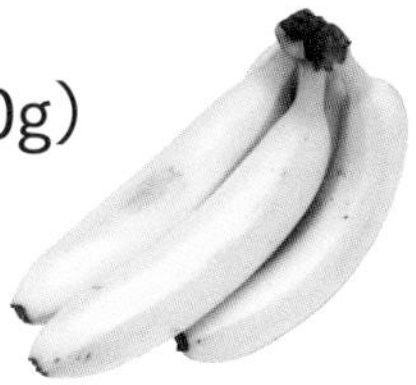

間食

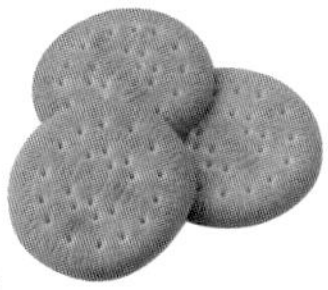

- ビスケット
 …1と1/2枚（10g）
- カステラ…1/2切れ（15g）

POINT 4

腹六分目を心がける

この時期は、低下した消化機能に見合った「腹六分目」にとどめましょう。腹六分目は「まだまだ食べられるけど、おなかが空いている状態でもない」という状態で食事を終えることです。

POINT 5

消化のよいものをやわらかく

食べ物を吸収しやすい形に変えやすい消化のよい食品。おかゆやうどん、白身魚、豆腐、はんぺん、乳製品などがそれに相当します。これらをさらに加熱してやわらかく調理しましょう。

POINT 6

よく噛んでゆっくり食べる

よく噛むことで食べ物が細かくなり、同時に唾液や胃液の分泌が促進され、食べ物が消化されやすくなります。また咀嚼は交感神経を副交感神経に切り替え、消化管の運動を活発にします。

1日
1,200kcal
の献立例

朝食1

鮭の塩焼きの献立

まずは脂肪が少なく、腸への負担が少ない鮭を
おかずに取り入れてみましょう。野菜はよく火を通し、
納豆はやわらかくて消化のよいひきわりを選びます。

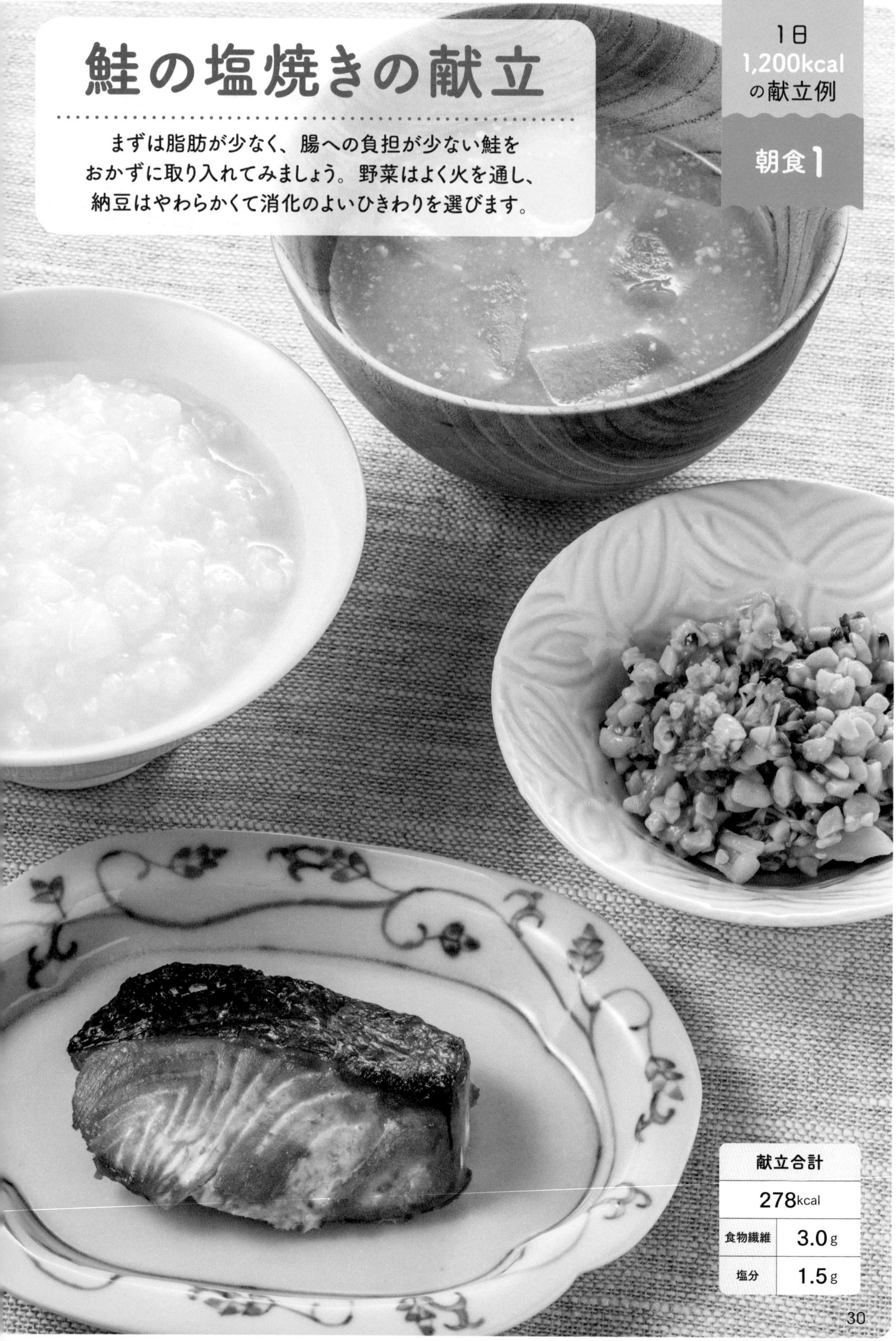

献立合計	
278kcal	
食物繊維	3.0g
塩分	1.5g

生鮭よりも低脂質な塩鮭で
おなかの様子をみて

鮭の塩焼き

腹部膨満感 **貧血**

75 kcal	食物繊維	0.0 g	塩分	0.2 g

材料（1人分）

甘塩鮭……1/2切れ（40g）

作り方

❶ 鮭は魚焼きグリルでこんがりと焼く。

ブロッコリーは手でつぶせるくらい
やわらかくなるまでゆでましょう

ひきわり納豆とブロッコリーのあえもの

便秘 **貧血**

44 kcal	食物繊維	1.8 g	塩分	0.4 g

材料（1人分）

ひきわり納豆……20g
ブロッコリー……15g
しょうゆ……小さじ1/2

作り方

❶ ブロッコリーは熱湯でやわらかくなるまでゆでで、細かく切る。

❷ ボウルに❶、納豆を入れて混ぜ合わせ、しょうゆを回し入れる。

だしのうまみとかぼちゃの甘みで
味わい深く

かぼちゃのみそ汁

便秘 **下痢**

29 kcal	食物繊維	1.0 g	塩分	0.9 g

材料（1人分）

かぼちゃ……20g
だし汁……3/4カップ
みそ……小さじ1

作り方

❶ かぼちゃは皮と種、わたを除いて5mm幅の薄切りにする。

❷ 小鍋にだし汁、❶を入れて中火で熱し、ふたをしてやわらかくなるまで煮たら、みそを溶き入れる。

全がゆ （作り方は22ページ）

茶碗1杯分（200g）

便秘 **下痢** **腹部膨満感** **口内炎**

130 kcal	食物繊維	0.2 g	塩分	0.0 g

ポイント

栄養をじゅうぶんにとれない時期は、汁ものを意識して食べるようにしましょう。野菜からは溶け出したビタミンを、だし汁からは塩分を補うことができます。

しっとり卵サンドの献立

明るい彩りがうれしい、洋朝食。
ゆで卵はかたくゆでると消化に悪いため、
半熟にするのがポイント。
野菜は下処理したものを少量ずつ食べましょう。

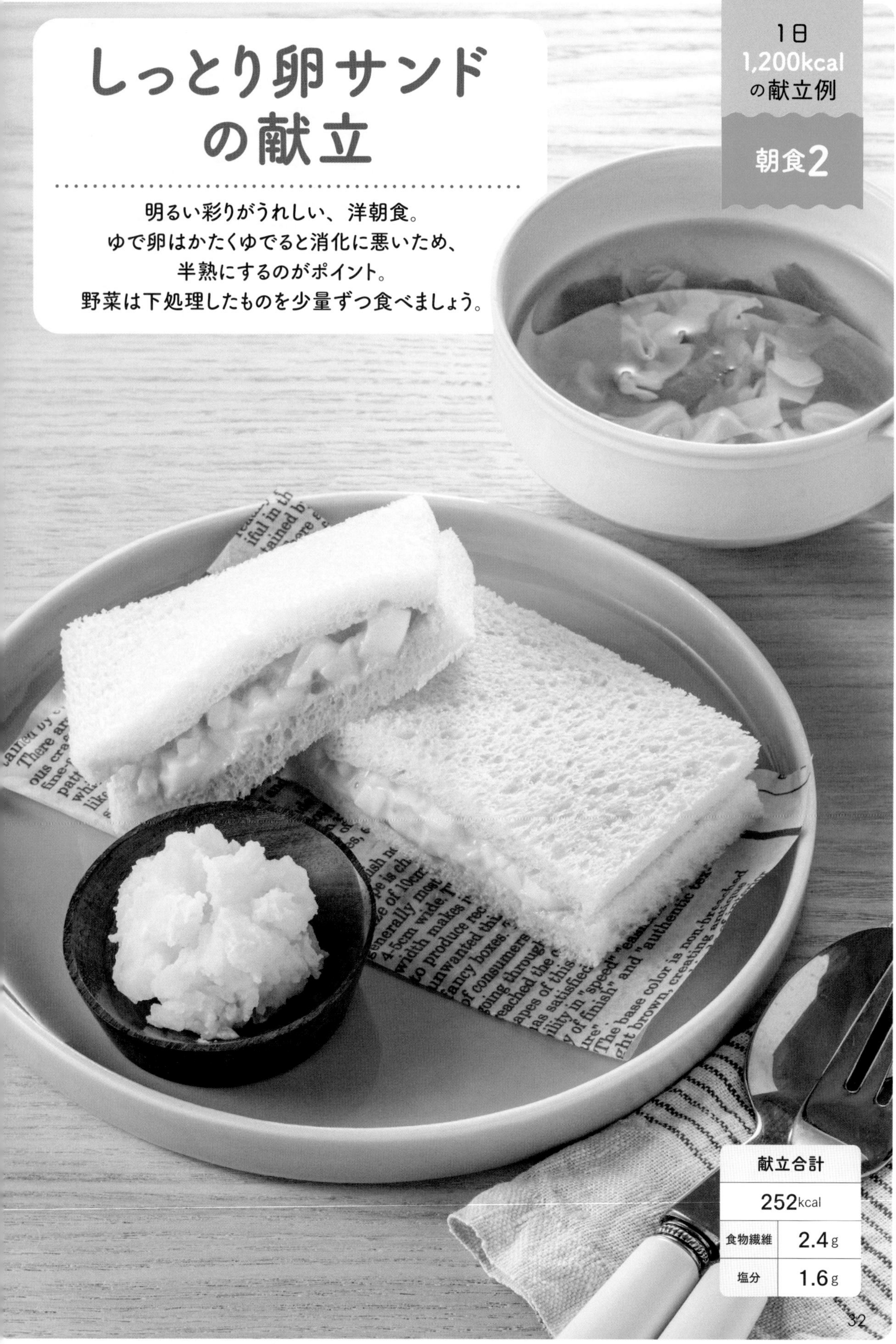

献立合計	
252kcal	
食物繊維	2.4g
塩分	1.6g

半熟卵にして
腸への負担を少なく

しっとり卵サンド

便秘 下痢 腹部膨満感 におい

228 kcal	食物繊維	1.5 g	塩分	0.8 g

材料（1人分）

サンドイッチ用食パン……2枚
卵……1個
マヨネーズ……小さじ2

作り方

1. 熱湯に冷蔵庫から出したばかりの冷たい卵を入れ、6分ゆでて半熟のゆで卵にし、粗熱がとれたら殻をむく。
2. ボウルに❶を入れてフォークでつぶし、マヨネーズを加えて混ぜる。
3. ❷を食パン1枚にのせてもう1枚ではさみ、食べやすく切る。

ポイント

半熟ゆで卵の加熱時間は、沸騰した湯に冷蔵庫から出したばかりの冷たい卵を入れて、6分ほどがめやす。半熟卵はコンビニやスーパーでも手に入るので、無理なく作れます。

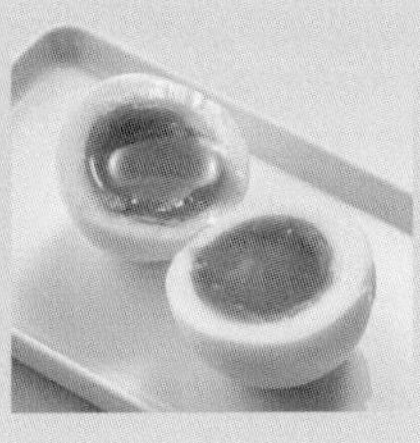

キャベツは葉の
やわらかい部分を使って

トマトとキャベツのスープ

便秘 下痢 吐き気

7 kcal	食物繊維	0.3 g	塩分	0.6 g

材料（1人分）

トマト、キャベツ……各10g
だし汁……3/4カップ
塩……少々

作り方

1. トマトは皮と種を除き、1cm角に切る。キャベツは繊維を断つように5mm幅に切る。
2. 小鍋に❶、だし汁を入れてふたをし、中火でやわらかくなるまで煮たら塩で味を調える。

ヨーグルトを使った
しっとり食べやすい低脂質ポテサラ

クリーミーポテトサラダ

便秘 下痢 におい

17 kcal	食物繊維	0.6 g	塩分	0.2 g

材料（1人分）

じゃがいも……20g
Ⓐ プレーンヨーグルト……小さじ1
　 塩……少々

作り方

1. じゃがいもは皮をむいて5mm幅に切り、熱湯でやわらかくなるまでゆでる。
2. ❶をボウルに入れてフォークでしっかりとつぶし、Ⓐを加えて混ぜ合わせる。

崩し豆腐のかきたまうどんの献立

卵と豆腐が入った温かいうどんに、
野菜と果物を少し添えて。全体にあっさりとした味つけなので、
食欲がわかないときでも食べやすい献立です。

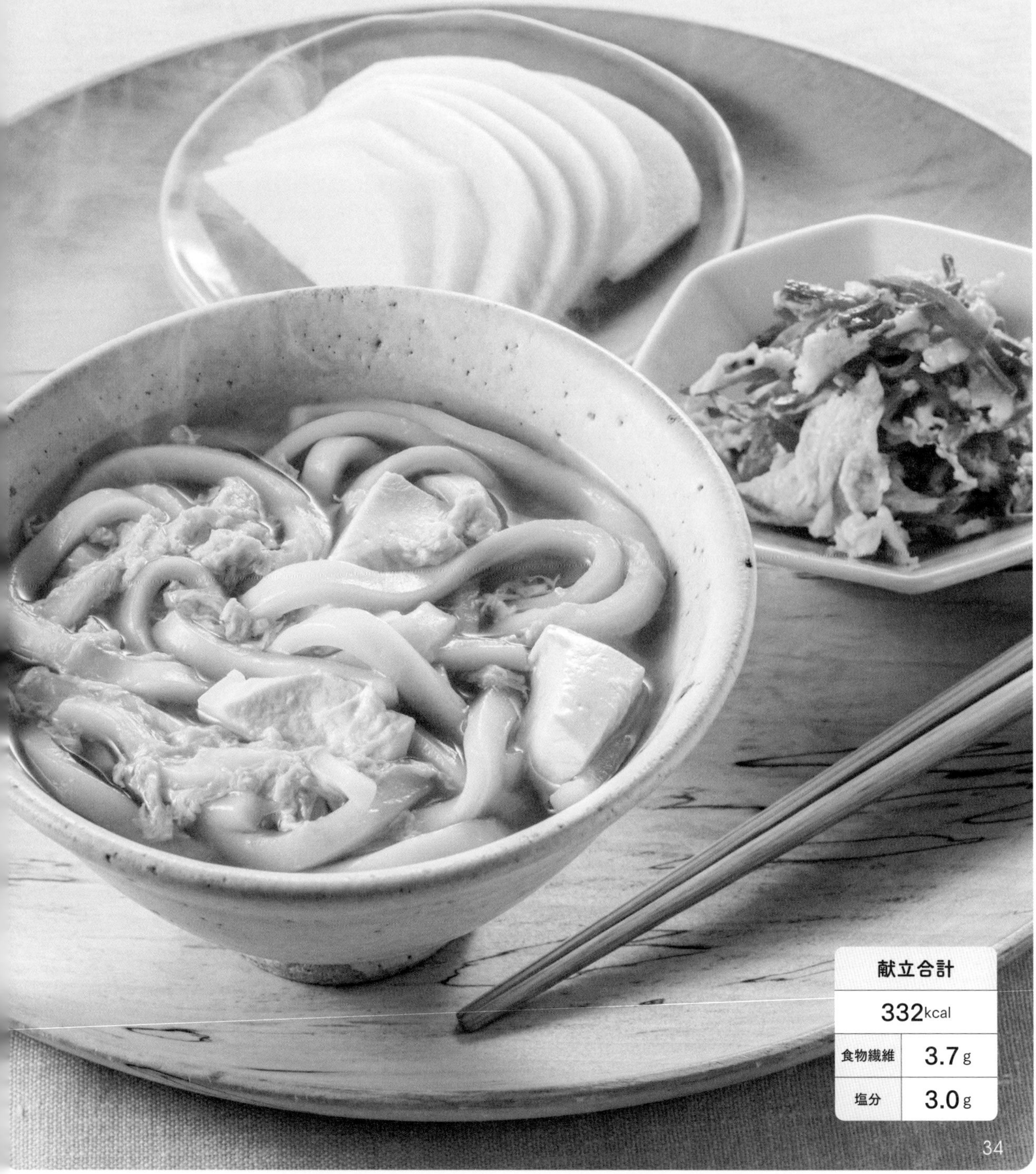

献立合計	
332kcal	
食物繊維	3.7g
塩分	3.0g

やわらかく煮たうどんに
豆腐と卵がやさしくからむ

崩し豆腐のかきたまうどん

下痢　口内炎　食欲不振

238 kcal	食物繊維	2.4 g	塩分	2.6 g

材料（1人分）

ゆでうどん……150g
溶き卵……1/2個分
絹ごし豆腐……50g
Ⓐ だし汁……1と1/4カップ
　しょうゆ……小さじ2
　みりん……小さじ1

作り方

❶ 小鍋にⒶを入れて煮立て、うどんを加えてほぐし、豆腐を崩しながら加えて煮る。
❷ うどんがやわらかくなったら溶き卵を回し入れる。

りんご

1/4個（50g）
皮をむいて薄切りにする。

便秘　下痢　吐き気　食欲不振

27 kcal	食物繊維	0.7 g	塩分	0.0 g

にんじんはレンチンで
やわらかくしてから炒めましょう

にんじんしりしり

便秘　下痢　貧血

67 kcal	食物繊維	0.6 g	塩分	0.4 g

材料（1人分）

にんじん……20g
Ⓐ 溶き卵……1/2個分
　水……小さじ1
ごま油……小さじ1/2
しょうゆ……小さじ1/3

作り方

❶ にんじんは皮をむき、繊維を断つようにせん切りにして耐熱容器に入れ、ふんわりとラップをして電子レンジで1分加熱する。
❷ フライパンにごま油を熱し、❶を入れて弱火でじっくりと炒める。
❸ ❷にⒶを加え、火が通ったらしょうゆを回し入れる。

ポイント

にんじんは薄い輪切りにしてからせん切りにすると、繊維が壊れて火が通りやすくなります。少量の下ゆでには電子レンジが便利です。

はんぺん鶏バーグの献立

低脂質で消化のよいはんぺんを使った、
口あたりのよい和風ハンバーグがメイン。
少しずつ体調が回復してきたら、
昼食をしっかり食べて力をつけましょう。

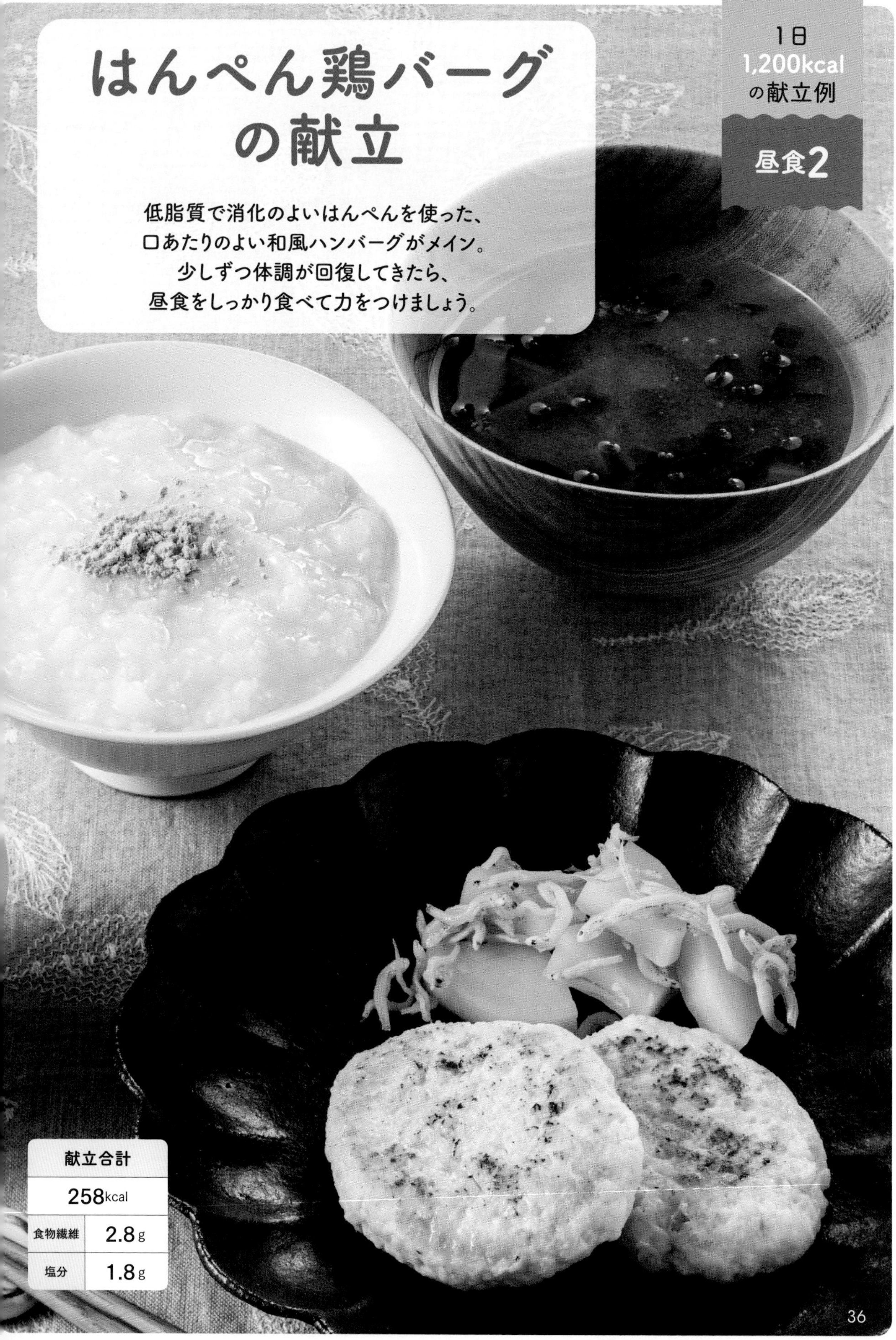

献立合計	
258kcal	
食物繊維	2.8g
塩分	1.8g

はんぺんの塩けで味つけ不要な
簡単おかず

はんぺん鶏バーグ

下痢 口内炎 貧血

81 kcal	食物繊維	0.2 g	塩分	0.4 g

材料（1人分）

鶏むねひき肉……30g
はんぺん……20g
A｜パン粉、水……各大さじ1
サラダ油……小さじ1/2

作り方

1. ボウルにひき肉、はんぺん、Aを入れてよく練り混ぜ、2等分の小判形に成形する。
2. フライパンにサラダ油を中火で熱し、1を入れて両面こんがりと焼く。

食べごたえのある野菜で
ボリュームを出して

じゃがいもとしらすの甘辛煮

便秘 下痢

29 kcal	食物繊維	1.8 g	塩分	0.5 g

材料（1人分）

じゃがいも……20g
しらす干し……5g
A｜水……大さじ1
　｜みりん……小さじ1/2
　｜しょうゆ……小さじ1/4

作り方

1. じゃがいもは皮をむいて5mm幅のいちょう切りにする。
2. 耐熱容器に1、しらす、Aを入れて混ぜ、ふんわりとラップをして電子レンジで2分加熱する。

葉の部分を細かく切って
食べやすく

小松菜のみそ汁

便秘 下痢 食欲不振

15 kcal	食物繊維	0.5 g	塩分	0.9 g

材料（1人分）

小松菜……10g
だし汁……3/4カップ
みそ……小さじ1

作り方

1. 小松菜は細かく切る。
2. 小鍋にだし汁、1を入れて中火で熱し、ふたをしてやわらかくなるまで煮たら、みそを溶き入れる。

全がゆ （作り方は22ページ）

茶碗1杯分（200g）
きなこ小さじ1/3をふる。

便秘 下痢 腹部膨満感 口内炎

133 kcal	食物繊維	0.3 g	塩分	0.0 g

ポイント

食物繊維が少なく、エネルギーを補えるじゃがいもは、腸のリハビリ期間に取り入れやすい食材。はんぺんも口あたりをよくするので、つなぎとして役立ちます。

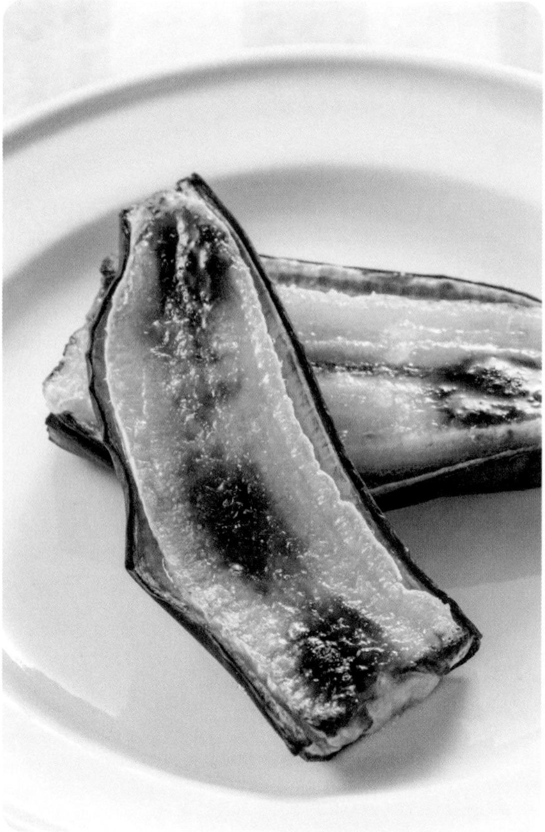

トロッとやわらかくなったバナナで
エネルギー補給

焼きバナナ

便秘　下痢　におい

62kcal	食物繊維	0.7g	塩分	0.0g

材料（1人分）

バナナ……1/2本（60g）
砂糖……小さじ1/2

作り方

❶ バナナは皮つきのまま縦半分に切る。

❷ オーブントースターにアルミホイルを敷き、❶を並べて切り口に砂糖をまぶし、こんがりと焼く。

ポイント

バナナに含まれる水溶性食物繊維は便をやわらかくします。皮に黒い斑点ができたバナナは甘みが強く、食べごろのめやす。

消化のよい黄桃缶で彩りのあるデザートに

黄桃缶のヨーグルトゼリー

便秘　におい　口内炎　食欲不振

53kcal	食物繊維	0.3g	塩分	0.0g

材料（1人分）

黄桃缶……20g
Ⓐ 水……大さじ1
　粉ゼラチン……2g
Ⓑ 水……1/2カップ
　プレーンヨーグルト……30g
　砂糖……小さじ1

作り方

❶ 黄桃は1cm角に切る。Ⓐは混ぜてふやかしておく。

❷ 耐熱容器にⒷを入れ、ふんわりとラップをして電子レンジで1分加熱し、温まったらⒶを加えて溶かす。

❸ 器に❷を入れて冷やしかため、黄桃をのせる。

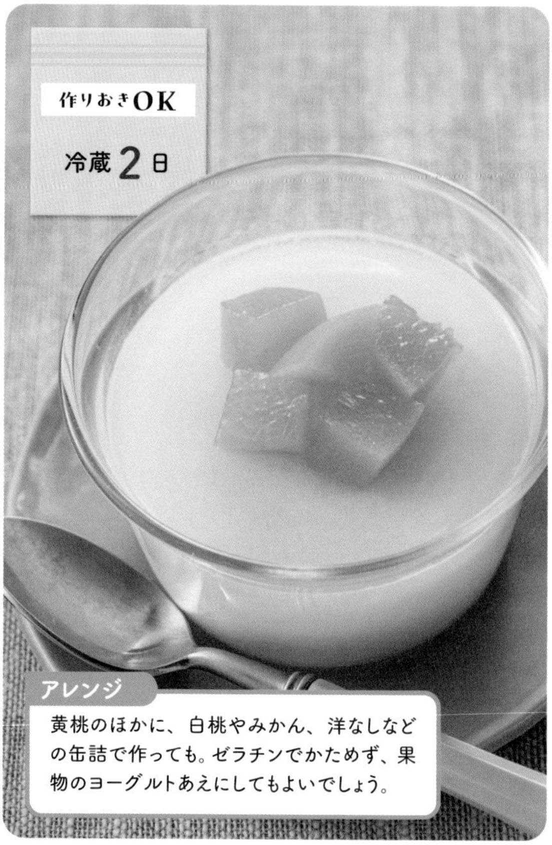

作りおきOK
冷蔵2日

アレンジ

黄桃のほかに、白桃やみかん、洋なしなどの缶詰で作っても。ゼラチンでかためず、果物のヨーグルトあえにしてもよいでしょう。

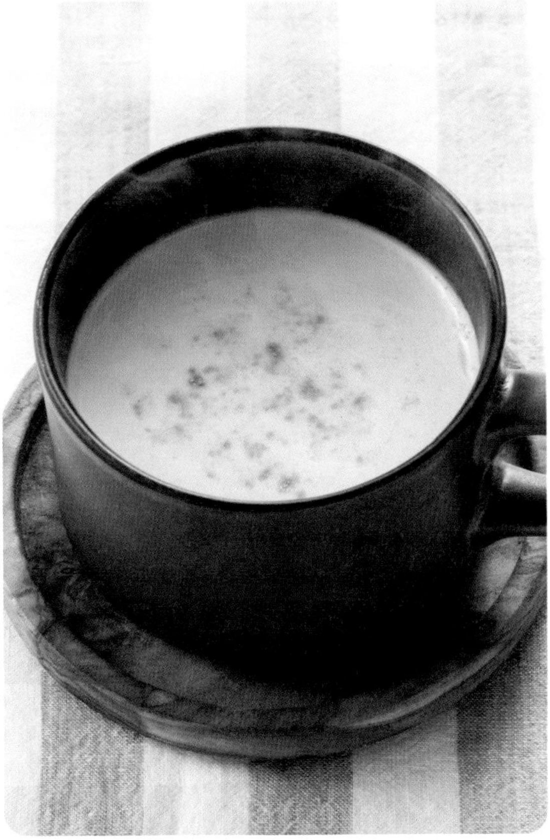

水分といっしょにたんぱく質も補える！

ほっとミルクきなこ

便秘 下痢 口内炎

115 kcal	食物繊維	0.3 g	塩分	0.2 g

材料（1人分）

牛乳 …………………… 3/4カップ
砂糖、きなこ …………………… 各小さじ1

作り方

❶ 小鍋にすべての材料を入れて中火にかけ、ときどき混ぜながら温める。

アレンジ

砂糖をはちみつに変えると、まろやかな風味が加わります。泡立て器でよく混ぜると牛乳が泡立ち、ふわっとした舌ざわりのカフェ風ドリンクに。

シャリッとした果実で満足感アップ！

すりおろしりんごのハニー湯

便秘 下痢 口内炎 食欲不振

73 kcal	食物繊維	0.7 g	塩分	0.0 g

材料（1人分）

りんご …………………… 1/4個（50g）
はちみつ …………………… 小さじ2
熱湯 …………………… 3/4カップ

作り方

❶ りんごは皮をむいてすりおろし、器に入れる。
❷ ❶にはちみつを加え、熱湯を注いでよく混ぜる。

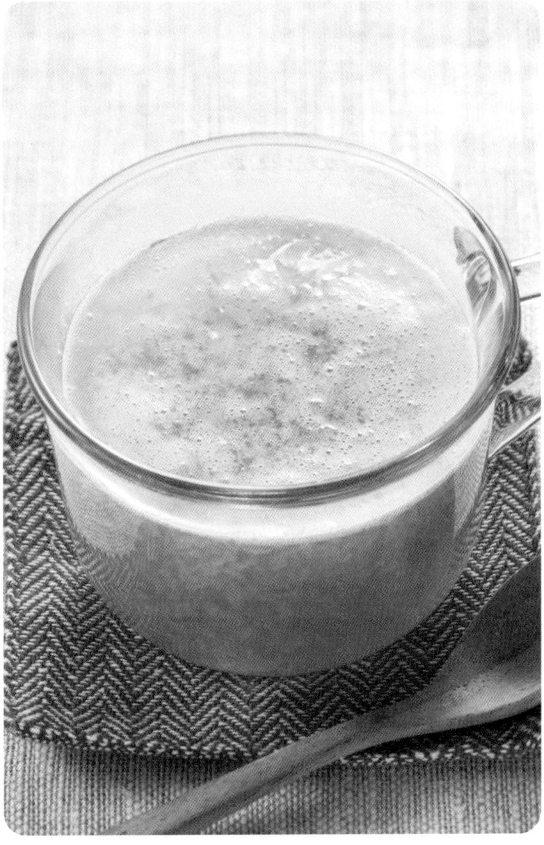

アレンジ

りんごはすりおろさずにみじん切りにすると、つぶつぶとした食感が楽しめます。レモン汁を加えて、さわやかな風味をプラスしても◎。

豆腐のつくね照り焼きの献立

夜は腸の動きが活発になるので、
低脂質な食事にして負担を減らします。
豆腐入りのやわらかなつくねと消化のよい里いもで、
満足感のある献立に。

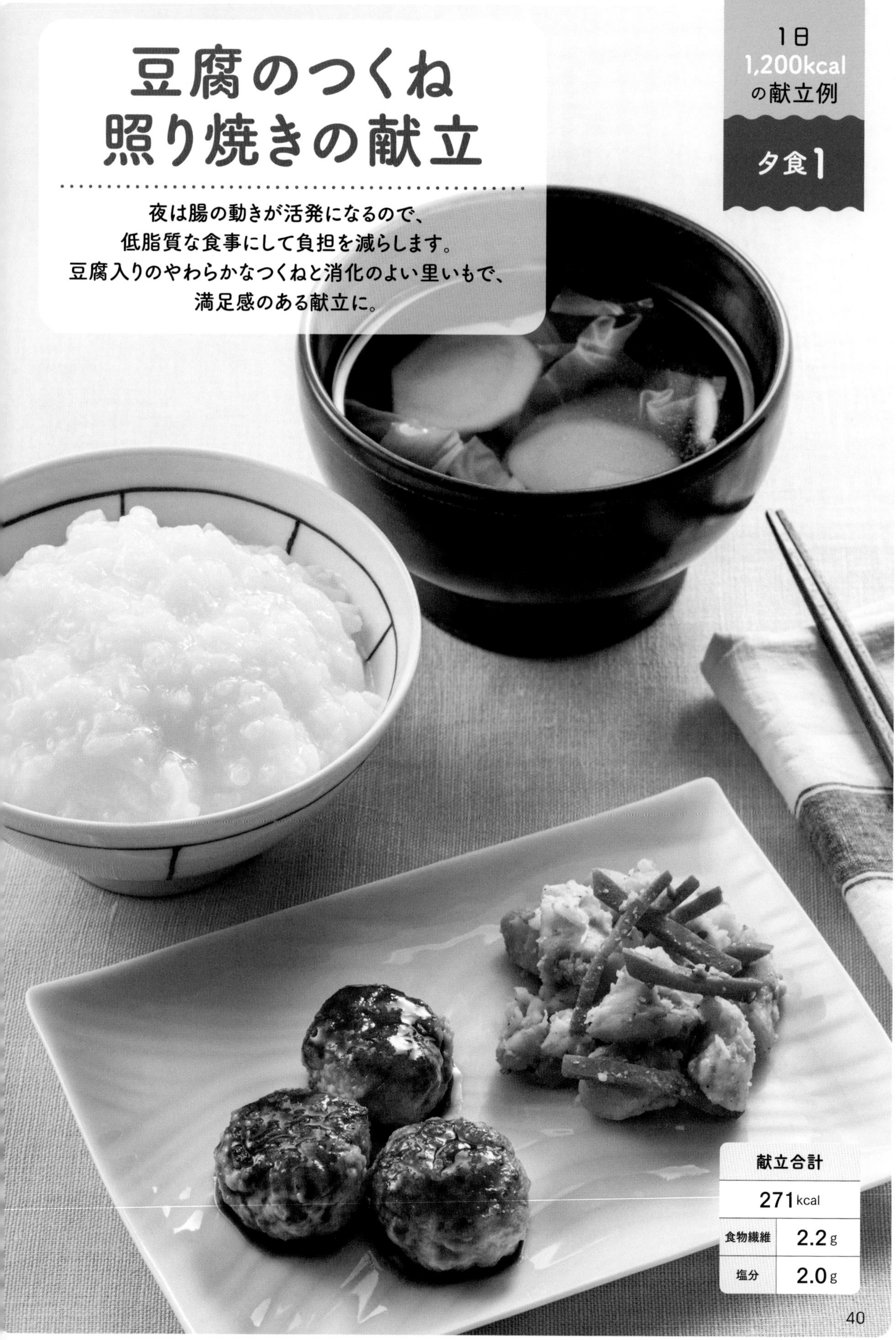

献立合計	
271 kcal	
食物繊維	2.2 g
塩分	2.0 g

ひき肉は低脂質な
むねの部位を使って

豆腐のつくね照り焼き

下痢 食欲不振 貧血

106 kcal	食物繊維	0.2 g	塩分	1.0 g

材料（1人分）

鶏むねひき肉 …… 40g
木綿豆腐 …… 20g
塩 …… 少々
ごま油 …… 小さじ1
Ⓐ 水 …… 小さじ1
　砂糖、しょうゆ …… 各小さじ1/2

作り方

❶ ボウルにひき肉、豆腐、塩を入れてよく練り混ぜ、3等分に丸める。

❷ フライパンにごま油を中火で熱して❶を入れ、1分焼いたら裏返す。ふたをして弱火にし、3分ほど焼いたらⒶを加えてからめる。

ごまの風味と
ねっとりとした里いもがよくあう

里いもとにんじんのサラダ

便秘 下痢

23 kcal	食物繊維	0.8 g	塩分	0.2 g

材料（1人分）

里いも …… 20g
にんじん …… 5g
Ⓐ ポン酢しょうゆ、すりごま（白）
　…… 各小さじ1/2

作り方

❶ 里いもはよく洗ってラップで包み、電子レンジで2分加熱して皮をむき、つぶす。

❷ にんじんは皮をむき、繊維を断つようにせん切りにし、熱湯でやわらかくなるまでゆでる。

❸ ボウルに❶、❷、Ⓐを入れてあえる。

だしのうまみで
あっさり食べられる

じゃがいもとキャベツのすまし汁

便秘 下痢

12 kcal	食物繊維	1.0 g	塩分	0.8 g

材料（1人分）

じゃがいも …… 10g
キャベツ …… 5g
だし汁 …… 3/4カップ
Ⓐ しょうゆ …… 小さじ1/2
　塩 …… 少々

作り方

❶ じゃがいもは皮をむいて薄切りにし、キャベツは繊維を断つように5mm幅に切る。

❷ 小鍋に❶、だし汁を入れ、ふたをして中火でやわらかくなるまで煮たらⒶを加える。

全がゆ （作り方は22ページ）

茶碗1杯分（200g）

便秘 下痢 腹部膨満感 口内炎

130 kcal	食物繊維	0.2 g	塩分	0.0 g

ポイント

里いもは皮ごとレンチンすると、皮がきれいにむけます。照り焼きをよりやわらかくしたいときは、豆腐を10g増やしてください。

1日
1,200kcal
の献立例

夕食2

たらと白菜の梅蒸しの献立

白身魚と卵、野菜で栄養バランスのとれた献立。
退院後しばらくしたら、体調をみてたんぱく質の量を
少しずつ増やしていき、体力を回復させましょう。

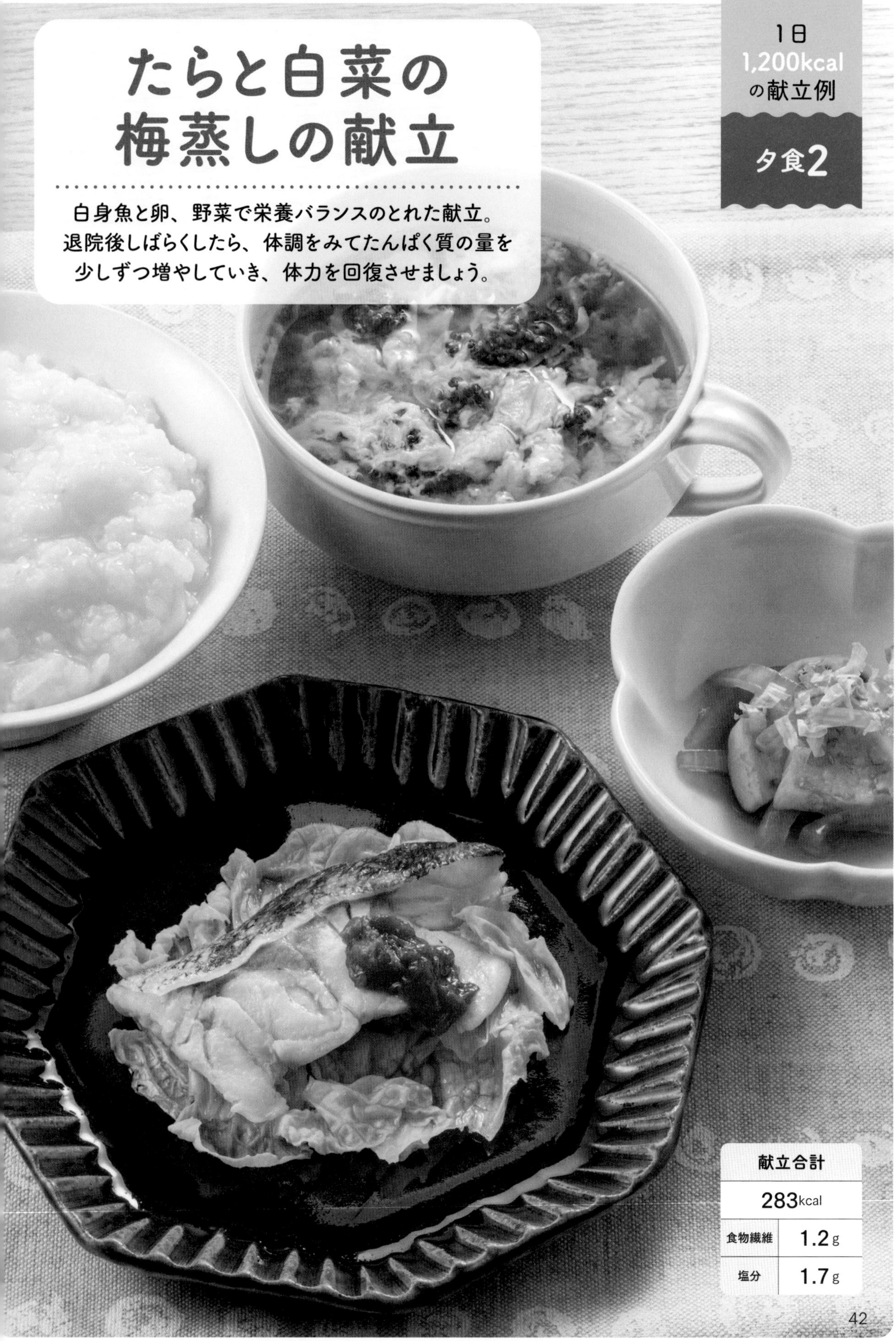

献立合計	
283kcal	
食物繊維	1.2g
塩分	1.7g

味つけは梅だけで決まり！
ほかの白身魚や鮭で作っても◎

たらと白菜の梅蒸し

腹部膨満感 食欲不振 貧血

49 kcal	食物繊維	0.2 g	塩分	0.3 g

材料（1人分）

生たら……1/2切れ（40g）
白菜（葉）……10g
梅干し（種を除いてたたく）……3g
Ⓐ ｜酒、水……各大さじ1

作り方

❶ たらはペーパータオルで水けをよくふく。白菜は繊維を断つようにざく切りにする。
❷ フライパンに白菜を敷き、たら、梅干しをのせてⒶを回し入れ、ふたをして中火で2分ほど蒸す。

冷めてもおいしい
お手軽レンチンお浸し

なすと玉ねぎのお浸し

腹部膨満感 食欲不振

5 kcal	食物繊維	0.3 g	塩分	0.2 g

材料（1人分）

なす……10g
玉ねぎ……5g
Ⓐ ｜だし汁……小さじ2
　 ｜しょうゆ……小さじ1/4
かつお節……少々

作り方

❶ なすは皮をむいて5mm幅の半月切りに、玉ねぎは繊維を断つように薄切りにする。
❷ 耐熱容器に❶、Ⓐを入れてふんわりとラップをし、電子レンジで1分加熱してそのまま冷ます。
❸ 器に盛り、かつお節を散らす。

とろとろ卵にブロッコリーがからんで
やさしい口あたり

ブロッコリーのかきたま汁

下痢 腹部膨満感 口内炎

99 kcal	食物繊維	0.5 g	塩分	1.2 g

材料（1人分）

ブロッコリー……10g
だし汁……3/4カップ
Ⓐ ｜溶き卵……1個分
　 ｜片栗粉……小さじ1/4
Ⓑ ｜しょうゆ……小さじ1
　 ｜みりん……小さじ1/2

作り方

❶ ブロッコリーは細かく切る。
❷ 小鍋に❶、だし汁を入れてふたをし、中火でやわらかくなるまで煮る。
❸ ❷に合わせたⒶを流し入れ、卵が浮いてきたらⒷを加える。

全がゆ （作り方は22ページ）

茶碗1杯分（200g）

便秘 下痢 腹部膨満感 口内炎

130 kcal	食物繊維	0.2 g	塩分	0.0 g

ポイント

退院後2か月ごろまでは、野菜の皮をむく、葉野菜はやわらかい部分を使う、やわらかくなるまで火を通すなど、基本の下処理をしっかり行いましょう。

卵のまろやかさで
おなかも心もほっとする味わい

卵かゆ

便秘 下痢 腹部膨満感 食欲不振

169 kcal	食物繊維	0.2 g	塩分	0.1 g

材料（1人分）

全がゆ（作り方は22ページ）……… 200g
溶き卵 ……… 1/2個分

作り方

1. 小鍋に全がゆ、溶き卵を加えて混ぜ、中火にかけてさっと火を通す。

主食

白米や食パン、うどんなど、食物繊維の少ない白い食品を選びます。ごはんは全がゆからはじめて徐々に軟飯《なんはん》へ。麺は表示時間よりも長く煮込んでやわらかくしましょう。

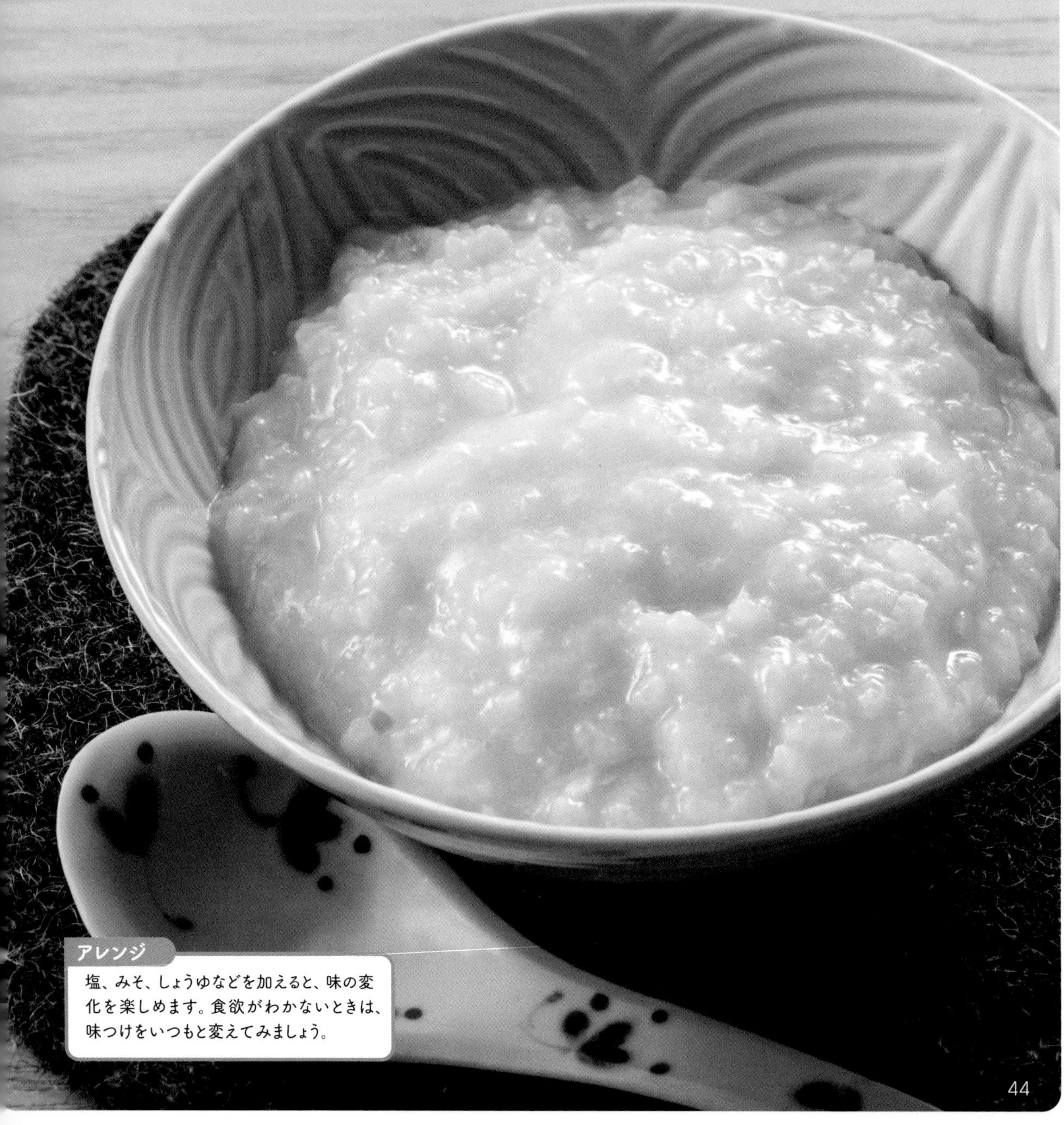

アレンジ

塩、みそ、しょうゆなどを加えると、味の変化を楽しめます。食欲がわかないときは、味つけをいつもと変えてみましょう。

おなかの調子に合わせて手軽に作れるのが嬉しい！

ごはんから作るレンジ軟飯《なんはん》

便秘　下痢　腹部膨満感　口内炎

194kcal	食物繊維	2.0g	塩分	1.2g

材料（1人分）

ごはん……100g
水……1/4カップ
トッピング
（のりの佃煮、梅おかか、鮭フレーク）……各適量

作り方

1. 耐熱容器にごはん、水を入れてふんわりとラップをし、電子レンジで3分加熱する。
2. 器に盛り、トッピングを添える。

ポイント

トッピングで味に変化をつけて。たらこや塩辛、昆布の佃煮などは消化が悪いため注意しましょう。

作りおきOK
冷凍2週間

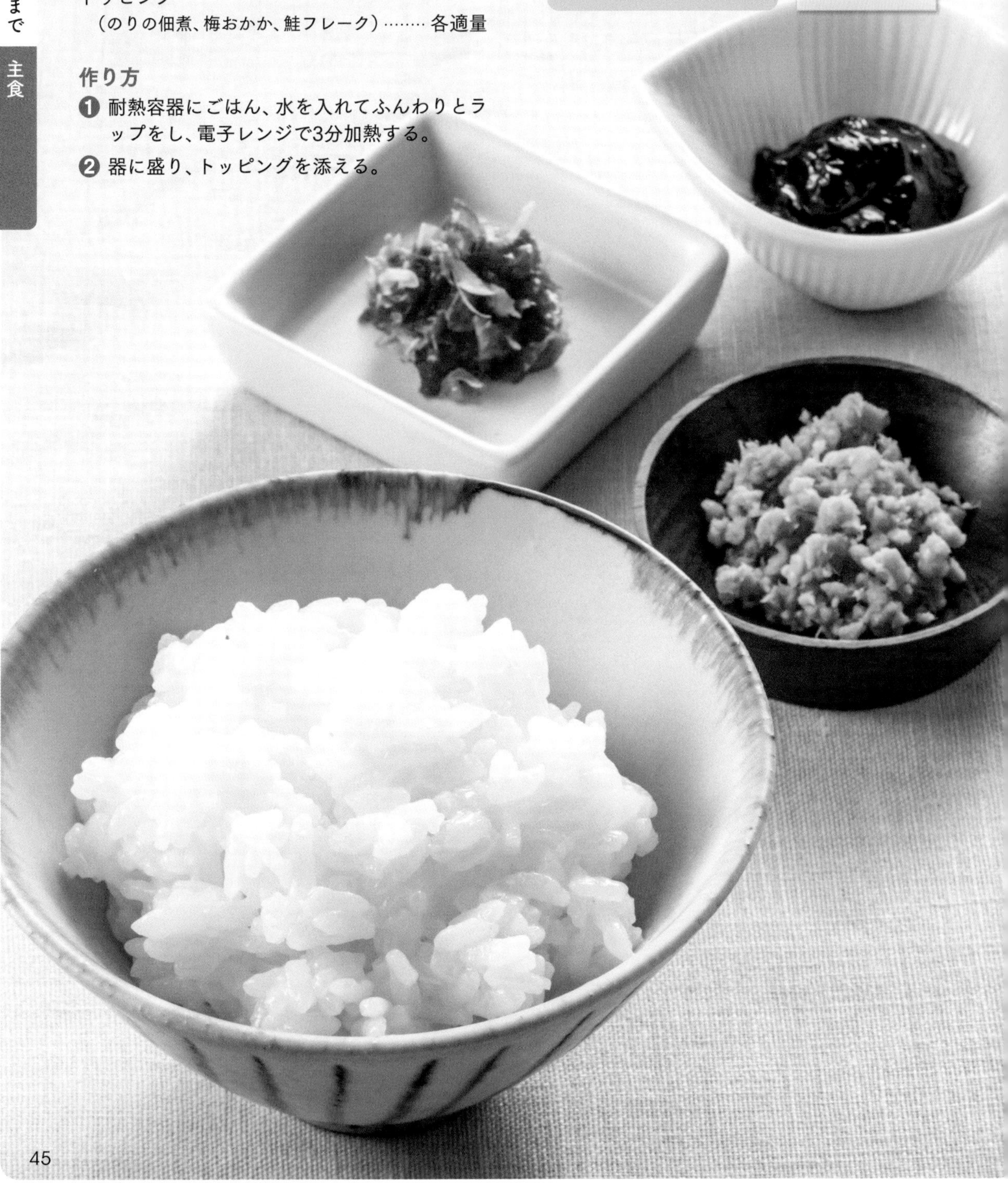

ひき肉はよくほぐし、消化の負担をやわらげて

鶏ひき肉と小松菜のおじや

便秘 下痢 腹部膨満感 口内炎

202 kcal	食物繊維	1.4 g	塩分	1.5 g

材料（1人分）

ごはん……80g
鶏ひき肉……30g
小松菜……10g
Ⓐ だし汁……1カップ
　しょうゆ……大さじ1/2
　みりん……小さじ1

作り方

❶ 小松菜はみじん切りにする。
❷ 小鍋に❶、ひき肉、Ⓐを入れて煮立て、中火で小松菜がやわらかくなるまで煮る。
❸ ❷にごはんを加え、ひと煮立ちさせる。

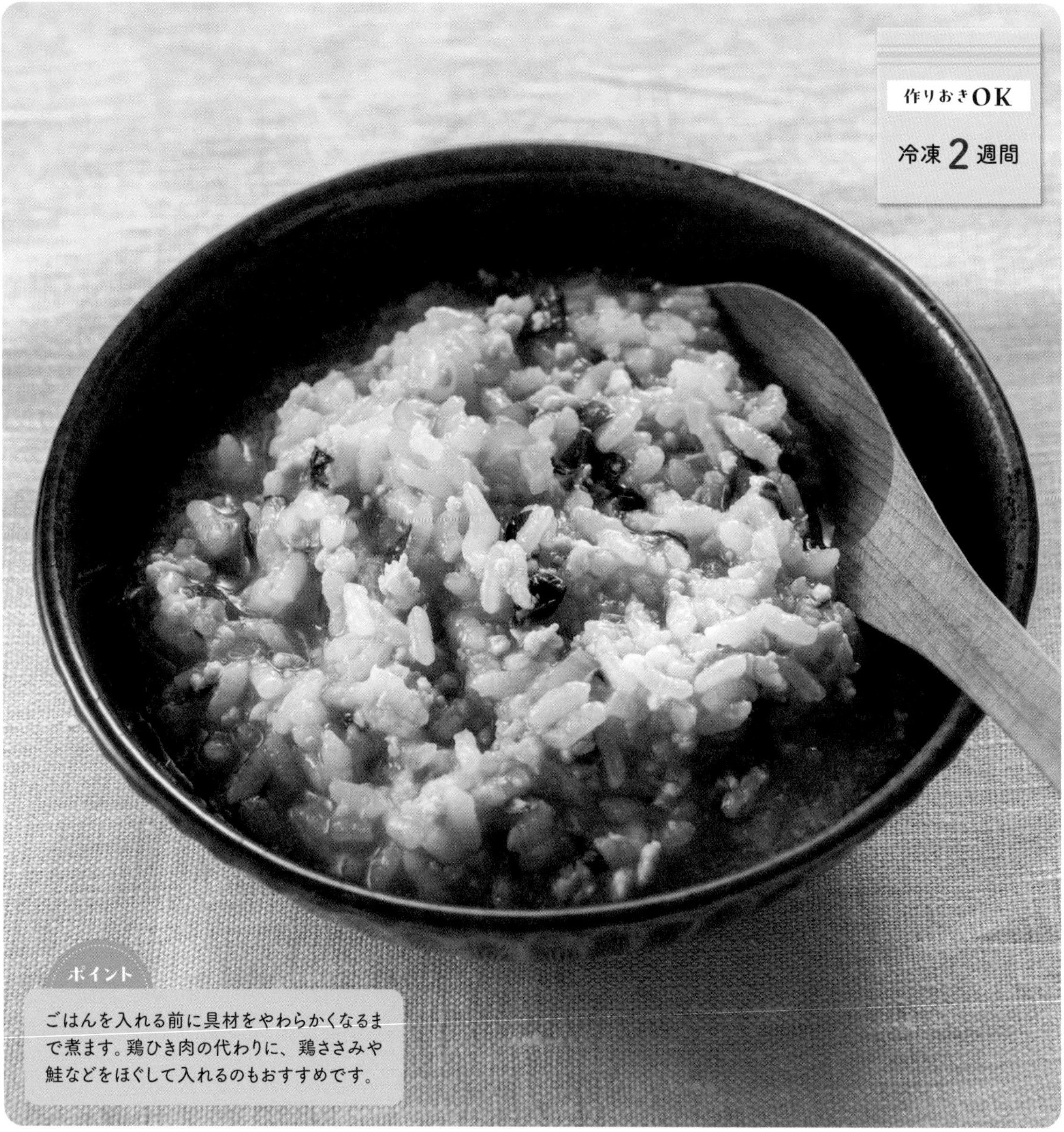

作りおきOK
冷凍 2 週間

ポイント
ごはんを入れる前に具材をやわらかくなるまで煮ます。鶏ひき肉の代わりに、鶏ささみや鮭などをほぐして入れるのもおすすめです。

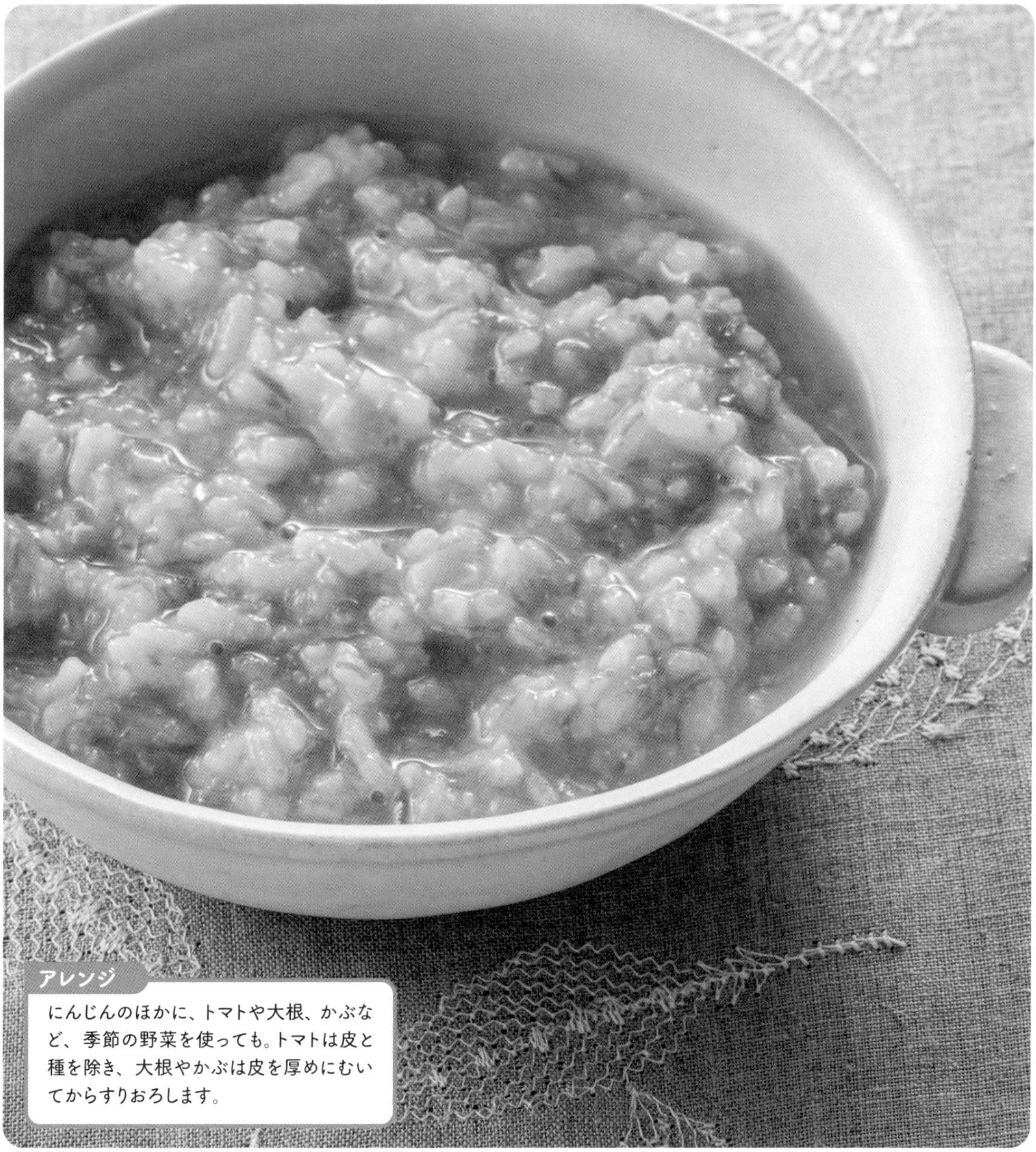

アレンジ

にんじんのほかに、トマトや大根、かぶなど、季節の野菜を使っても。トマトは皮と種を除き、大根やかぶは皮を厚めにむいてからすりおろします。

すりおろして繊維を断ち、加熱時間を短縮

すりおろしにんじんのみそおじや

便秘 下痢 におい

151 kcal	食物繊維	2.2g	塩分	1.3g

作りおきOK
冷凍2週間

材料（1人分）

- ごはん……80g
- にんじん……20g
- だし汁……1カップ
- みそ……大さじ1/2

作り方

1. にんじんは皮をむいてすりおろす。
2. 小鍋に❶、だし汁を入れて中火で熱し、2〜3分煮たら、みそを溶き入れる。
3. ❷にごはんを加えてひと煮立ちさせる。

弱火でじっくりと焼いてふわふわ食感に

なめらかフレンチトースト

便秘 下痢 におい 口内炎

127 kcal	食物繊維	0.8 g	塩分	0.4 g

材料（1人分）

食パン（6枚切り）……1/2枚

Ⓐ
- 溶き卵……1/2個分
- 牛乳……大さじ1
- 砂糖……小さじ1
- バニラエッセンス……1滴

バター……3g

作り方

❶ バットにⒶを混ぜ合わせる。

❷ 食パンは耳を落として半分に切り、❶に浸す。

❸ フライパンを中火で熱し、バターを溶かして❷を入れ、弱火にして両面こんがりと焼く。

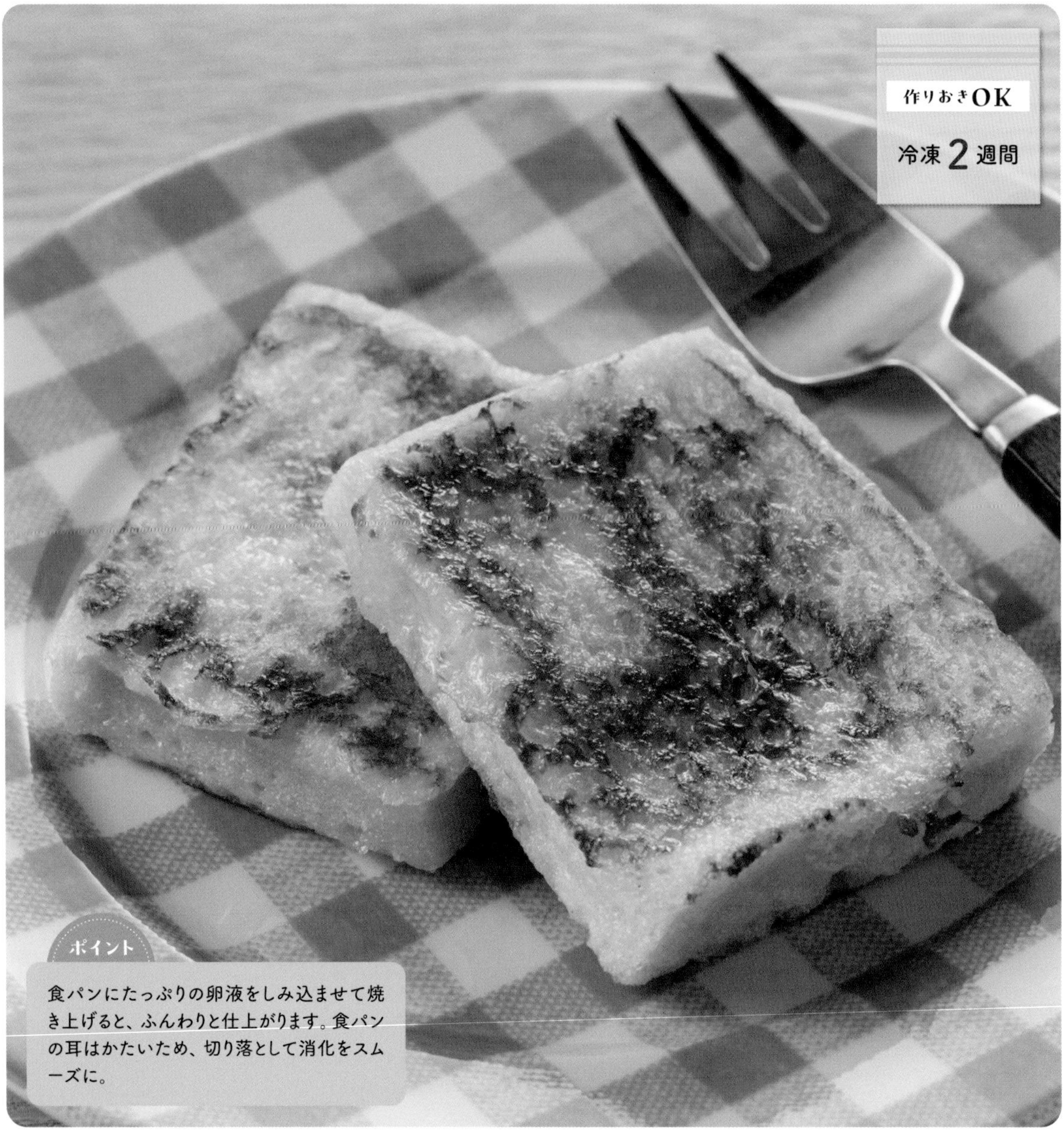

ポイント

食パンにたっぷりの卵液をしみ込ませて焼き上げると、ふんわりと仕上がります。食パンの耳はかたいため、切り落として消化をスムーズに。

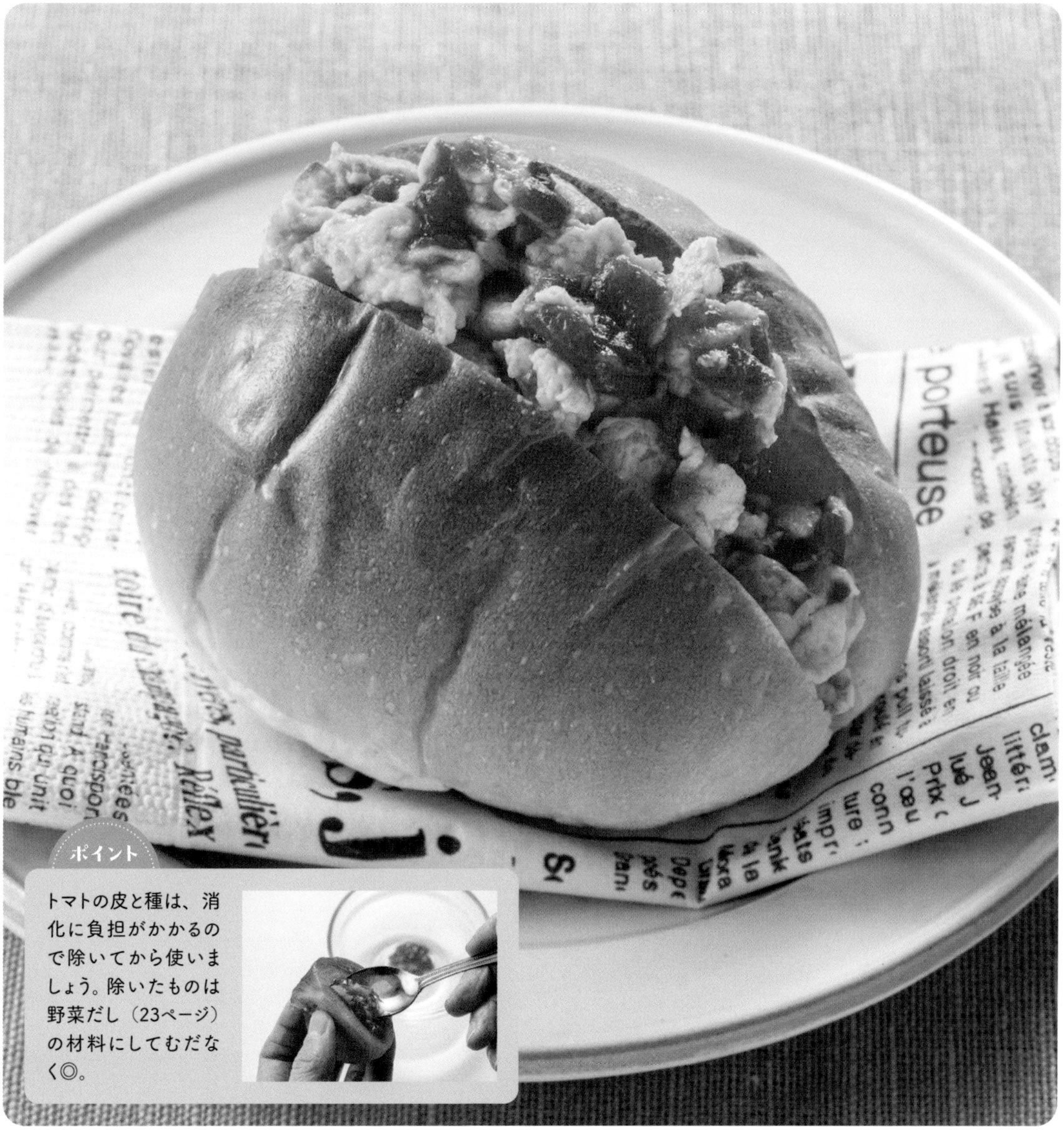

ポイント

トマトの皮と種は、消化に負担がかかるので除いてから使いましょう。除いたものは野菜だし（23ページ）の材料にしてむだなく◎。

牛乳を加えた卵をじっくりと炒め、半熟スクランブルエッグに

トマトのスクランブルエッグロールパン

便秘 腹部膨満感 味覚・嗅覚

160 kcal	食物繊維	0.8 g	塩分	0.7 g

材料（1人分）

- ロールパン……1個
- トマト……20g
- バター……3g
- Ⓐ 溶き卵……1/2個分
- 　 牛乳……小さじ1
- 塩……少々

作り方

1. トマトは皮と種を除いて細かく切る。
2. フライパンを中火で熱し、バターを溶かしてトマトを入れ、さっと炒める。合わせたⒶを流し入れて弱火にし、菜箸で混ぜながら半熟状になるまで火を通し、塩で味を調える。
3. ロールパンに切り目を入れ、2をはさむ。

野菜は繊維を断つように切ってやわらかく

彩り野菜の和風スープパスタ

便秘　下痢　口内炎　食欲不振

168kcal	食物繊維	2.7g	塩分	2.0g

材料（1人分）

スパゲッティ……………………………………40g
キャベツ、玉ねぎ………………………………各10g
にんじん……………………………………………5g
だし汁……………………………………1と1/2カップ
Ⓐ しょうゆ…………………………………小さじ2
　 みりん……………………………………小さじ1

作り方

❶ スパゲッティは熱湯で表示時間よりも長く、やわらかくなるまでゆでる。

❷ キャベツは繊維を断つように細切りに、玉ねぎは同様に薄切りにする。にんじんは皮をむき、同様にせん切りにする。

❸ 鍋にだし汁を入れて煮立て、❷、Ⓐを加えて野菜がやわらかくなったら、❶を加えて煮る。

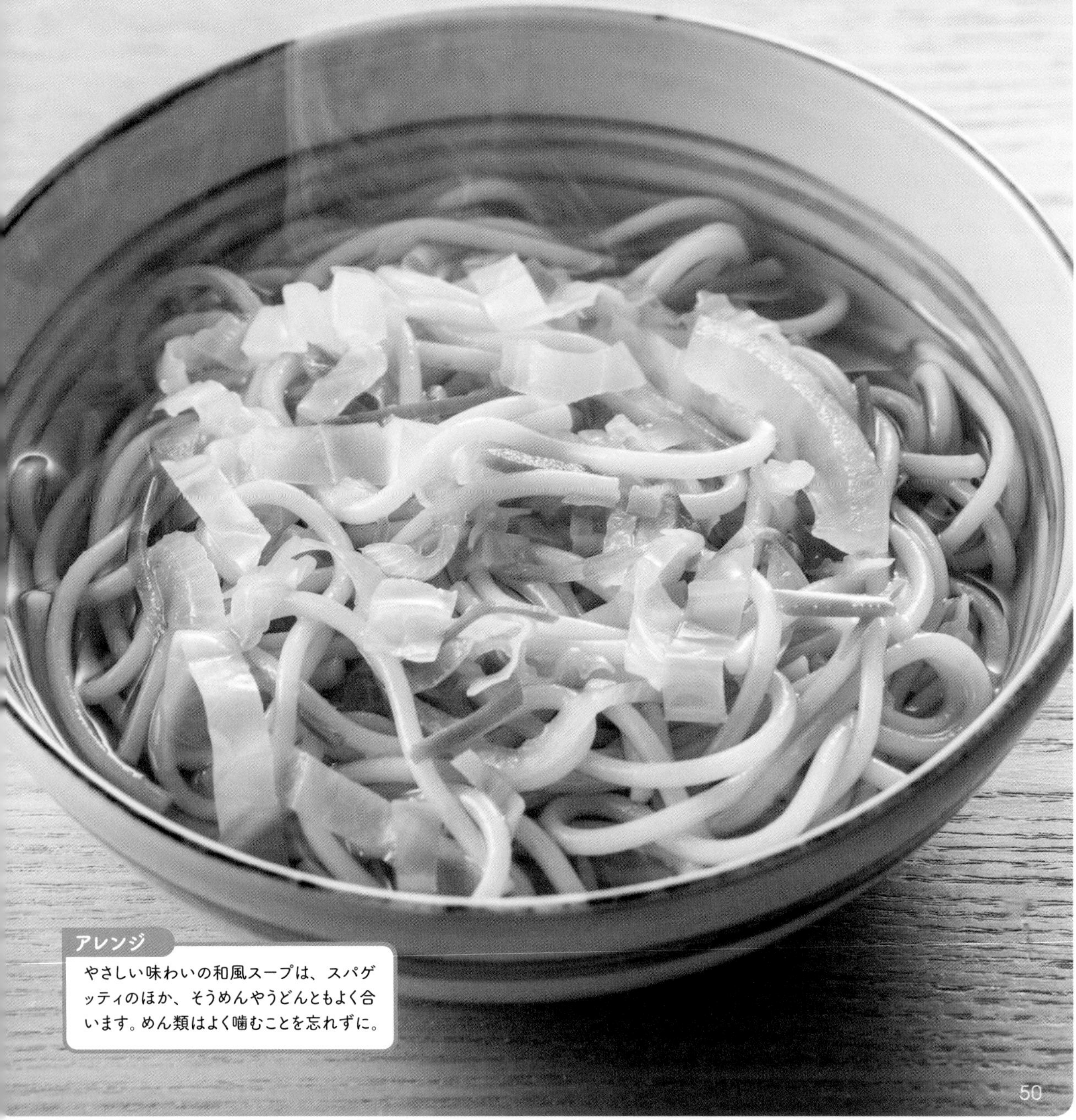

アレンジ

やさしい味わいの和風スープは、スパゲッティのほか、そうめんやうどんともよく合います。めん類はよく噛むことを忘れずに。

アレンジ

あんにみそを加え、奥深さをプラスしたり、だし汁を豆乳に変えてコクのある味わいにしたりするのもおすすめです。

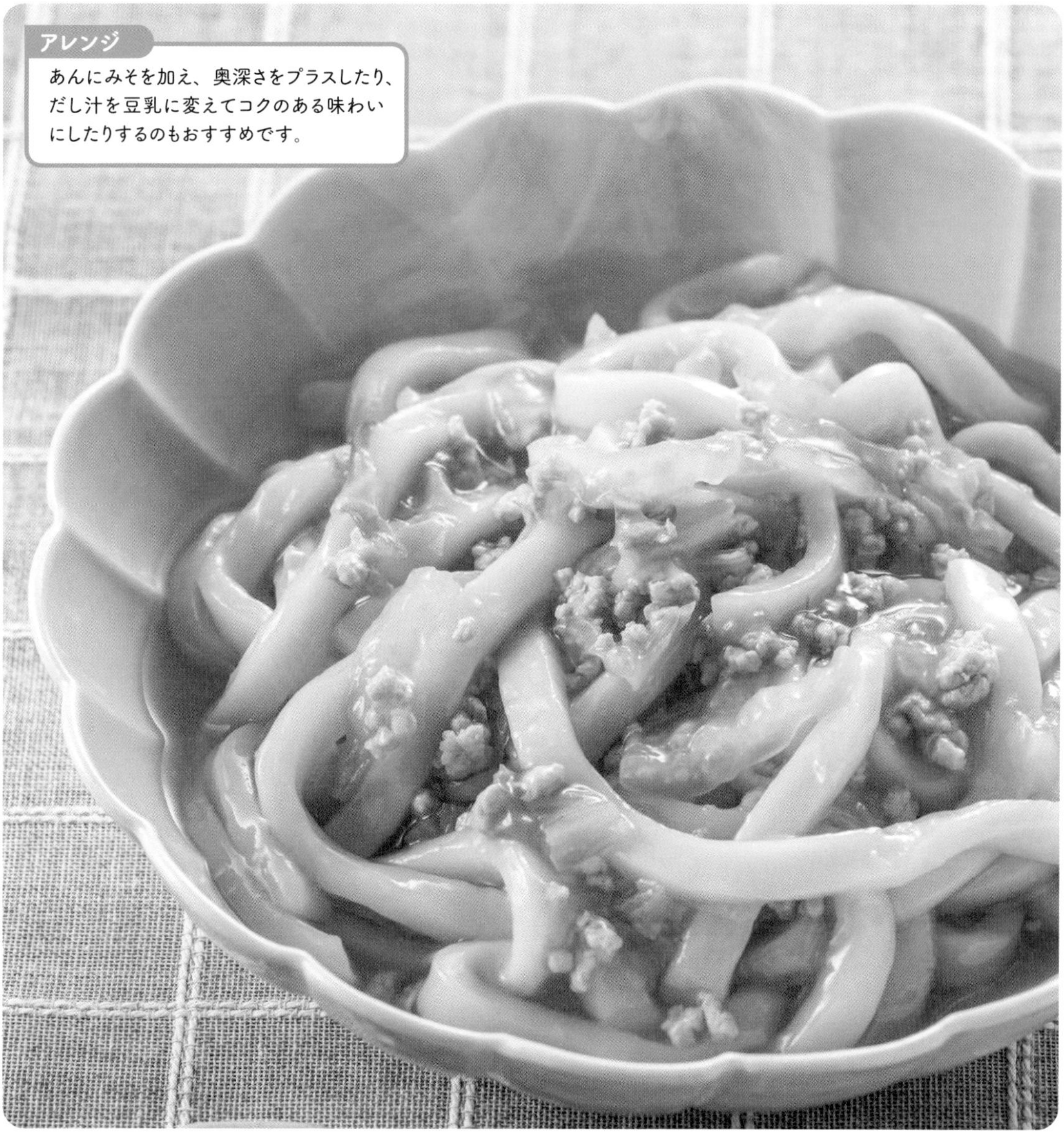

あんのとろみでやさしい口あたり

鶏そぼろあんかけうどん

下痢　口内炎　食欲不振

222 kcal	食物繊維	2.2 g	塩分	2.6 g

材料（1人分）

ゆでうどん ……… 150g
鶏ひき肉、白菜 ……… 各20g
Ⓐ だし汁 ……… 1と1/2カップ
　しょうゆ ……… 小さじ2
　みりん ……… 小さじ1
Ⓑ 水 ……… 大さじ1/2
　片栗粉 ……… 小さじ1

作り方

1. 白菜は繊維を断つように細切りにする。
2. 鍋に❶、ひき肉、Ⓐを入れて中火で熱し、肉に火を通し、白菜がやわらかくなるまで煮る。
3. ❷にうどんを加え、1～2分煮込んだら合わせたⒷでとろみをつける。

ささみは加熱しすぎず
やわらかく仕上げます

ささみスティックの野菜あんかけ

便秘 口内炎 貧血

78kcal	食物繊維	0.3g	塩分	0.8g

材料（1人分）

鶏ささみ……40g
塩……少々
にんじん、ほうれん草……各5g
サラダ油……小さじ1/2
Ⓐ だし汁……1/4カップ
　しょうゆ、みりん、片栗粉……各小さじ1/2

ポイント

ささみは繊維を断つよう細く切って消化をよくしましょう。火通りがよくなり、噛み切りやすくもなります。

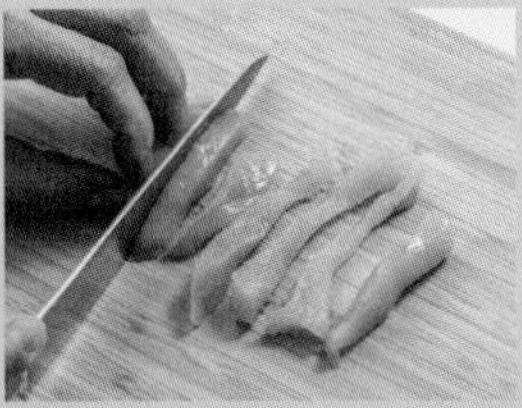

主菜

肉や魚は脂質の少ないものを選びましょう。豆腐や卵、はんぺんは消化のよいたんぱく質なので、腸の機能が十分に回復していない時期は積極的に活用してください。

作り方

❶ にんじんは皮をむいて繊維を断つようにせん切りにし、ほうれん草は熱湯でやわらかくなるまでゆでてざく切りにする。

❷ ささみはすじを除き、繊維を断つように細切りにして塩をふる。フライパンにサラダ油を中火で熱し、ささみを両面こんがりと焼いて器に盛る。

❸ 同じフライパンに❶、混ぜ合わせたⒶを入れて弱火で熱し、野菜がやわらかくなるまで煮込んだら❷にかける。

作りおきOK
冷蔵 2～3日
冷凍 2 週間

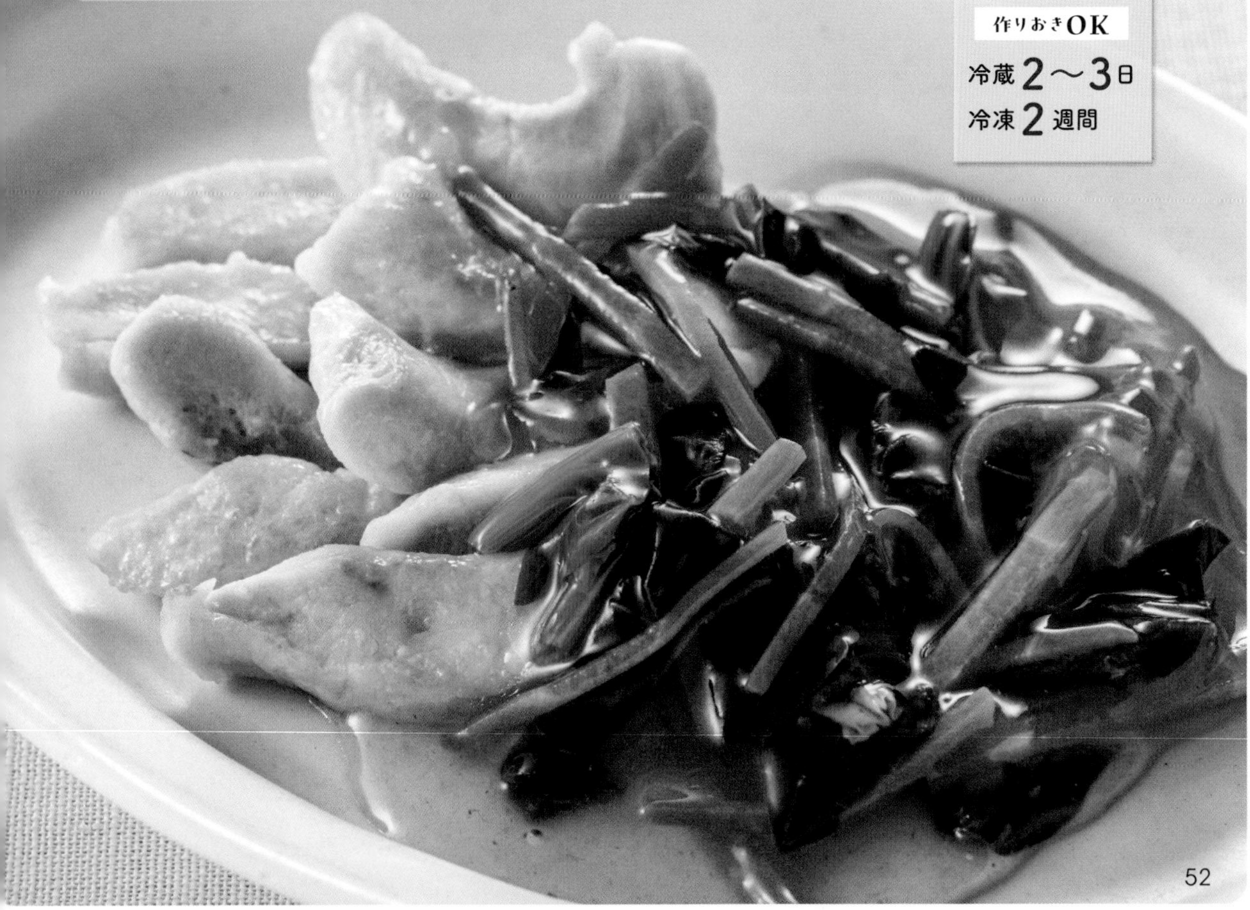

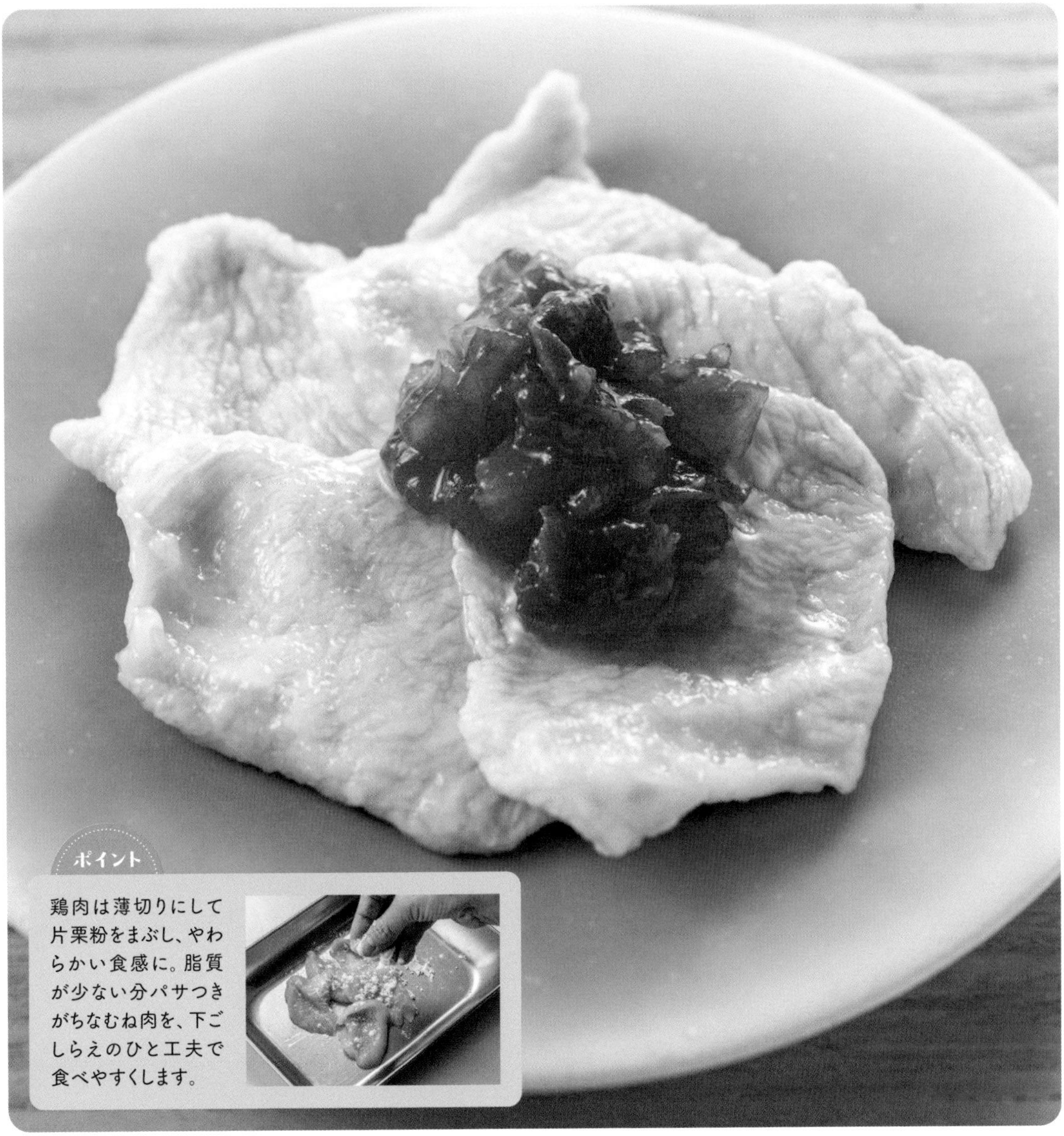

ポイント

鶏肉は薄切りにして片栗粉をまぶし、やわらかい食感に。脂質が少ない分パサつきがちなむね肉を、下ごしらえのひと工夫で食べやすくします。

トマトと梅干しの酸味でさっぱりと

鶏むね肉のしっとり水晶鶏

便秘　腹部膨満感　口内炎

58 kcal	食物繊維	0.2 g	塩分	0.4 g

材料（1人分）

鶏むね肉……40g
塩……少々
片栗粉……小さじ1
トマト……15g
梅干し（種を除いてたたく）……2g

作り方

❶ 鶏肉は皮を除いて薄いそぎ切りにし、塩をふって片栗粉をまぶす。

❷ 鍋に熱湯を沸かして❶をゆで、ペーパータオルで水けをふいて器に盛る。

❸ トマトは皮と種を除いてみじん切りにし、梅干しとともに混ぜ、❷にかける。

ひき肉に水を混ぜるとふっくらとした鶏団子に

鶏団子のクリーム煮

便秘 下痢 貧血

99 kcal	食物繊維	2.1 g	塩分	0.6 g

作りおきOK

冷蔵2〜3日

材料（1人分）

- 鶏むねひき肉……40g
- Ⓐ 水……小さじ1
- 　 塩……少々
- じゃがいも……20g
- 玉ねぎ……10g
- にんじん……5g
- 水……1/2カップ
- 牛乳……1/4カップ
- 粉チーズ……小さじ1
- 塩……少々

作り方

❶ ボウルにひき肉、Ⓐを入れて練り混ぜ、3等分にして丸める。

❷ じゃがいもは皮をむいて5mm幅の半月切りに、玉ねぎは繊維を断つように薄切り、にんじんは皮をむいて薄い半月切りにする。

❸ 鍋に水、❶、❷を入れて中火で熱し、ふたをして鶏団子に火が通るまで煮る。

❹ ❸に牛乳を加え、煮立ったら粉チーズを加えてひと混ぜし、塩で味を調える。

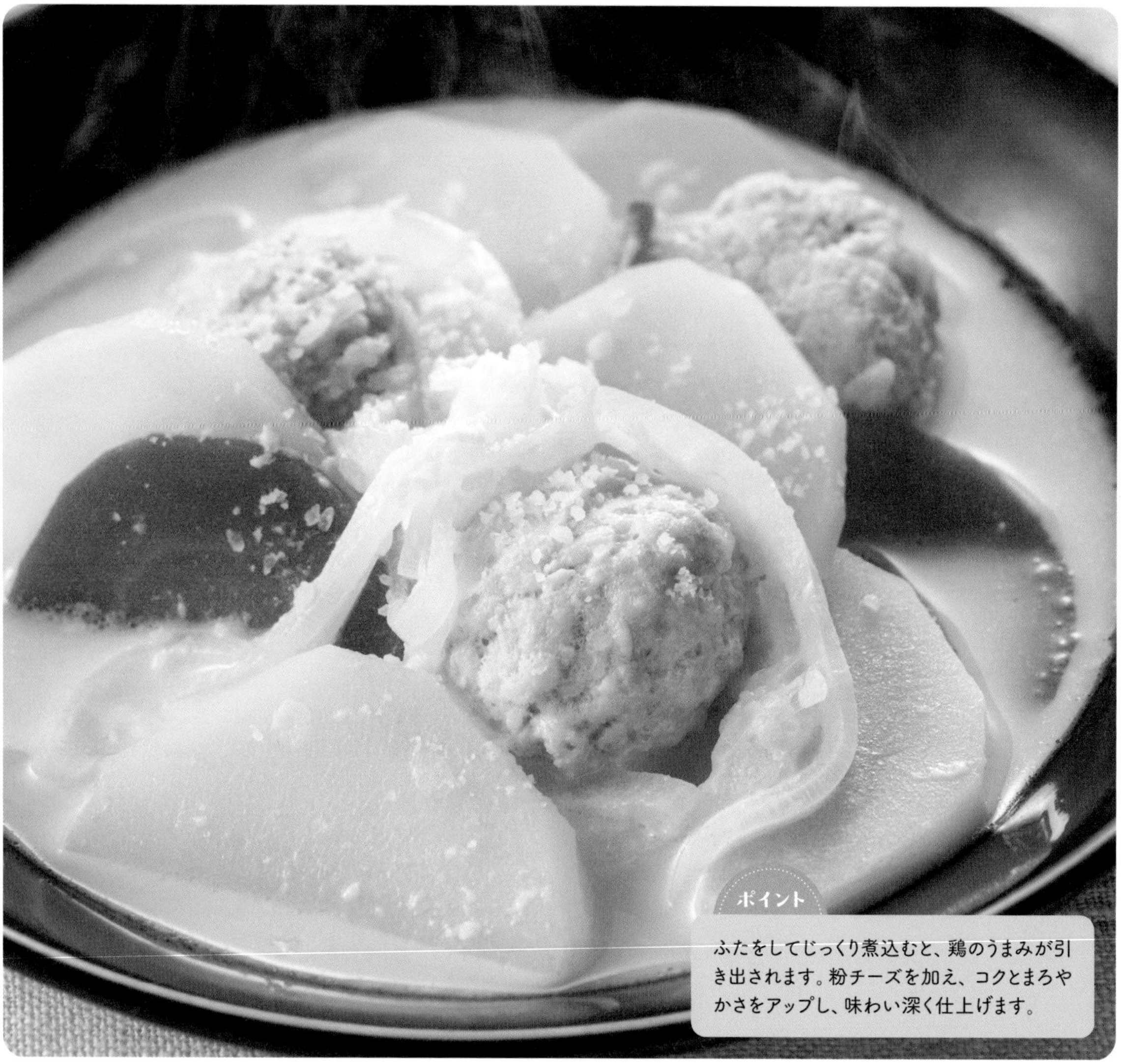

ポイント

ふたをしてじっくり煮込むと、鶏のうまみが引き出されます。粉チーズを加え、コクとまろやかさをアップし、味わい深く仕上げます。

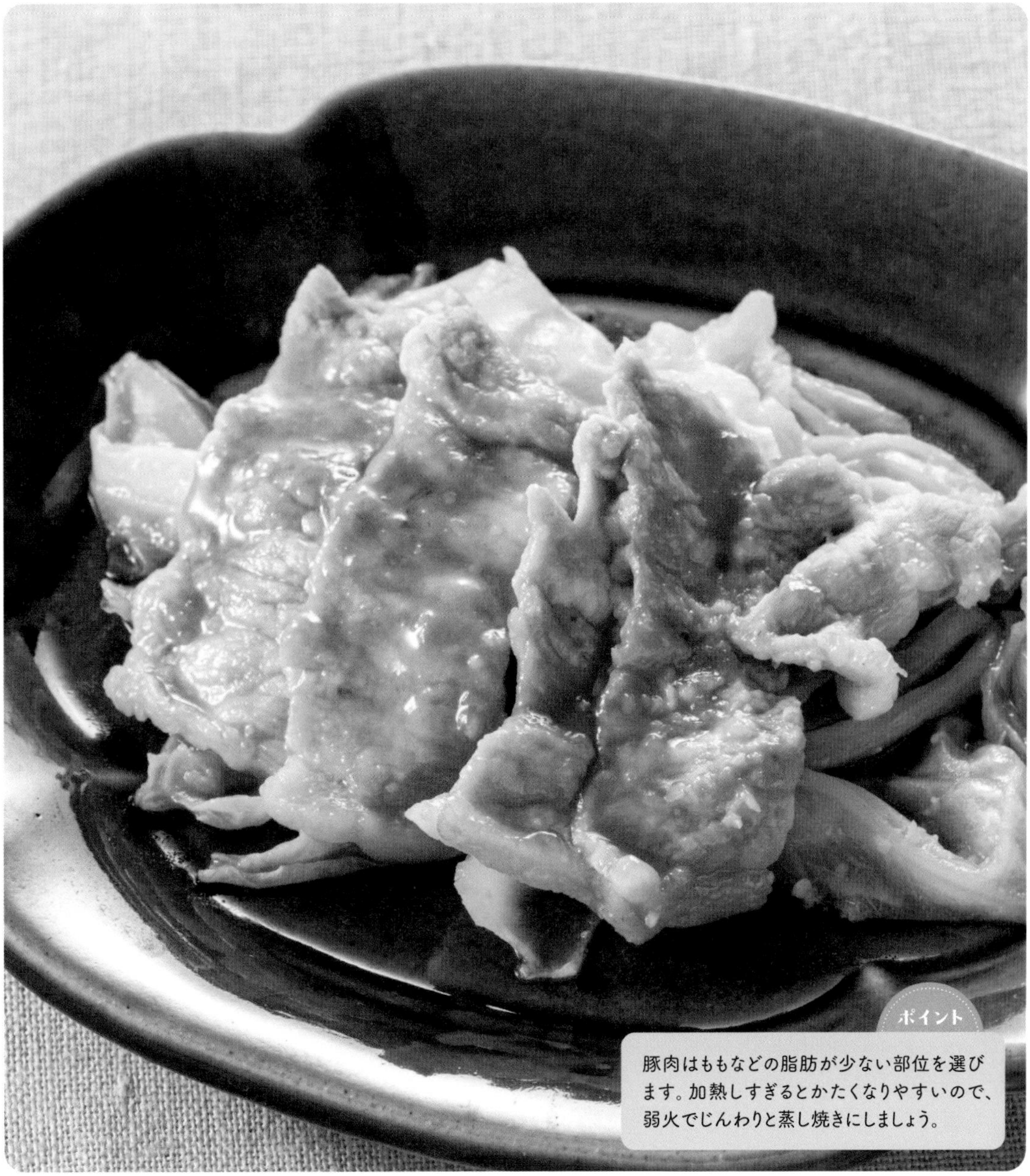

ポイント

豚肉はももなどの脂肪が少ない部位を選びます。加熱しすぎるとかたくなりやすいので、弱火でじんわりと蒸し焼きにしましょう。

みその甘辛さが豚肉とキャベツにしみわたる！

キャベツの豚みそ蒸し

便秘 下痢 貧血

58kcal	食物繊維	0.5g	塩分	0.4g

作りおきOK
冷蔵2日
冷凍2週間

材料（1人分）

豚もも薄切り肉（しゃぶしゃぶ用）……1枚（20g）
キャベツ……20g
Ⓐ 水……大さじ1
　みりん……小さじ1
　みそ……小さじ1/2

作り方

❶ キャベツは繊維を断つようにざく切りにする。
❷ フライパンに❶を敷いて豚肉を広げる。
❸ ❷に合わせたⒶを回し入れ、ふたをして弱火で5分蒸し焼きにする。

消化のよい里いもでボリュームを増やして

たらと里いもの煮つけ

便秘　下痢

83 kcal	食物繊維	0.6 g	塩分	1.0 g

作りおきOK
冷蔵 2〜3日
冷凍 2 週間

材料（1人分）

たら ……… 1/2切れ（50g）
里いも ……… 小1個（20〜30g）
酒、水 ……… 各大さじ1
Ⓐ だし汁 ……… 大さじ1
しょうゆ、砂糖 ……… 各小さじ1

作り方

1. たらはペーパータオルで水けをふく。
2. 里いもはよく洗い、皮つきのままラップで包み、電子レンジで2分加熱する。粗熱をとり、皮をむいて1cm幅の輪切りにする。
3. フライパンに❶、酒、水を入れて中火で煮立て、弱火にしてふたをし、2分蒸す。
4. ❸に❷、Ⓐを加え、3〜4分煮る。

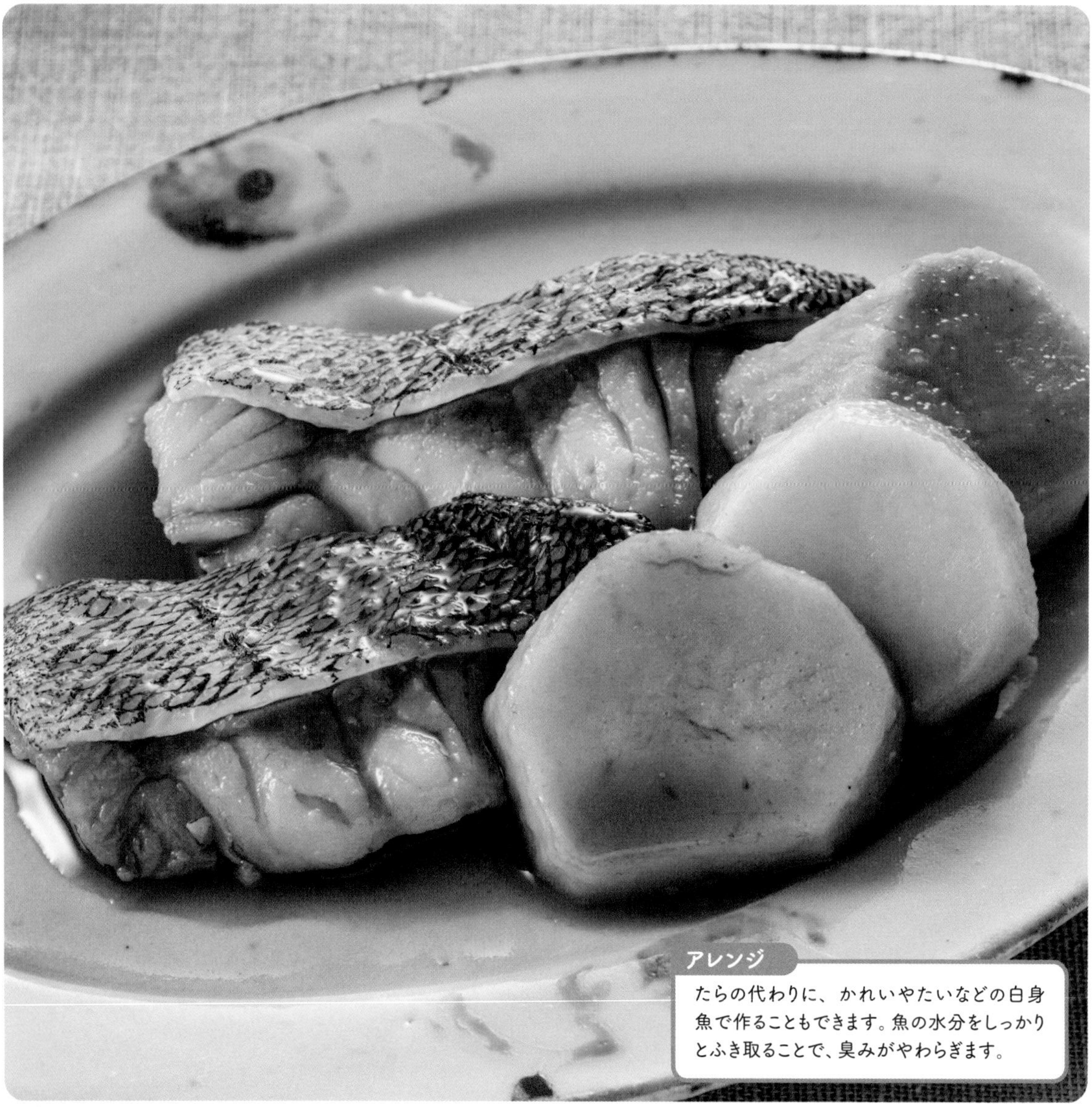

アレンジ

たらの代わりに、かれいやたいなどの白身魚で作ることもできます。魚の水分をしっかりとふき取ることで、臭みがやわらぎます。

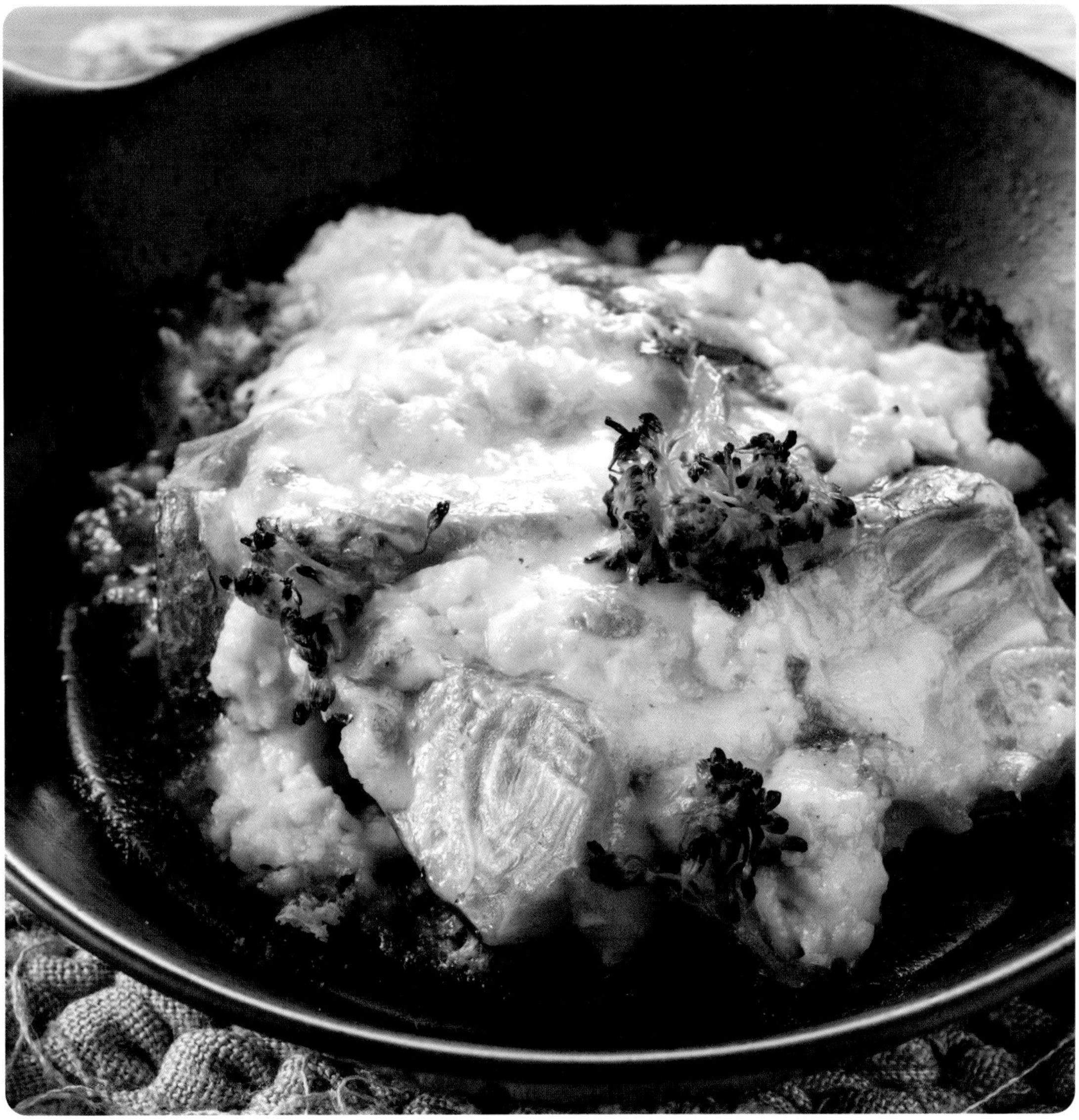

なめらかな豆腐ソースが鮭とよく合う！

鮭と豆腐の和風グラタン

下痢 食欲不振 貧血

132 kcal	食物繊維	0.8g	塩分	0.7g

アレンジ

生鮭を甘塩鮭にすると脂質を減らせます。その場合は、みそやチーズの量を減らして塩けを調整しましょう。

材料（1人分）

- 生鮭……1/2切れ（40g）
- ブロッコリー……10g
- Ⓐ 絹ごし豆腐……30g
- Ⓐ みそ……小さじ1/2
- ピザ用チーズ……10g

作り方

1. 鮭はひと口大に切り、ペーパータオルで水けをふく。ブロッコリーは熱湯でやわらかくなるまでゆで、細かく切る。
2. ボウルにⒶを入れ、泡立て器でなめらかになるまで混ぜる。
3. 耐熱容器に❶を入れ、❷を加えてピザ用チーズを散らし、オーブントースターで5分ほどこんがりと焼く。

豆腐でボリュームが増して満足感もアップ

豆腐入りとろとろオムレツ

便秘 下痢 腹部膨満感 口内炎

110 kcal	食物繊維	0.2 g	塩分	0.4 g

材料（1人分）

- 卵……1個
- Ⓐ 絹ごし豆腐……20g
- Ⓐ 砂糖……小さじ1/2
- Ⓐ しょうゆ……小さじ1/4
- サラダ油……小さじ1/3

作り方

1. ボウルに卵を割りほぐし、Ⓐを加えてよく混ぜる。
2. フライパンにサラダ油を中火で熱し、❶を流し入れて形を整えながら半熟状になるまで焼く。

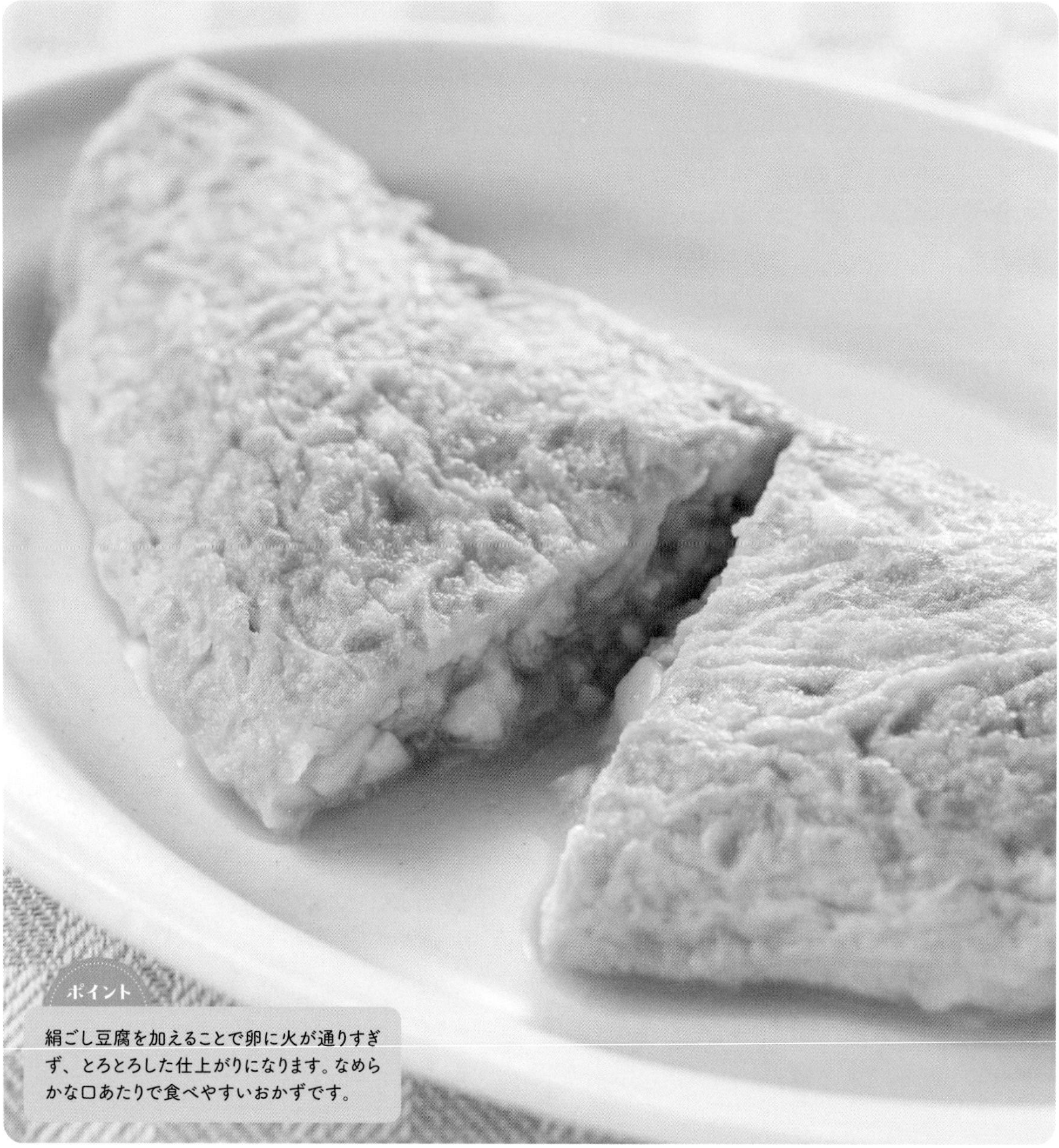

ポイント

絹ごし豆腐を加えることで卵に火が通りすぎず、とろとろした仕上がりになります。なめらかな口あたりで食べやすいおかずです。

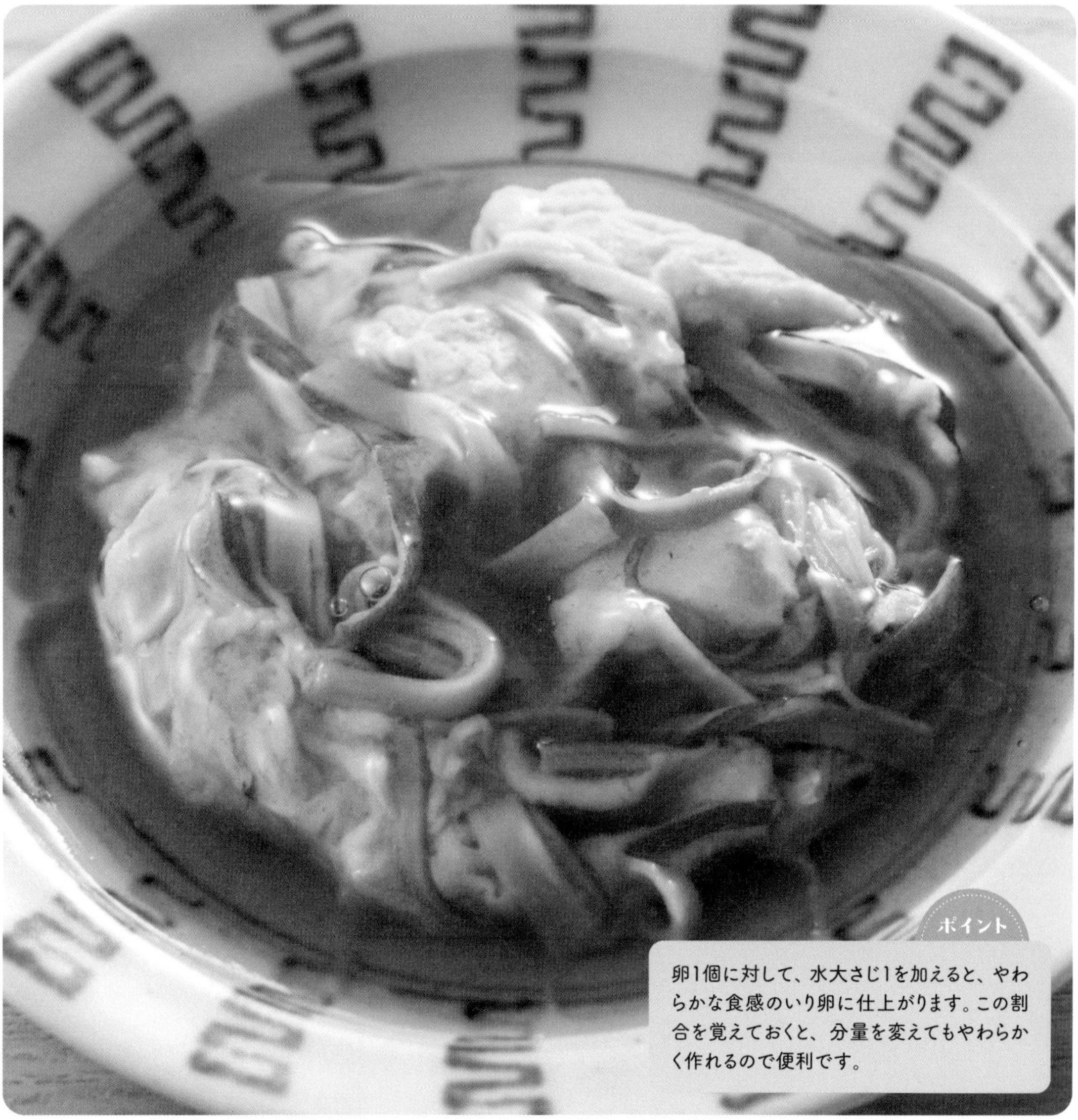

ポイント
卵1個に対して、水大さじ1を加えると、やわらかな食感のいり卵に仕上がります。この割合を覚えておくと、分量を変えてもやわらかく作れるので便利です。

フライパンひとつでさっぱり甘酢の簡単中華

とろとろかにかま甘酢あん

下痢 腹部膨満感 食欲不振 貧血

137 kcal	食物繊維	0.0 g	塩分	1.5 g

材料（1人分）

- 卵 …… 1個
- 水 …… 大さじ1
- かに風味かまぼこ …… 2本
- Ⓐ だし汁 …… 1/4カップ
- Ⓐ しょうゆ、砂糖、酢 …… 各小さじ1
- Ⓐ 片栗粉 …… 小さじ1/2
- ごま油 …… 小さじ1/2

作り方

1. ボウルに卵を割りほぐし、水を加えて混ぜる。かに風味かまぼこは手で細かく裂く。
2. フライパンにごま油を中火で熱し、❶の卵液を入れて菜箸で混ぜながら半熟状になるまで火を通し、器に盛る。
3. 同じフライパンにかに風味かまぼこ、Ⓐを入れて中火で熱し、とろみがついたら❷にかける。

腸をいたわりながら水分補給もできる1品

レンジで作るツナ入り湯豆腐

便秘 下痢 口内炎 貧血

42kcal	食物繊維	0.5g	塩分	0.5g

材料（1人分）

絹ごし豆腐……50g
ツナ缶（水煮）……15g
水……1/4カップ
ポン酢しょうゆ……小さじ1

作り方

❶ 豆腐は半分に切る。
❷ 耐熱容器に❶、ツナ缶、水を入れ、ふんわりとラップをして電子レンジで1分30秒加熱する。
❸ 器に盛り、ポン酢しょうゆを添える。

ポイント

ツナのうまみが豆腐を引き立てます。水をだし汁に変えると味わい深く。

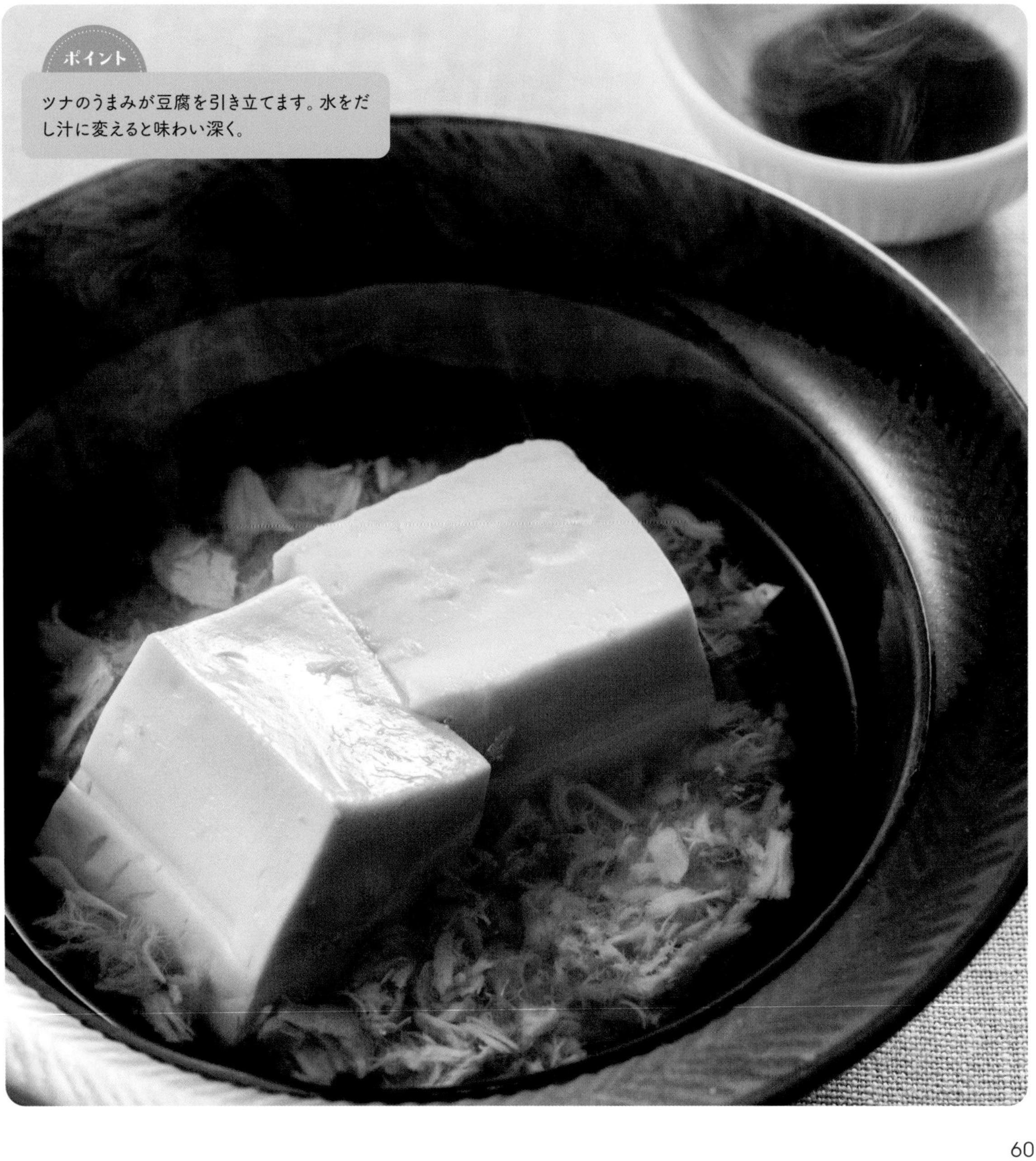

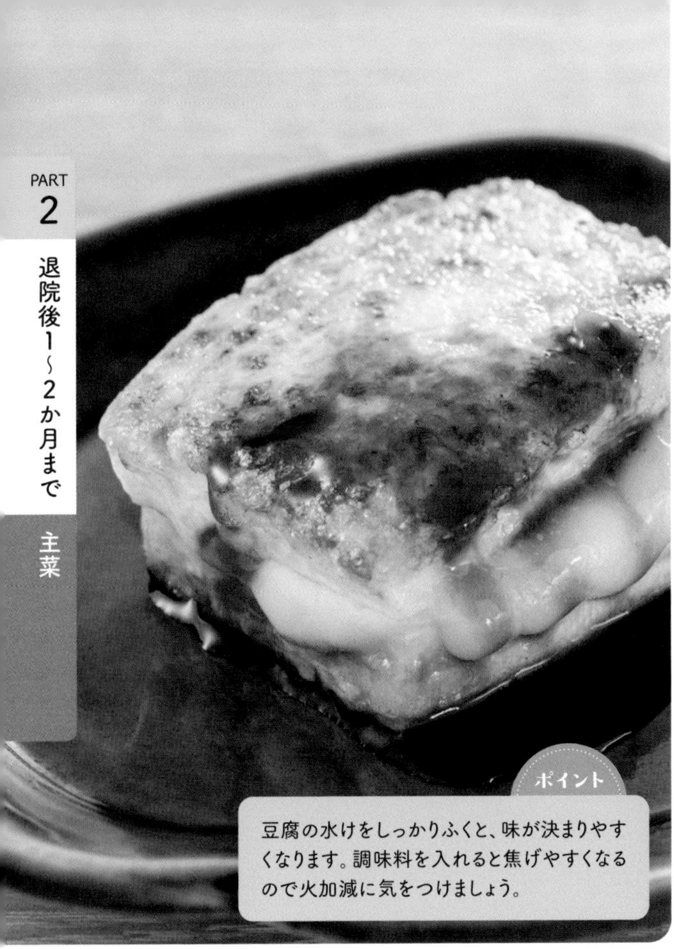

ポイント

豆腐の水けをしっかりふくと、味が決まりやすくなります。調味料を入れると焦げやすくなるので火加減に気をつけましょう。

豆腐にチーズを合わせて満足感アップ！

豆腐のチーズサンド照り焼き

便秘 下痢 貧血

99 kcal	食物繊維	0.6g	塩分	0.7g

材料（1人分）

- 木綿豆腐……50g
- 片栗粉……小さじ1/2
- スライスチーズ（とろけるタイプ）……1/2枚
- サラダ油……小さじ1/2
- Ⓐ しょうゆ、砂糖、水……各小さじ1/2

作り方

1. 豆腐は厚みを半分にし、ペーパータオルでしっかり水けをふく。豆腐の全面に片栗粉をまぶし、片方にスライスチーズをのせてはさむ。
2. フライパンにサラダ油を中火で熱し、❶を入れて両面こんがりと焼き、Ⓐを加えて照りがでるまでからめる。

弱火でじっくり蒸すとなめらかな仕上がりに

豆乳茶碗蒸し

下痢 腹部膨満感 口内炎 貧血

97 kcal	食物繊維	1.0g	塩分	0.7g

材料（1人分）

- 溶き卵……1/2個分
- Ⓐ 無調整豆乳……1/2カップ
- 　 塩、しょうゆ……各少々
- 鶏むねひき肉……20g
- 小松菜（または好みの青菜）……5g

作り方

1. ボウルに溶き卵、Ⓐを入れてよく混ぜ、ザルでこす。
2. 小松菜はみじん切りにする。耐熱容器にひき肉とともに入れ、❶を流し入れる。
3. 小鍋に深さ2cmほどの水を入れ、❷をおいて中火で煮立て、弱火にして鍋にペーパータオルをかぶせ、ふたをして表面がかたまるまで12〜13分蒸す。

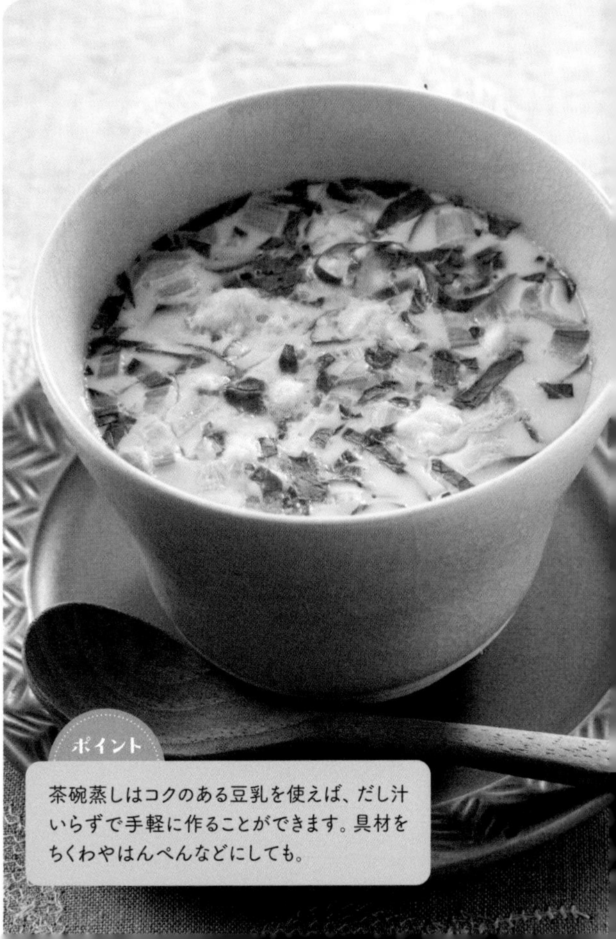

ポイント

茶碗蒸しはコクのある豆乳を使えば、だし汁いらずで手軽に作ることができます。具材をちくわやはんぺんなどにしても。

だしに浸したトマトはうまみたっぷり

トマトとちくわのお浸し

便秘 下痢 腹部膨満感

16 kcal	食物繊維	0.2 g	塩分	0.4 g

材料（1人分）

トマト……20g
ちくわ……10g
Ⓐ だし汁……小さじ1
　しょうゆ……少々
かつお節……少々

作り方

❶ トマトは皮と種を除いてくし形切りに、ちくわは5mm幅の輪切りにする。

❷ ボウルにⒶを混ぜ、❶を加えて混ぜ合わせ、器に盛ってかつお節を散らす。

副菜

腸の状態が安定していない時期は、野菜の選び方や量に気をつける必要があります。消化管への負担が少ない水溶性食物繊維を含むものを少しずつ取り入れてみましょう。

アレンジ

ちくわの代わりに、はんぺんやさつま揚げにするのもおすすめです。トマトと魚肉練り製品のうまみで薄味でもおいしい。

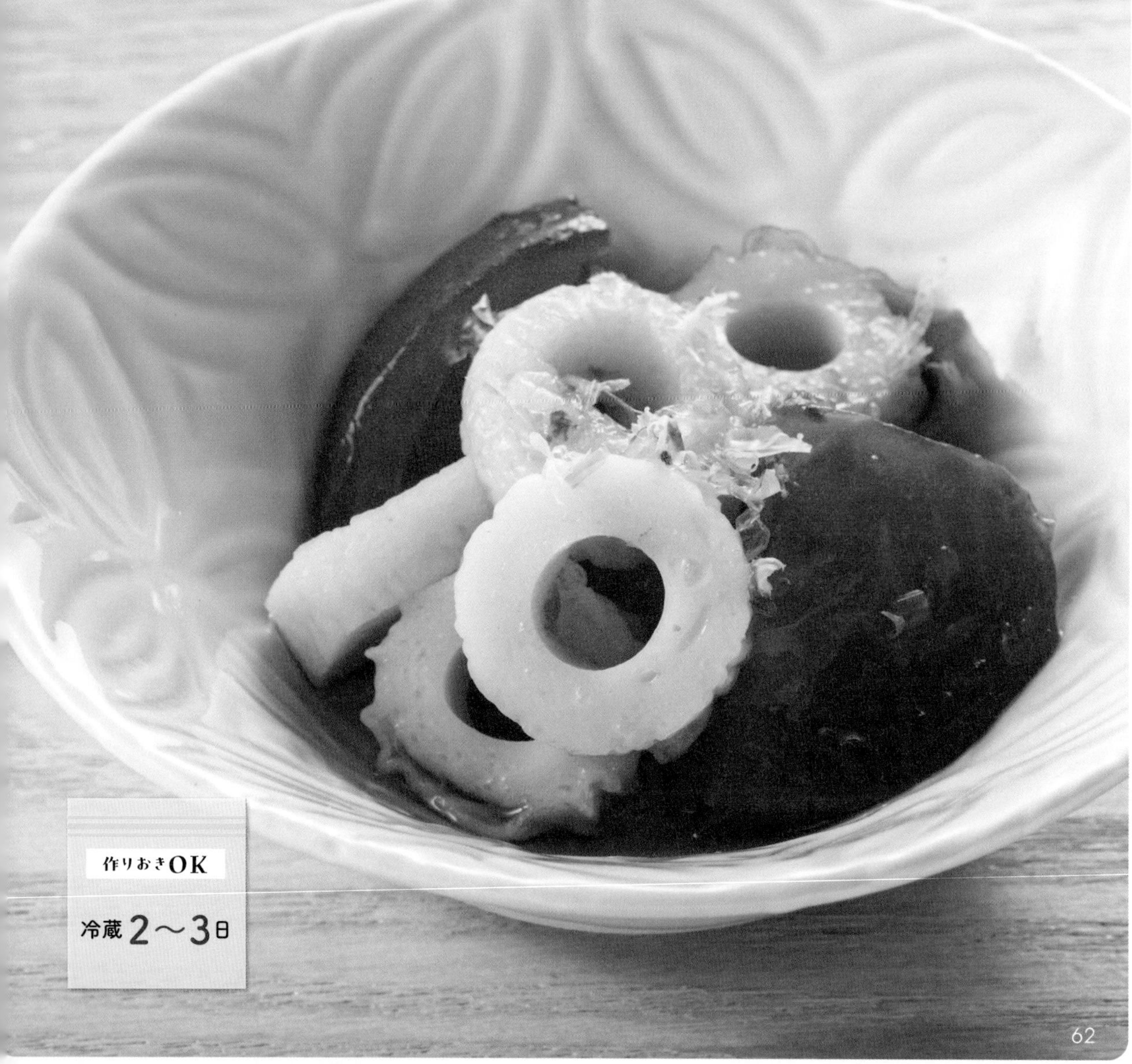

作りおきOK
冷蔵 2〜3日

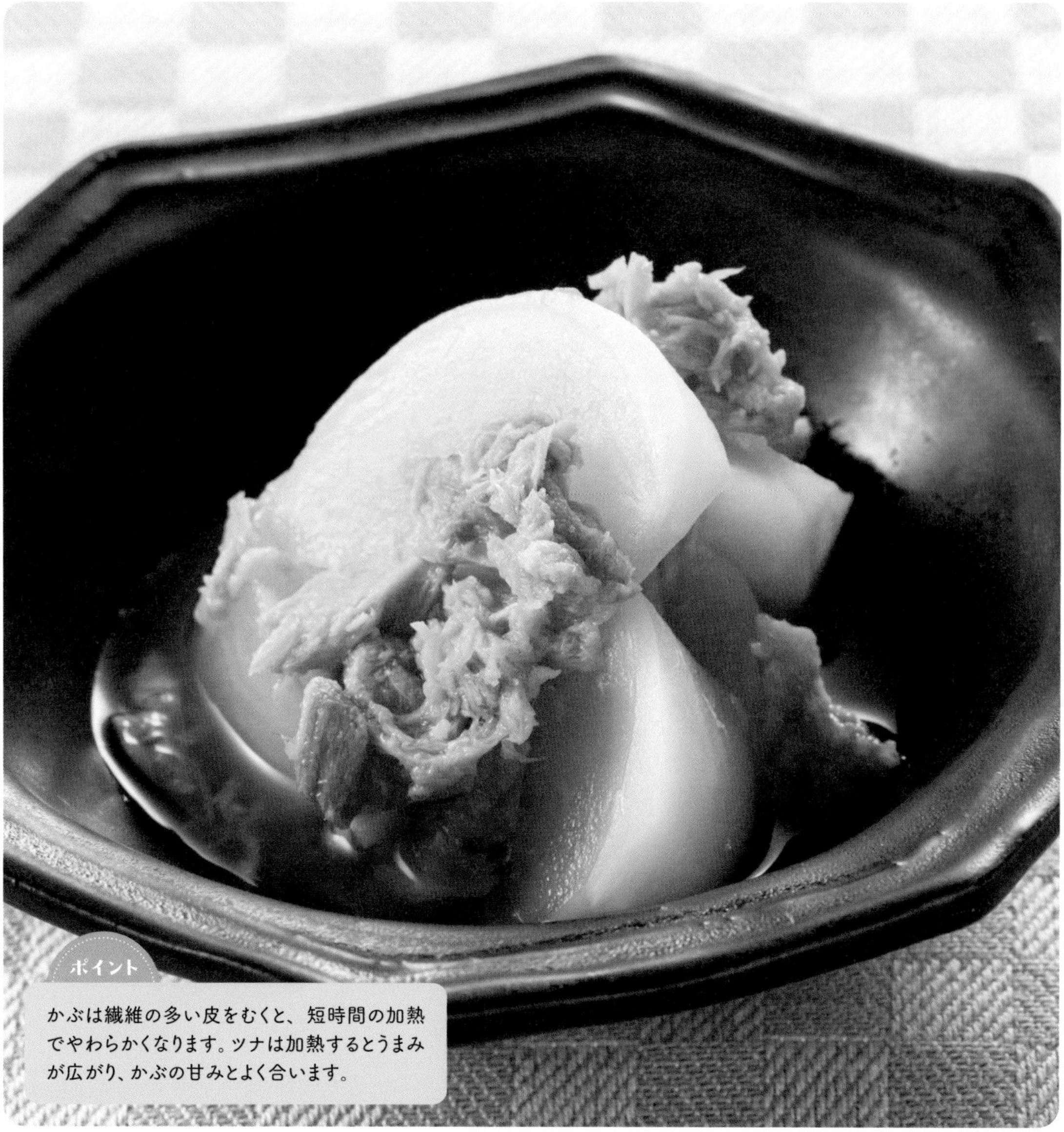

ポイント

かぶは繊維の多い皮をむくと、短時間の加熱でやわらかくなります。ツナは加熱するとうまみが広がり、かぶの甘みとよく合います。

ツナは油漬けよりも水煮のほうが消化にやさしい

かぶとツナのレンジ煮

便秘 下痢 貧血

14 kcal	食物繊維	0.4 g	塩分	0.3 g

作りおきOK
冷蔵 2～3日

材料（1人分）

かぶ……30g
ツナ缶（水煮）……10g
Ⓐ 水……大さじ1
　 しょうゆ……小さじ1/3

作り方

1. かぶは皮をむいてくし形切りにする。
2. 耐熱容器に1、缶汁をきったツナ缶、Ⓐを入れてふんわりとラップをし、電子レンジで2分加熱する。

とろ〜り半熟卵ときゅうりの食感の違いが楽しい

きゅうりと半熟卵のサラダ

便秘　腹部膨満感

108 kcal	食物繊維	0.2 g	塩分	0.3 g

作りおきOK

冷蔵 2 日

材料（1人分）

きゅうり……15g
卵……1個
マヨネーズ……小さじ1

作り方

❶ きゅうりは皮と種を除き、5mm幅の斜め切りにして熱湯で10秒ほどゆで、水けをきる。

❷ 同じ鍋に冷蔵庫から出したばかりの冷たい卵を入れ、6分ゆでて半熟のゆで卵にし、粗熱がとれたら殻をむいて食べやすく切る。

❸ ボウルに❶、マヨネーズを入れて混ぜ、❷を加えてあえる。

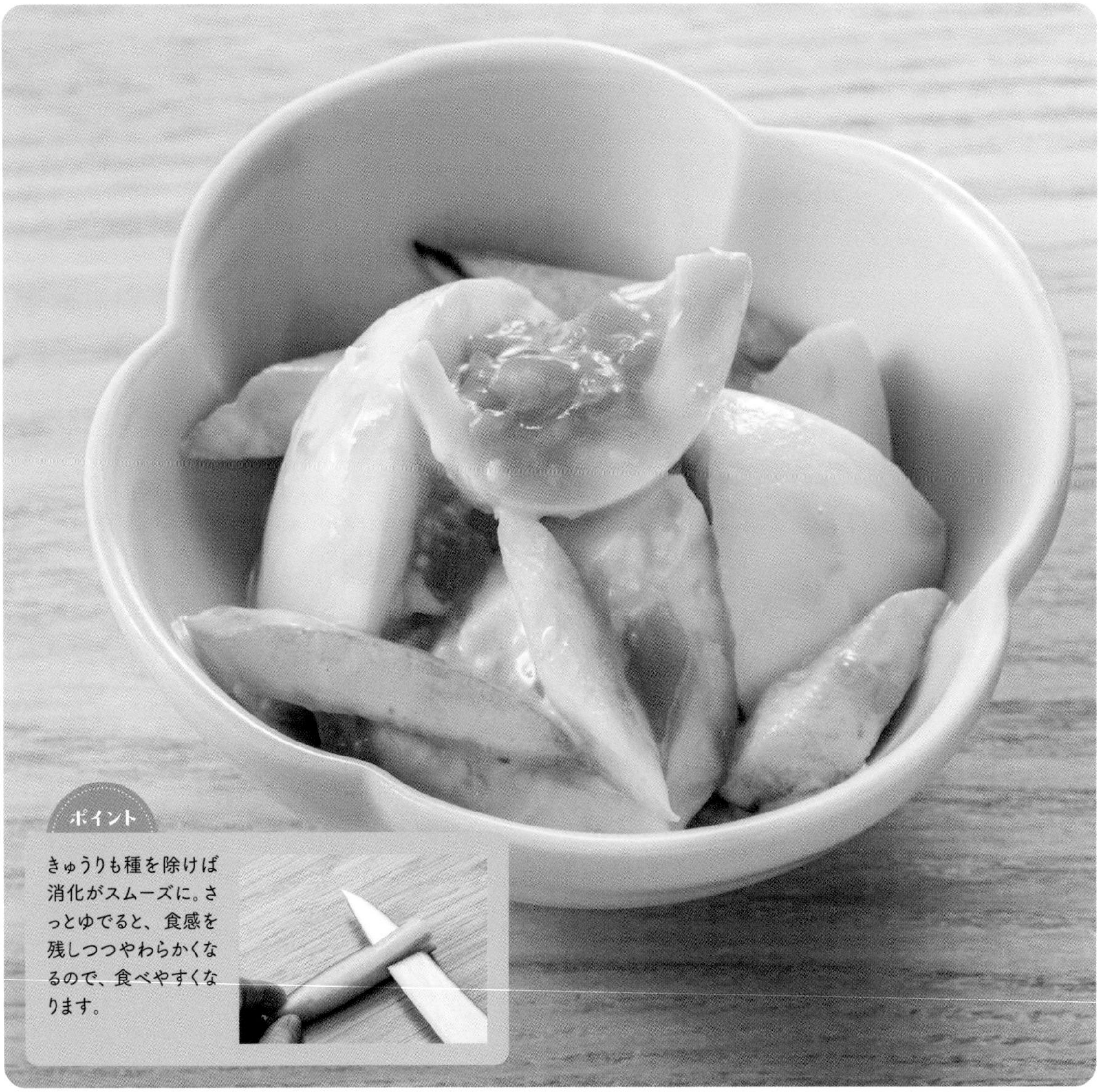

ポイント

きゅうりも種を除けば消化がスムーズに。さっとゆでると、食感を残しつつやわらかくなるので、食べやすくなります。

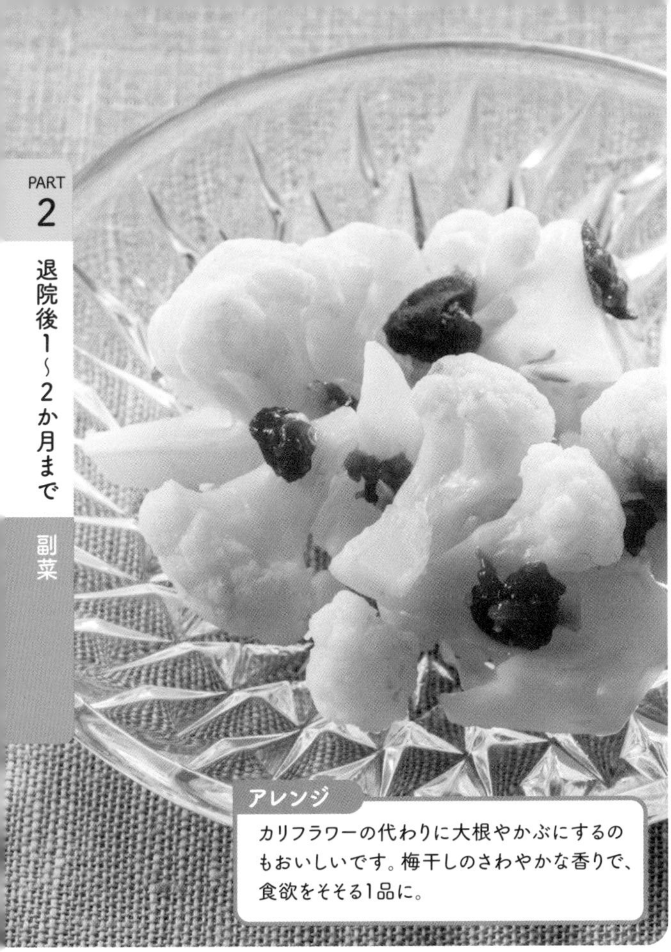

アレンジ

カリフラワーの代わりに大根やかぶにするのもおいしいです。梅干しのさわやかな香りで、食欲をそそる1品に。

やわらかくゆでると口の中で
ほろっと崩れて食べやすい

カリフラワーの梅あえ

便秘 下痢 におい 味覚・嗅覚

11 kcal	食物繊維	1.0g	塩分	0.2g

材料（1人分）

カリフラワー …… 30g
梅干し（種を除いてたたく） …… 3g

作り方

1. カリフラワーは小房に分けて熱湯でやわらかくなるまでゆで、水けをきる。
2. ボウルに1、梅干しを入れてあえる。

作りおきOK
冷蔵 2～3日
冷凍 2 週間

じゃがいもに含まれるビタミンCは
ゆでても壊れにくい

チーズこふきいも

便秘 下痢

25 kcal	食物繊維	0.9g	塩分	0.0g

材料（1人分）

じゃがいも …… 30g
粉チーズ …… 小さじ1/2

作り方

1. じゃがいもは皮をむいて2cm角に切って熱湯でやわらかくなるまでゆで、水けをきる。
2. ボウルに1、粉チーズを入れてあえる。

ポイント

味つけは粉チーズだけで簡単に作れるので、1品追加したいときにおすすめです。濃厚なチーズの風味がアクセントになり、減塩にもつながります。

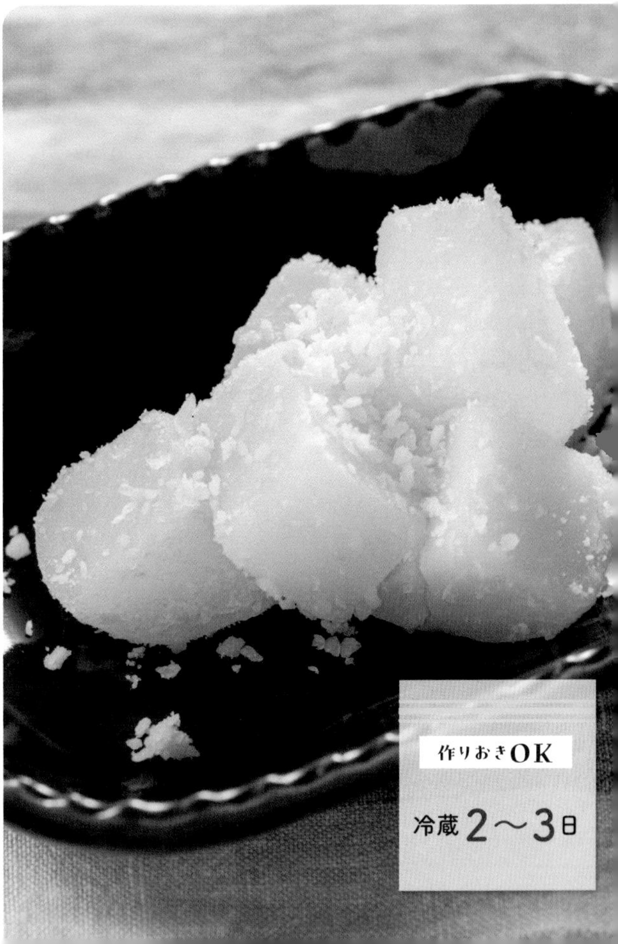

作りおきOK
冷蔵 2～3日

たんぱく質が多めのブロッコリーを活用

ブロッコリーとしらすのくたくた煮

便秘 下痢 腹部膨満感

17 kcal	食物繊維	1.0g	塩分	0.4g

作りおきOK
冷蔵 2〜3日
冷凍 2 週間

材料（1人分）

ブロッコリー …… 20g
しらす干し …… 5g
だし汁 …… 大さじ2

作り方

1. 耐熱容器にすべての材料を入れてふんわりとラップをし、電子レンジで1分30秒ほど加熱する。
2. 冷めるまでそのままおき、味をなじませる。

ポイント

加熱後そのまま冷ますことで、ブロッコリーにしらすやだしのうまみがしみ込みます。くったりとしたブロッコリーは食べやすく、消化を助けます。

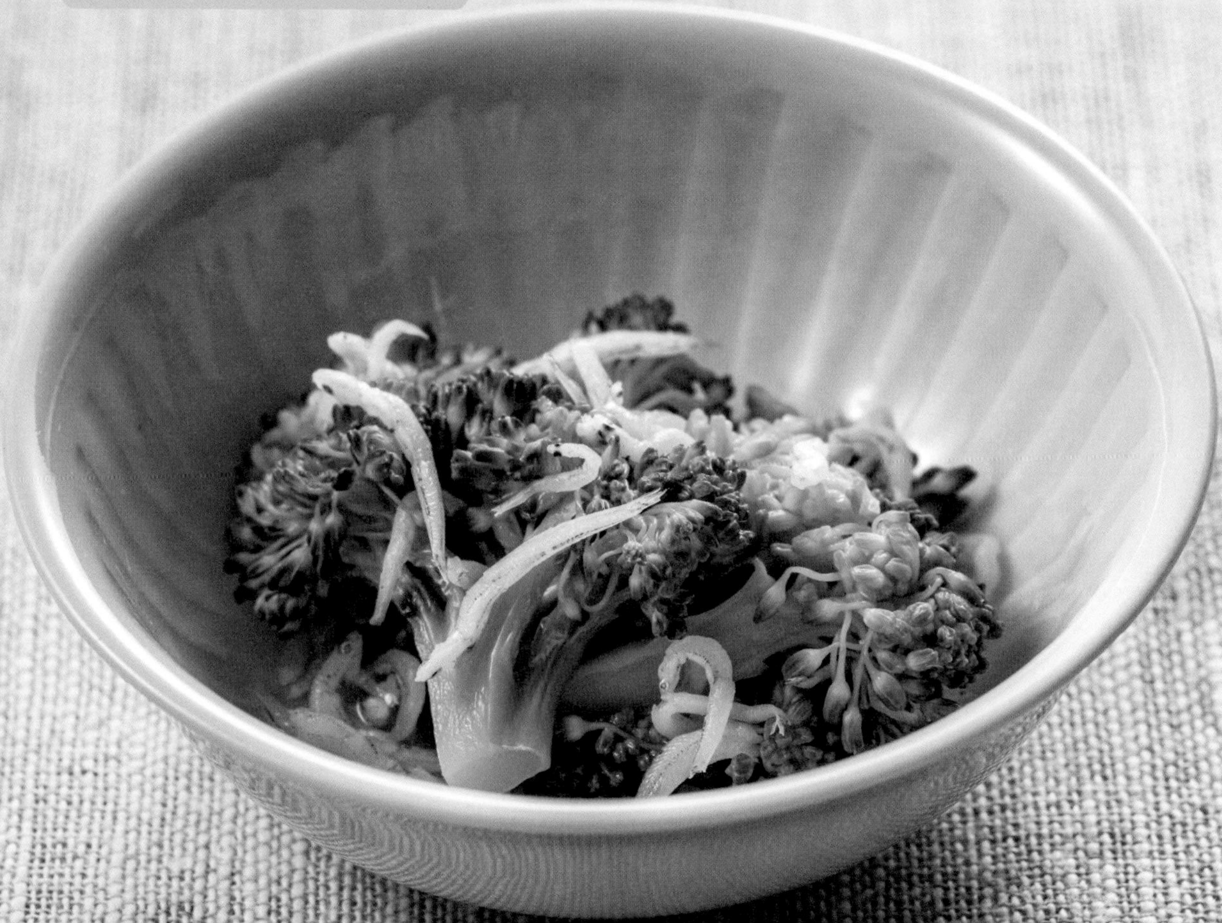

いも類の中でも消化のよい長いもを
レンジで簡単調理

ほくほく長いものチーズ蒸し

便秘 下痢 口内炎

35 kcal	食物繊維	0.3 g	塩分	0.1 g

材料（1人分）

長いも……30g
スライスチーズ……1/4枚

作り方

❶ 長いもは皮をむいて5mm幅の輪切りにし、耐熱容器に並べる。ふんわりとラップをして電子レンジで2分加熱する。
❷ ❶が熱いうちに、スライスチーズをのせる。

アレンジ
スライスチーズの代わりに、みそや梅肉を塗ってアレンジしても。淡白な味わいの長いもは和・洋・中のどんな味つけにも合います。

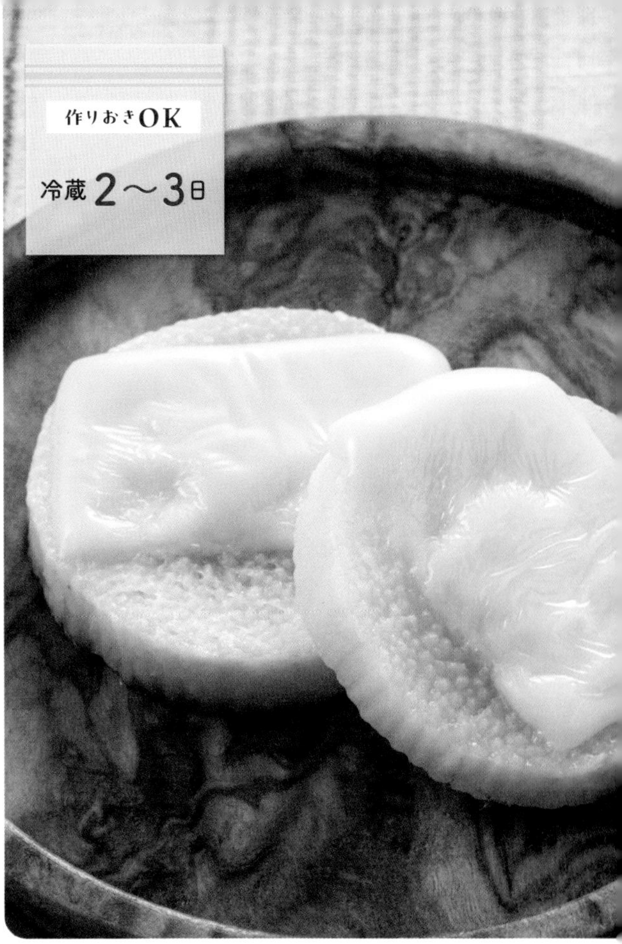

作りおきOK
冷蔵 2〜3日

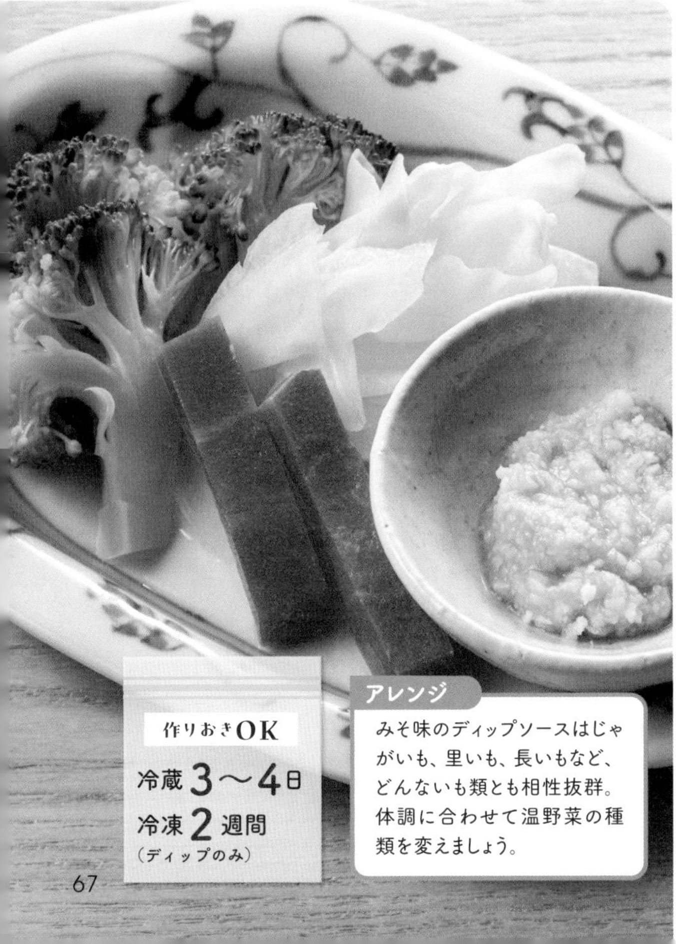

作りおきOK
冷蔵 3〜4日
冷凍 2 週間
（ディップのみ）

アレンジ
みそ味のディップソースはじゃがいも、里いも、長いもなど、どんないも類とも相性抜群。体調に合わせて温野菜の種類を変えましょう。

濃厚なディップで味にメリハリをつけて

温野菜のみそチーズディップ

便秘 下痢 食欲不振

26 kcal	食物繊維	0.5 g	塩分	0.4 g

材料（1人分）

キャベツ、ブロッコリー……各10g
にんじん……5g
水……大さじ1
Ⓐ 粉チーズ……小さじ1
　みそ、水……各小さじ1/2
　砂糖……小さじ1/4

作り方

❶ キャベツは繊維を断つようにざく切り、ブロッコリーは小房に分ける。にんじんは皮をむいて拍子木切りにする。
❷ 耐熱容器に❶を並べ、水を加えてふんわりとラップをし、電子レンジで1分加熱する。
❸ 器に❷を盛り、混ぜ合わせたⒶを添える。

トマトケチャップで味つけ簡単

マカロニのミネストローネ風

便秘 下痢 腹部膨満感 味覚・嗅覚

82 kcal	食物繊維	0.9 g	塩分	0.6 g

材料(1人分)

マカロニ(サラダ用・ゆで時間8分のもの)……20g
鶏ささみ……15g
玉ねぎ……10g
オリーブ油……小さじ1/2
トマトケチャップ……小さじ2
水……1カップ
しょうゆ……小さじ1/4

作り方

❶ マカロニは熱湯で表示時間よりも長く、やわらかくなるまでゆでる。

❷ ささみはすじを除いてそぎ切りにする。玉ねぎは繊維を断つように1cm角に切る。

❸ 鍋にオリーブ油を弱火で熱し、❷を入れて炒め、玉ねぎがしんなりとしたらトマトケチャップを加えて甘みがでるまでじっくり2分ほど炒める。

❹ ❶、水を加えて中火にし、ひと煮立ちしたらしょうゆで味を調える。

汁もの

水分、塩分がとれるスープやみそ汁は、手術後の貴重な栄養源。腸の具合がよくないときや食欲がわかないときにも食べやすいので、なるべく毎食とるようにしましょう。

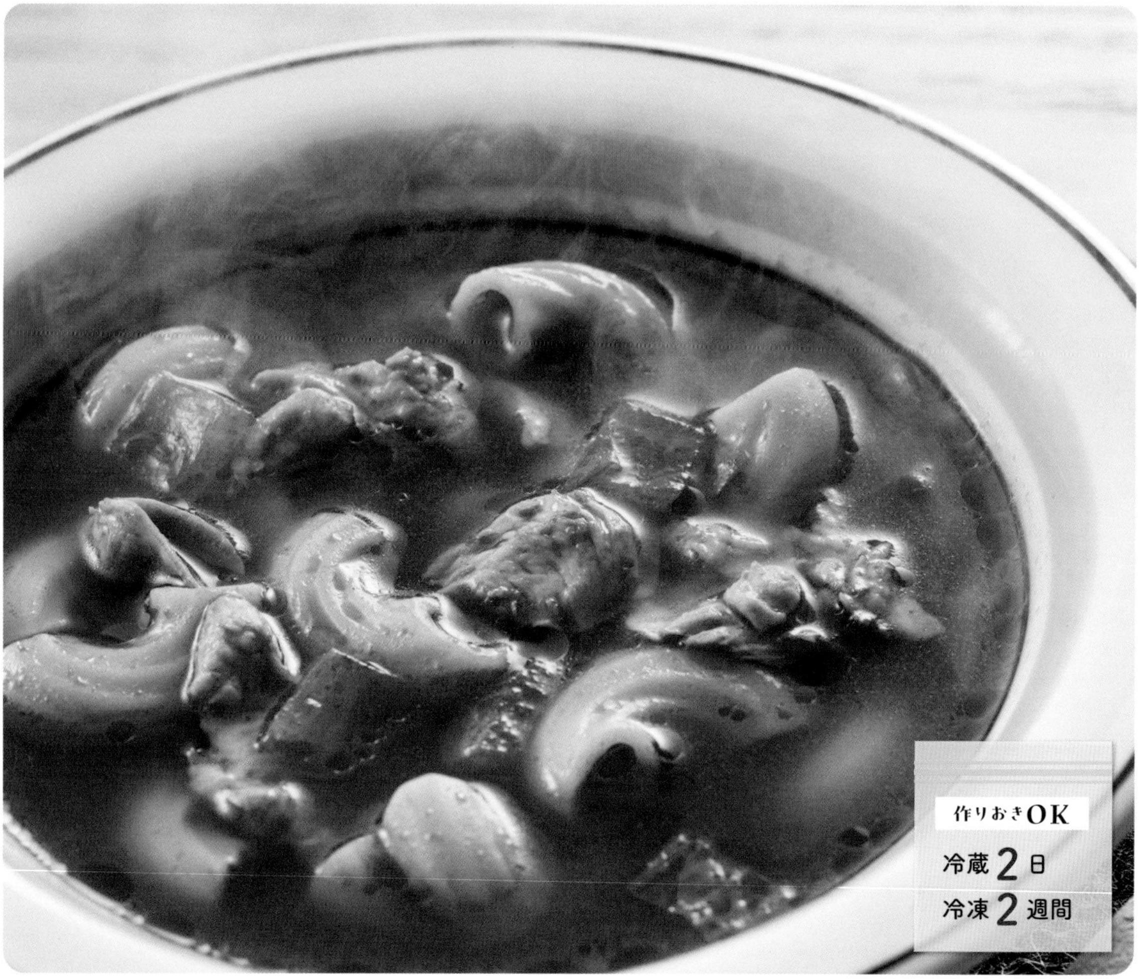

作りおきOK
冷蔵2日
冷凍2週間

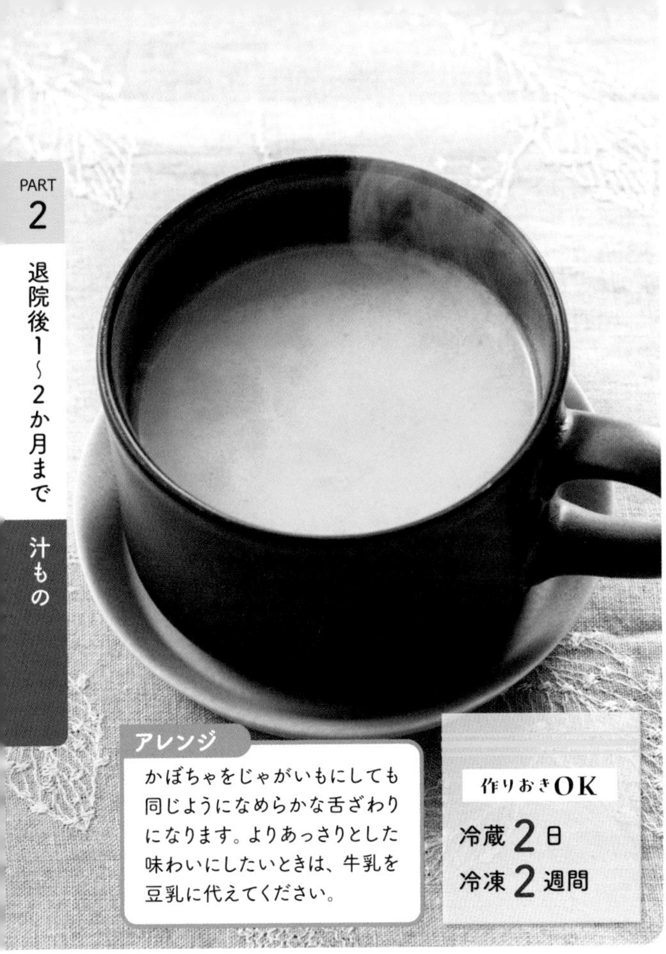

β-カロテンが豊富なかぼちゃで栄養補給

かぼちゃのつぶしポタージュ

便秘　下痢　腹部膨満感　吐き気

129 kcal	食物繊維	1.4 g	塩分	1.0 g

材料(1人分)

かぼちゃ……40g
水、牛乳……各1/2カップ
バター……5g
塩……少々

作り方

❶ かぼちゃは皮と種、わたを除いて繊維を断つように薄切りにする。

❷ 小鍋を中火で熱し、バターを溶かして❶を入れ、1分炒める。水を加えてふたをし、かぼちゃがやわらかくなるまで煮る。

❸ ❷のかぼちゃをつぶして牛乳を加え、温まったら塩を加えて混ぜ合わせる。

アレンジ

かぼちゃをじゃがいもにしても同じようになめらかな舌ざわりになります。よりあっさりとした味わいにしたいときは、牛乳を豆乳に代えてください。

作りおきOK

冷蔵 2日
冷凍 2週間

食パンで作るクルトンがやわらか

オニオンスープのクルトンのせ

便秘　下痢　腹部膨満感　食欲不振

41 kcal	食物繊維	0.8 g	塩分	1.1 g

材料(1人分)

玉ねぎ……40g
Ⓐ だし汁……3/4カップ
　しょうゆ……小さじ1
　みりん……小さじ1/2
食パン(6枚切り／耳を落として角切りにする)……5g

作り方

❶ 玉ねぎは繊維を断つように薄切りにして耐熱容器に広げ、ふんわりとラップをして電子レンジで1分加熱する。

❷ 小鍋に❶、Ⓐを入れて中火で熱し、ふたをして玉ねぎがやわらかくなるまで3分煮る。

❸ ❷にオーブントースターでこんがりと焼いた食パンを散らす。

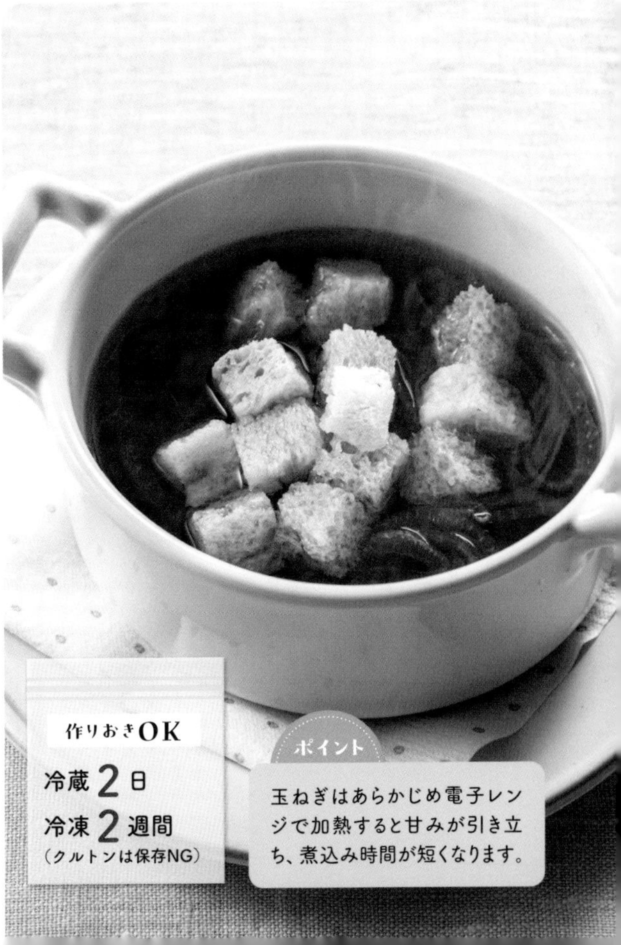

作りおきOK

冷蔵 2日
冷凍 2週間
(クルトンは保存NG)

ポイント

玉ねぎはあらかじめ電子レンジで加熱すると甘みが引き立ち、煮込み時間が短くなります。

豆腐を入れてたんぱく質を追加

ほうれん草と豆腐のすまし汁

下痢 腹部膨満感 吐き気

33kcal	食物繊維	0.5g	塩分	1.3g

材料（1人分）

絹ごし豆腐……30g
ほうれん草……5g
Ⓐ だし汁……3/4カップ
しょうゆ……小さじ1
みりん……小さじ1/2
塩……少々

作り方

❶ 豆腐は1cm角に切る。ほうれん草は熱湯でやわらかくなるまでゆで、1cm幅に切る。

❷ 小鍋に❶、Ⓐを入れて中火で熱し、ふたをして2〜3分煮る。

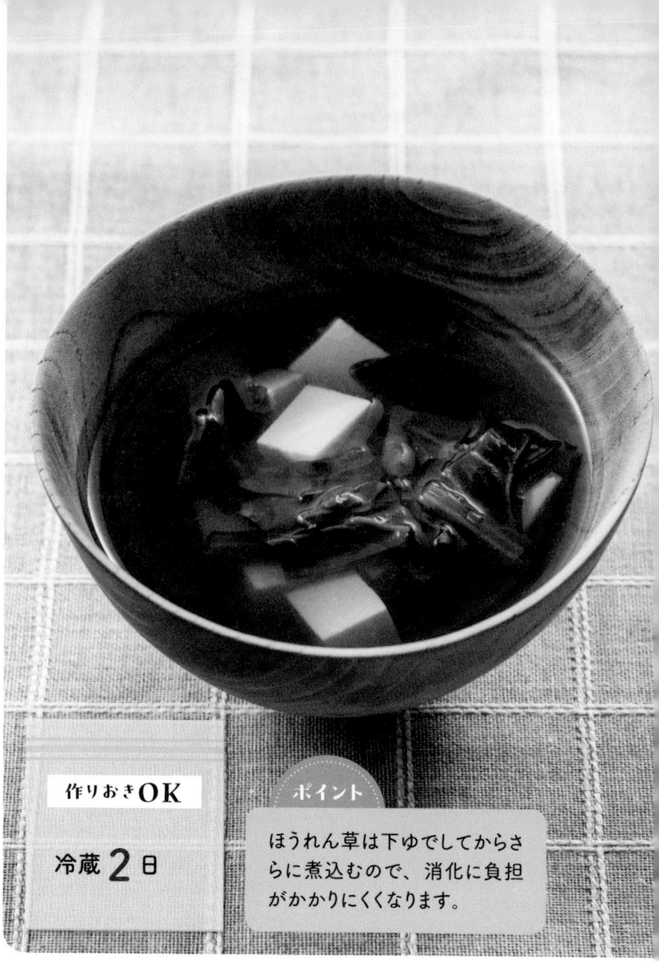

作りおきOK
冷蔵2日

ポイント
ほうれん草は下ゆでしてからさらに煮込むので、消化に負担がかかりにくくなります。

みそ汁に入れて、魚を食べやすく

たらとかぶのみそ汁

下痢 腹部膨満感

46kcal	食物繊維	0.6g	塩分	1.0g

材料（1人分）

たら……1/2切れ（40g）
かぶ……20g
だし汁……3/4カップ
みそ……小さじ1

作り方

❶ たらはひと口大に切り、ペーパータオルで水けをよくふく。かぶは皮をむいてくし形切りにする。

❷ 鍋にかぶ、だし汁を入れてふたをし、中火でやわらかくなるまで煮る。

❸ ❷を煮立て、たらを加えて弱火にし、火が通ったらみそを溶き入れる。

作りおきOK
冷蔵2日

ポイント
だし汁を煮立ててからたらを入れると、臭みが抑えられます。加熱しすぎると、身崩れしやすくなるため注意しましょう。

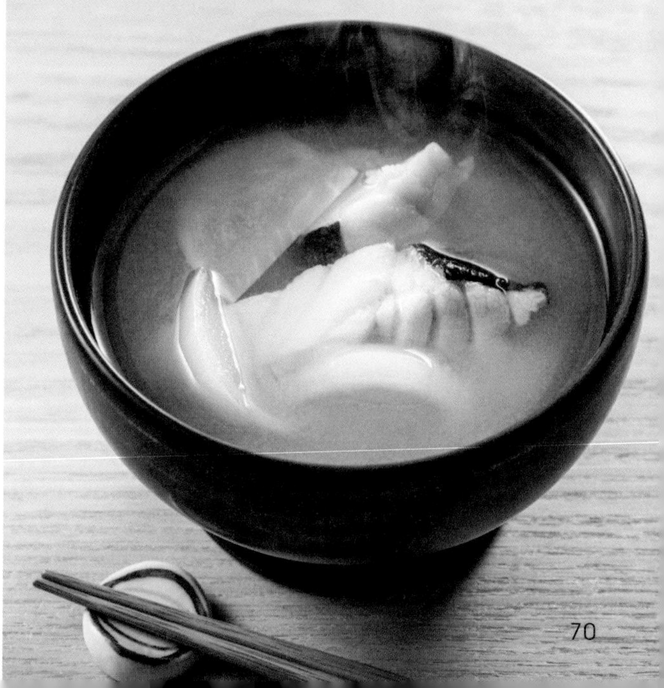

間食

1回に多くを食べられない時期は、間食で補います。ビタミンもとれる果物がおすすめ。

やさしい甘みの甘酒をヨーグルトでさっぱりと

ホット甘酒ヨーグルト

便秘 におい

96 kcal	食物繊維	0.4 g	塩分	0.2 g

材料（1人分）

甘酒（ストレート）…………………………… 1/2カップ
プレーンヨーグルト ………………………… 大さじ2

作り方

❶ 耐熱容器にすべての材料を入れて混ぜ、ふんわりとラップをして電子レンジで1分30秒加熱する。

ポイント

甘酒は米麹や酒かすから作られています。酒かすが原料の甘酒はアルコールが含まれているため、気になる人は米麹のものを使って。

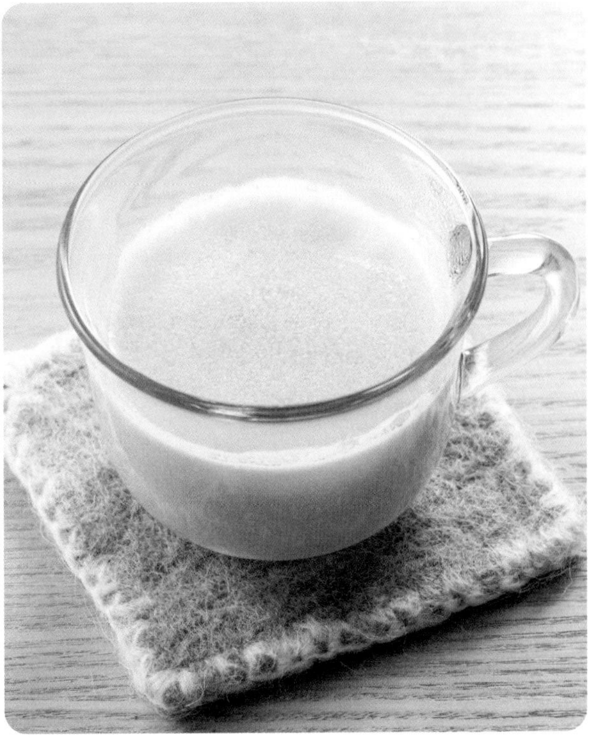

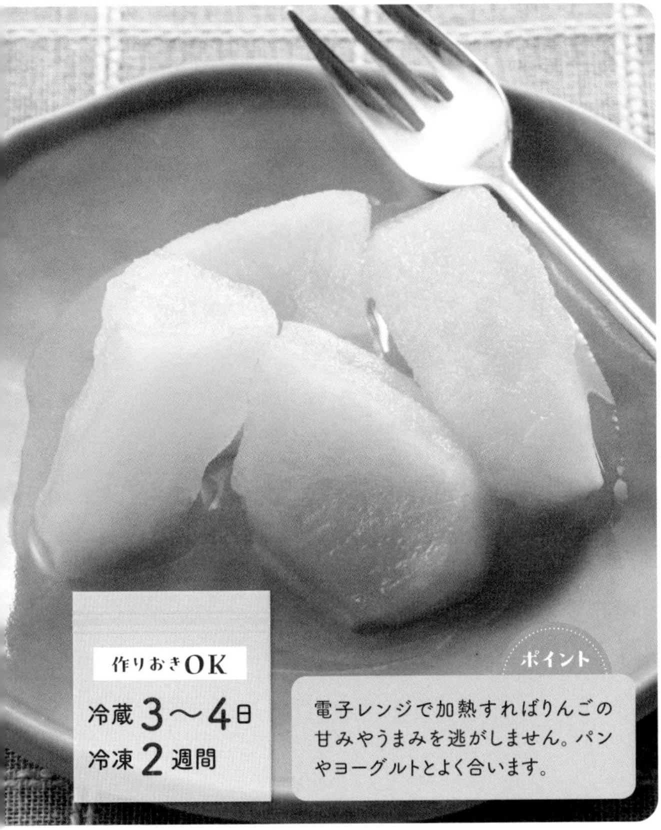

噛むほどに甘みが広がる

角切りりんごのコンポート

便秘 下痢 腹部膨満感 口内炎

50 kcal	食物繊維	0.7 g	塩分	0.0 g

材料（1人分）

りんご …………………………………………… 1/4個（50g）
砂糖 ………………………………………………… 小さじ2

作り方

❶ りんごは皮をむき、4等分に切る。

❷ 耐熱容器に❶を入れ、砂糖を加えてまぶし、ふんわりとラップをして電子レンジで1分30秒加熱する。

作りおきOK
冷蔵 3～4日
冷凍 2 週間

ポイント

電子レンジで加熱すればりんごの甘みやうまみを逃がしません。パンやヨーグルトとよく合います。

便秘

▶ 詳しい症状の説明は14ページ

手術後は腸の状態が安定しないので、食物繊維のとりすぎに注意。
便の動きをなめらかにする水溶性食物繊維を、毎日の食事に少しプラスしてみてください。

いろいろな野菜で彩りよく食物繊維を摂取

肉野菜の炒め蒸し

63 kcal	食物繊維	0.7 g	塩分	0.8 g

材料（1人分）

豚もも薄切り肉、キャベツ …… 各20g
もやし …… 10g
にんじん、ピーマン …… 各5g
ごま油 …… 小さじ1/2
塩 …… 小さじ1/6

作り方

❶ キャベツは繊維を断つようにざく切り、にんじんは皮をむいて薄切りにする。ピーマンはヘタと種を除いて繊維を断つように5mm幅に切る。もやしはひげ根を除く。

❷ 豚肉は細切りにする。フライパンにごま油を中火で熱し、豚肉を炒める。

❸ ❷に❶をのせて塩をふり、ふたをして弱火にし、3分加熱する。

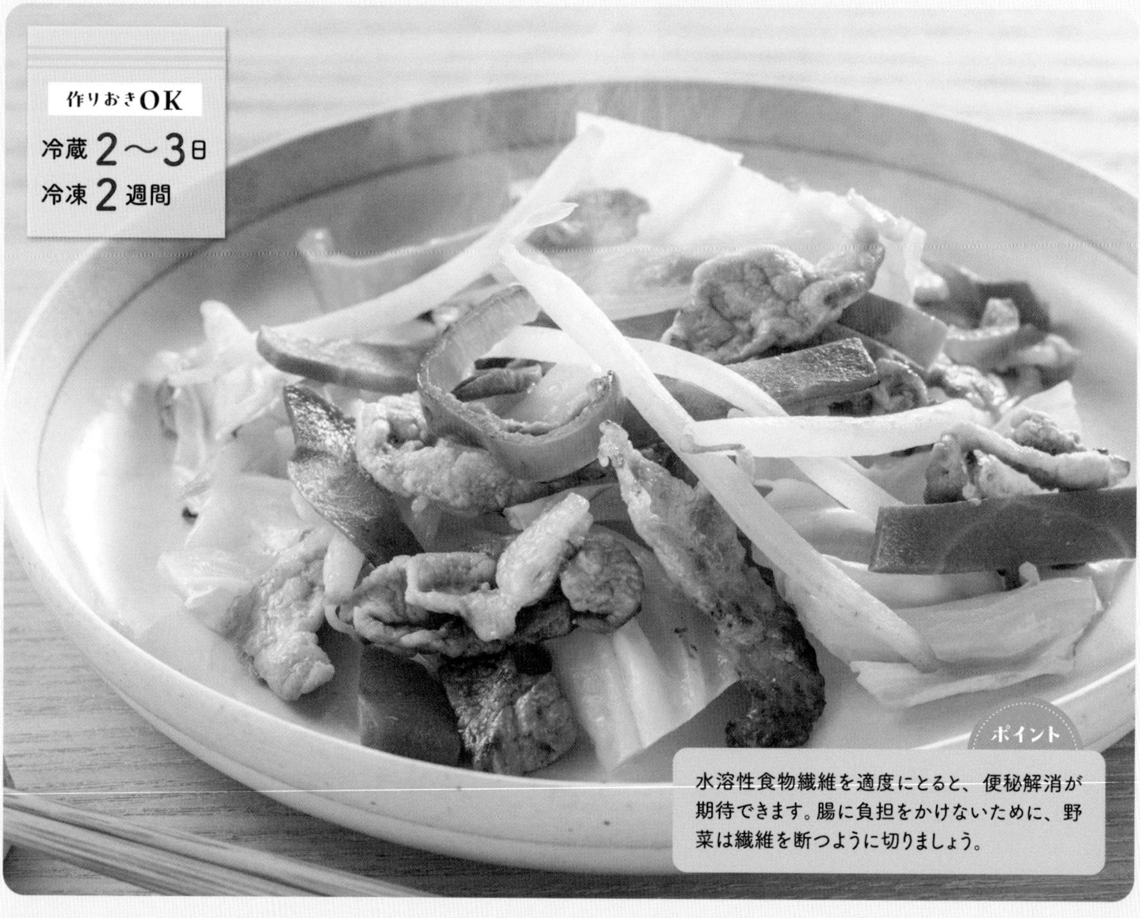

作りおきOK
冷蔵 2～3日
冷凍 2 週間

ポイント
水溶性食物繊維を適度にとると、便秘解消が期待できます。腸に負担をかけないために、野菜は繊維を断つように切りましょう。

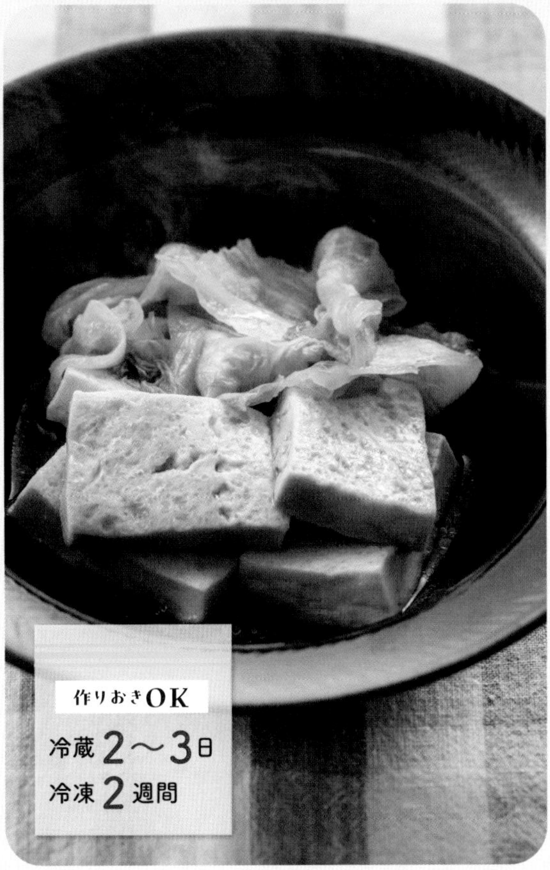

オイスターソースを効かせた中華風の味わい

レタスと豆腐の炒め煮

62 kcal	食物繊維	0.8 g	塩分	0.4 g

材料（1人分）

木綿豆腐 …… 50g
レタス …… 20g
ごま油 …… 小さじ1/2
A 水 …… 大さじ1
オイスターソース …… 小さじ1/2

作り方

1. 豆腐は1cm幅に切り、レタスは手でちぎる。
2. フライパンにごま油を中火で熱し、1の豆腐を両面を焼いて水けを少しとばす。
3. 2にレタスを加えてさっと炒め、Aを加えてふたをし、弱火にして2分煮込む。

ポイント

レタスは生で食べるよりも加熱すると腸への負担が少なくなります。適度に炒め油を使って、便通をスムーズに。

しめじは少量使って腸の動きをよく

白菜とざく切りしめじのみそ煮込みうどん

174 kcal	食物繊維	3.1 g	塩分	2.2 g

材料（1人分）

ゆでうどん …… 150g
白菜 …… 20g
しめじ …… 10g
だし汁 …… 1と1/4カップ
みそ …… 小さじ2

作り方

1. 白菜は繊維を断つようにざく切りにし、しめじは石づきを落として1cm幅のざく切りにする。
2. 鍋にすべての材料を入れて中火で熱し、野菜がやわらかくなるまで煮込む。

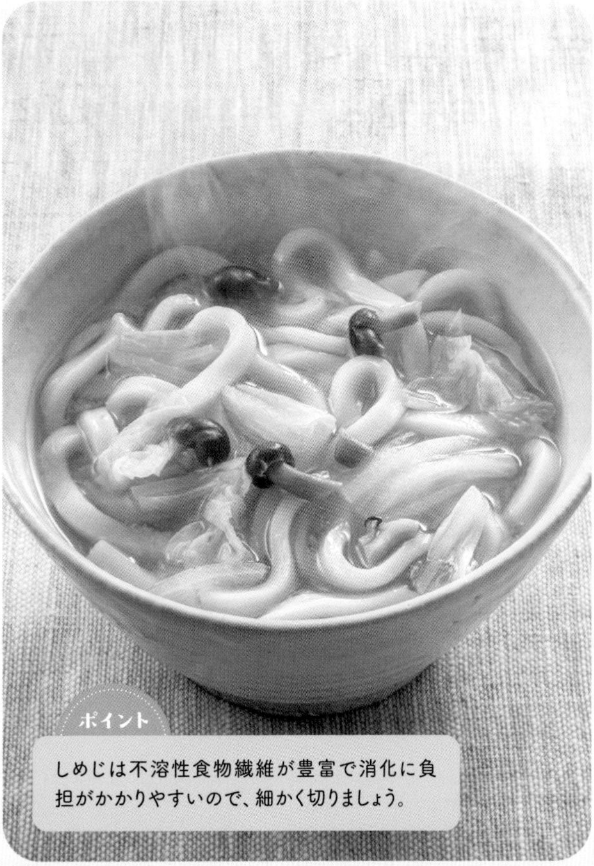

ポイント

しめじは不溶性食物繊維が豊富で消化に負担がかかりやすいので、細かく切りましょう。

下痢

▶ 詳しい症状の説明は14ページ

下痢の症状が続くときは脱水状態が心配されます。
腸を温めて水分、塩分がとれるよう、汁ものや主食を数回に分けて少しずつとりましょう。

ワンタンを入れて栄養補給

玉ねぎのひらひらワンタンスープ

34 kcal	食物繊維	0.3 g	塩分	0.9 g

材料（1人分）

玉ねぎ……10g
ワンタンの皮……2枚
だし汁……3/4カップ
Ⓐ しょうゆ、オイスターソース……各小さじ1/2

作り方

❶ 玉ねぎは繊維を断つように5mm幅に切り、ワンタンの皮は5mm幅に切る。

❷ 鍋にだし汁、玉ねぎを入れてふたをして中火で熱し、玉ねぎがやわらかくなったらⒶ、ワンタンの皮を入れて煮込む。

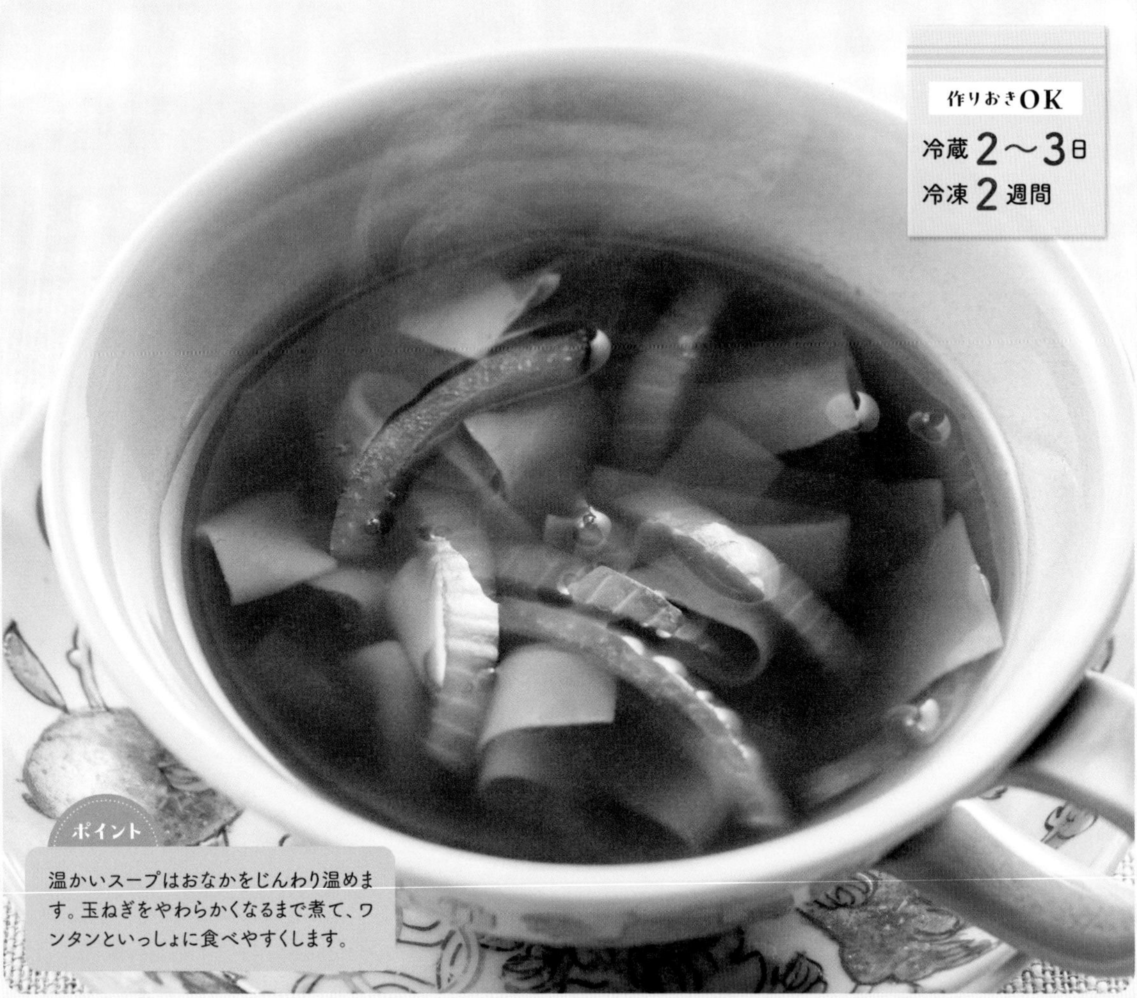

作りおきOK
冷蔵 2〜3日
冷凍 2 週間

ポイント
温かいスープはおなかをじんわり温めます。玉ねぎをやわらかくなるまで煮て、ワンタンといっしょに食べやすくします。

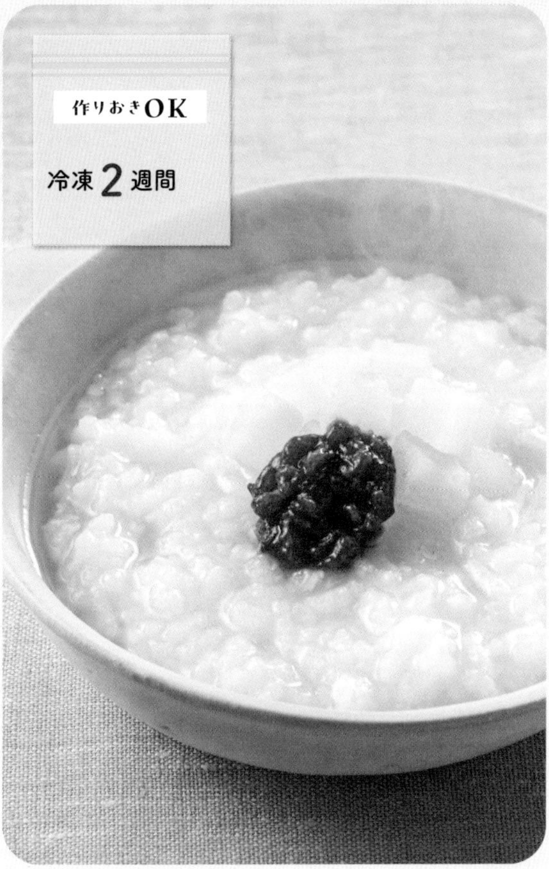

かぶのやさしい食感に梅の酸味がアクセント

かぶと梅のおかゆ

138kcal	食物繊維	0.6g	塩分	0.4g

材料（1人分）

全がゆ（作り方は22ページ）……………… 200g
かぶ ……………………………………… 20g
梅干し（種を除いてたたく）……………… 5g

作り方

❶ かぶは皮をむいて1cm角に切り、熱湯でやわらかくなるまでゆでる。

❷ 全がゆに❶、梅干しをのせる。

ポイント

全がゆは消化がよく、胃腸に負担がかかりません。水分も補給できるため、下痢で失った水分を補えます。

甘くてやわらかいかぼちゃはほっとする味わい

かぼちゃにゅうめん

193kcal	食物繊維	2.3g	塩分	1.4g

材料（1人分）

そうめん ………………………… 1束（50g）
かぼちゃ ……………………………… 50g
Ⓐ だし汁 …………………… 1と1/4カップ
　 しょうゆ ……………………… 小さじ1
　 みりん ……………………… 小さじ1/2

作り方

❶ そうめんは熱湯で表示時間よりも長く、少しやわらかめにゆでる。

❷ かぼちゃは皮と種、わたを除いて5mm幅に切る。鍋にⒶとともに入れて中火で熱し、やわらかくなるまで煮る。

❸ ❷に❶を加えて温める。

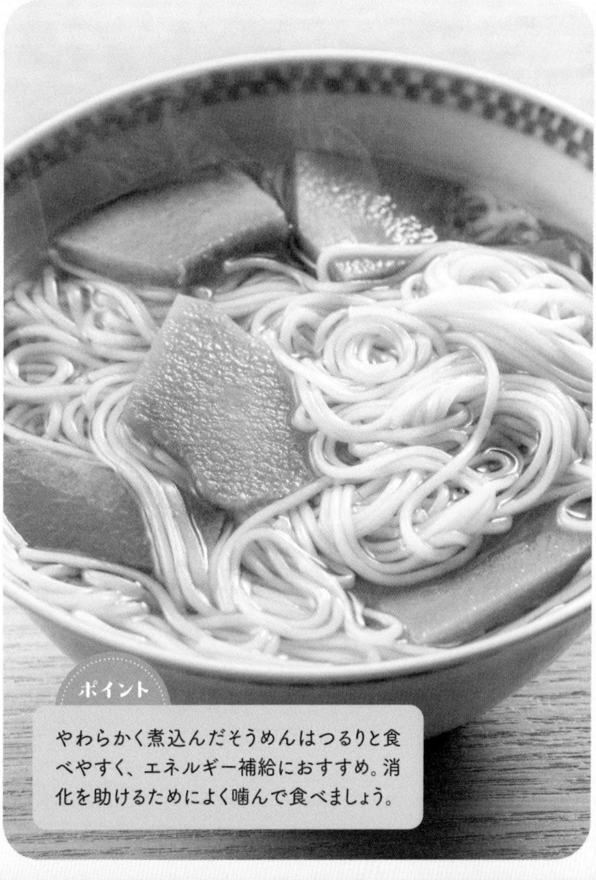

ポイント

やわらかく煮込んだそうめんはつるりと食べやすく、エネルギー補給におすすめ。消化を助けるためによく噛んで食べましょう。

腹部膨満感

▶ 詳しい症状の説明は15ページ

ガスがたまったりおなかの張りを感じたりするときは、食事量を減らして腸を休ませて。
ガスがでやすい食品は避け、体内の水分バランスを整える野菜を選びます。

アスパラに豊富なアスパラギン酸には、おなかの張りをやわらげる働きが

アスパラガスの極薄肉巻き

78 kcal	食物繊維	0.4 g	塩分	0.7 g

材料（1人分）

- 豚もも薄切り肉（しゃぶしゃぶ用）……30g
- グリーンアスパラガス……1本
- 塩……少々
- サラダ油……小さじ1/2
- オイスターソース……小さじ1/4

作り方

1. アスパラガスは根元のかたい部分をむき、熱湯でやわらかくなるまでゆでて半分の長さに切り、縦4等分にする。
2. 豚肉は広げて❶に巻き、塩をふる。
3. フライパンにサラダ油を中火で熱し、❷の巻き終わりを下にして並べ、転がすようにして全面を焼く。オイスターソースを加えてからめ、食べやすく切る。

ポイント

アスパラガスは縦4等分に切ると噛み切りやすく、消化もスムーズ。少量の肉でも巻きつければボリュームのある見た目に。

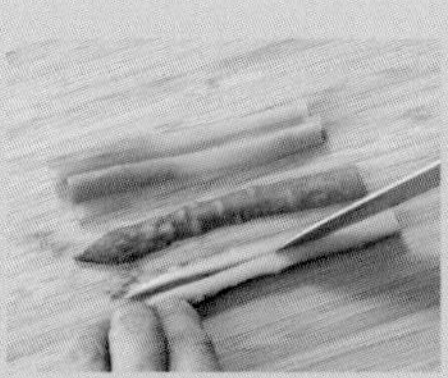

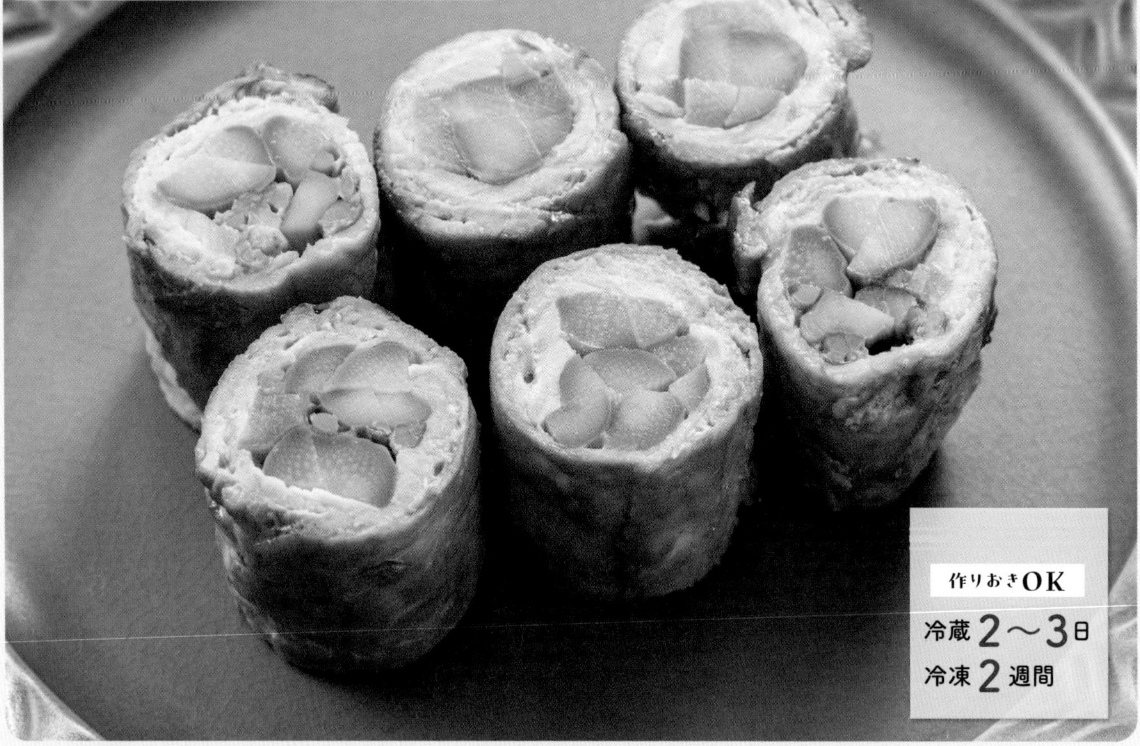

作りおきOK
冷蔵 2～3日
冷凍 2 週間

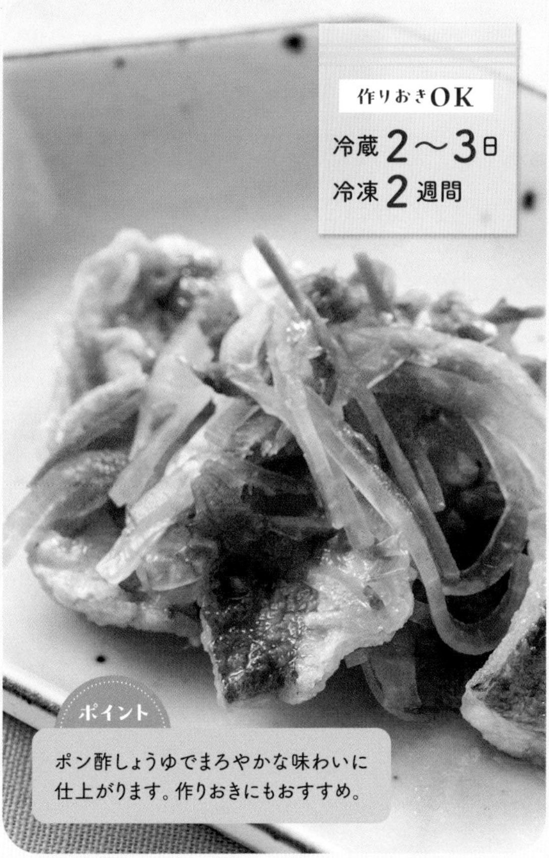

ポイント

ポン酢しょうゆでまろやかな味わいに仕上がります。作りおきにもおすすめ。

あじは揚げずに焼いて油の量を抑えて

あじのまろやか南蛮漬け

88 kcal	食物繊維	0.3 g	塩分	0.8 g

材料（1人分）

あじ（三枚おろし）……30g
玉ねぎ、にんじん……各5g
ポン酢しょうゆ……大さじ1/2
かつお節……ひとつまみ
小麦粉……小さじ1/2
サラダ油……小さじ1

作り方

1. にんじんは皮をむいて繊維を断つようにせん切りにし、玉ねぎは同様に薄切りにする。
2. 耐熱容器に1、ポン酢しょうゆ、かつお節を入れて混ぜ、ふんわりとラップをして電子レンジで1分加熱する。
3. あじはひと口大に切り、小麦粉をまぶす。フライパンにサラダ油を中火で熱し、あじを両面こんがりと焼き、熱いうちに2に漬ける。

シャリッとした歯ざわりが心地よいアクセントに

せん切りきゅうりと鮭の混ぜごはん

110 kcal	食物繊維	1.0 g	塩分	0.2 g

材料（1人分）

軟飯《なんはん》（作り方は45ページ）……80g
きゅうり……15g
鮭フレーク……8g

作り方

1. きゅうりは皮と種を除き、斜め薄切りにする。
2. ボウルにすべての材料を混ぜ合わせる。

ポイント

きゅうりはむくみを予防し、おなかの張りを抑えてくれる働きが期待できます。消化に時間がかかる皮はむき、種はスプーンでていねいに取り除きましょう。

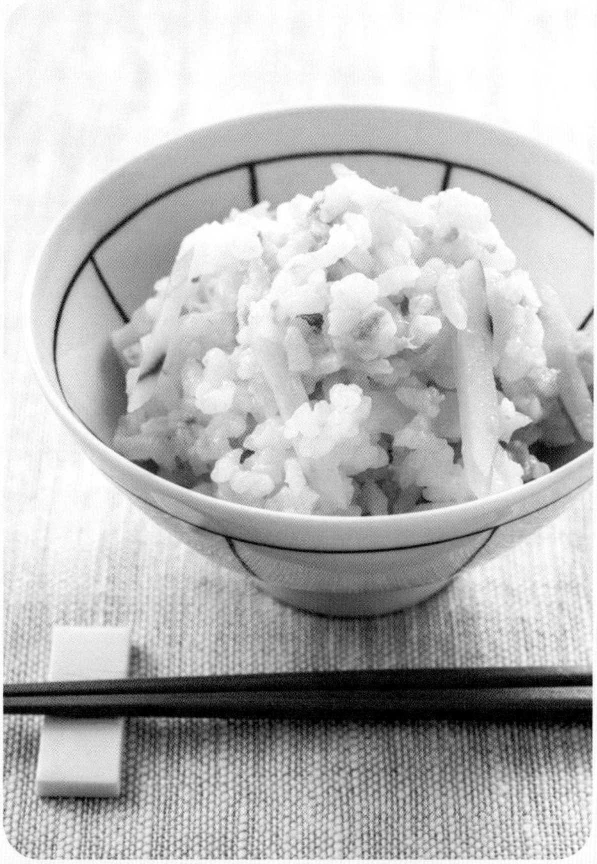

便のにおい

▶ 気をつけたい食品の説明は15ページ

香味野菜やハーブなど、においを消してくれる食品が有効です。
脂肪の多いたんぱく質や、においの強いにらやにんにくなどの野菜は控えましょう。

さわやかな風味のレモンを上手に活用

鶏むね肉の塩レモン蒸し

60kcal	食物繊維	0.7g	塩分	0.5g

材料（1人分）

鶏むね肉……40g
キャベツ……10g
塩……少々
レモン（輪切り）……2枚

作り方

❶ 鶏肉は繊維を断つように薄いそぎ切りにする。キャベツは同様にざく切りにする。
❷ 耐熱容器にキャベツを敷いて鶏肉をのせる。
❸ ❷に塩をふり、レモンをのせてふんわりとラップをし、電子レンジで1分～1分15秒加熱する。

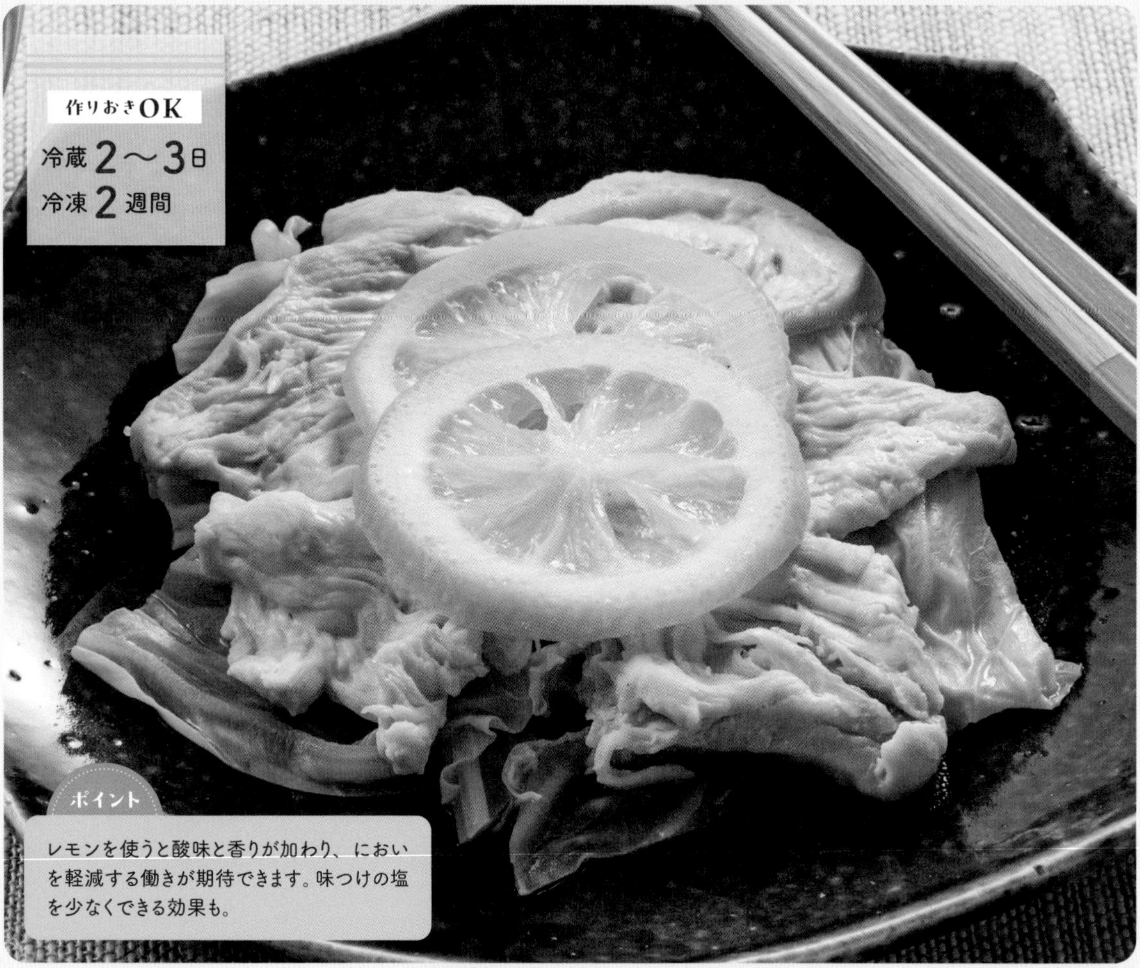

作りおきOK
冷蔵 2～3日
冷凍 2 週間

ポイント
レモンを使うと酸味と香りが加わり、においを軽減する働きが期待できます。味つけの塩を少なくできる効果も。

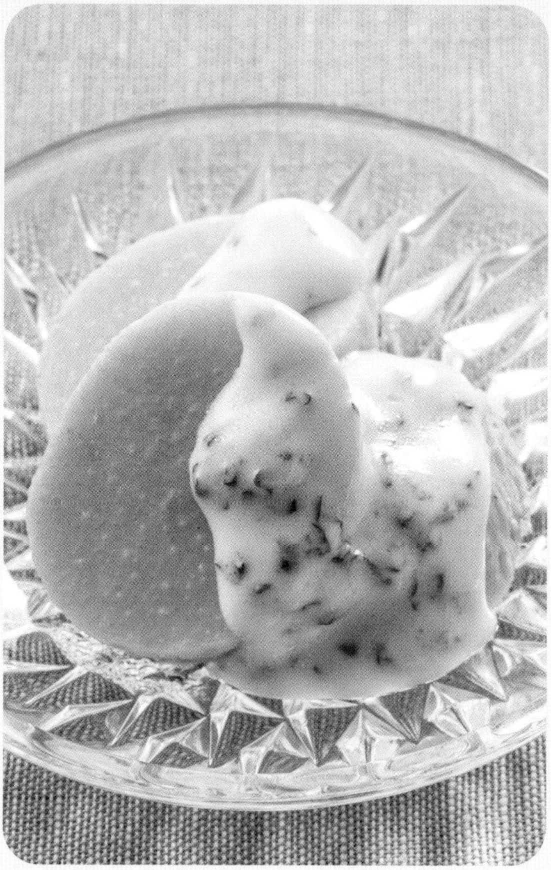

香り高いパセリソースが里いもとマッチ！

ゆで里いもの ヨーグルトパセリソース

32 kcal	食物繊維	0.7 g	塩分	0.3 g

材料（1人分）

里いも……小1個（30g）
Ⓐ プレーンヨーグルト……小さじ2
　オリーブ油……小さじ1/4
　塩、パセリ（みじん切り）……各少々

作り方

❶ 里いもは洗って皮つきのままラップで包み、電子レンジで2分加熱する。粗熱がとれたら皮をむき、1cm幅の輪切りにする。

❷ 器に❶を盛り、混ぜ合わせたⒶをかける。

ポイント

ヨーグルトに含まれている善玉菌は、においの原因になる悪玉菌の増殖を抑えてくれます。パセリの代わりにバジルを使ってもよいでしょう。

セロリとだしの意外でおいしい組み合わせ

セロリの さわやかスープ

5 kcal	食物繊維	0.2 g	塩分	0.7 g

材料（1人分）

セロリ……10g
だし汁……3/4カップ
塩、バジル（乾燥）……各少々

作り方

❶ セロリはすじを除き、繊維を断つように薄切りにする。

❷ 鍋に❶、だし汁を入れて中火で熱し、ふたをしてセロリがやわらかくなるまで煮たら塩で味を調える。

❸ 器に❷を盛り、バジルをふる。

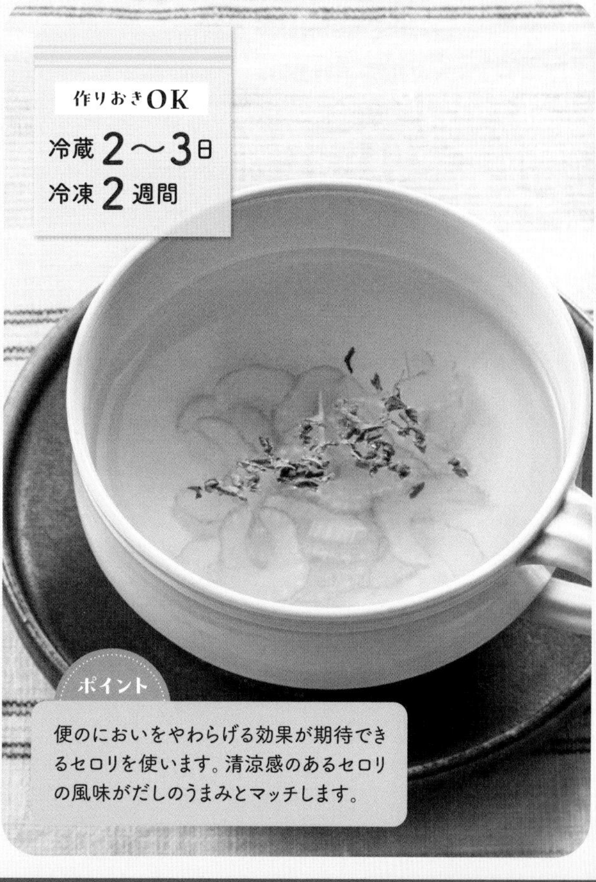

作りおきOK
冷蔵 2～3日
冷凍 2 週間

ポイント

便のにおいをやわらげる効果が期待できるセロリを使います。清涼感のあるセロリの風味がだしのうまみとマッチします。

コラム1

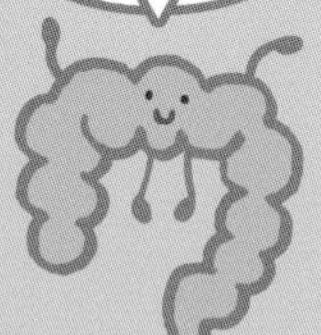

体力アップ&維持に欠かせない 栄養補助食品を活用する

大腸がんの治療中や手術後の療養中は、必要なエネルギーと栄養素をしっかりと摂取することが大切です。栄養補助食品を活用して体力を取りもどし、体力維持を目指しましょう。

上手に利用して栄養状態を整える

食事がとれないときや体重が著しく減ったとき、体力の低下を感じたときに利用したい栄養補助食品。少量でたんぱく質やエネルギーを効率よく摂取できたり、嘔吐や下痢などで不足しがちな栄養素や水分を補ったりできます。献立や間食に取り入れましょう。

取り入れやすい形状のものを選ぶ

目的別にいろいろな栄養補助食品があります。まずは自分の好みの味を選びましょう。ゼリー、ドリンク、牛乳やスープに溶かして使う粉末など、体調に合わせて選ぶことができます。迷ったときはどのタイプが適しているのか、担当医や管理栄養士に相談してください。

食がすすまないときに **エネルギー補助食品**	少量で高エネルギーを補える栄養補助食品を活用するとよいでしょう。五大栄養素がバランスよく含まれています。素早く摂取できるドリンクタイプ、ゼリータイプがおすすめです。
食事が偏ったときに **ビタミン・ミネラル強化食品**	各種ビタミン、カルシウムや亜鉛などのミネラルを強化したものがおすすめです。ドリンクタイプやゼリータイプのほか、キャンディやクッキーなどのお菓子、ふりかけなどもあります。
下痢や嘔吐のとき **水分補給食品**	水分と電解質を含むイオン飲料は吸収されやすく、水分を保持する力が高いというメリットがあります。下痢や嘔吐が続くときは、電解質をより多く含む経口補水液を選ぶとよいでしょう。
貧血対策に **鉄分強化食品**	鉄分入りのせんべいやウェハース、水ようかんなどを間食に取り入れたり、ごはんにふりかけをかけたりして鉄分を強化。“造血ビタミン”といわれるビタミンB_{12}を配合したドリンクもおすすめです。

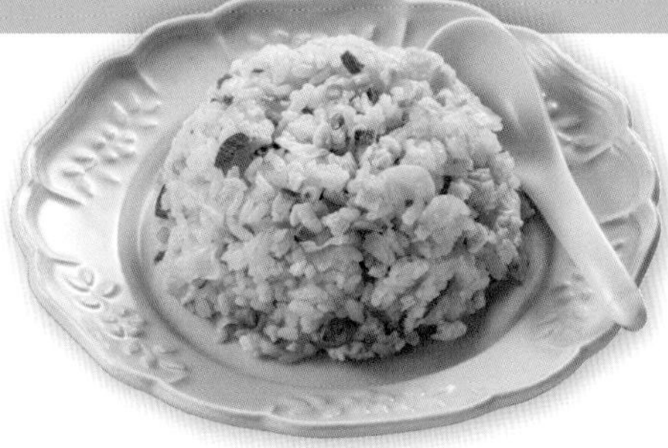

PART 3

退院後3か月からの
体の回復を
助ける
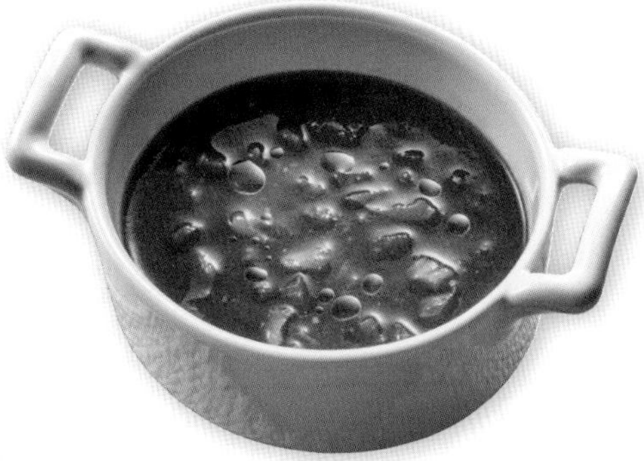

献立とレシピ

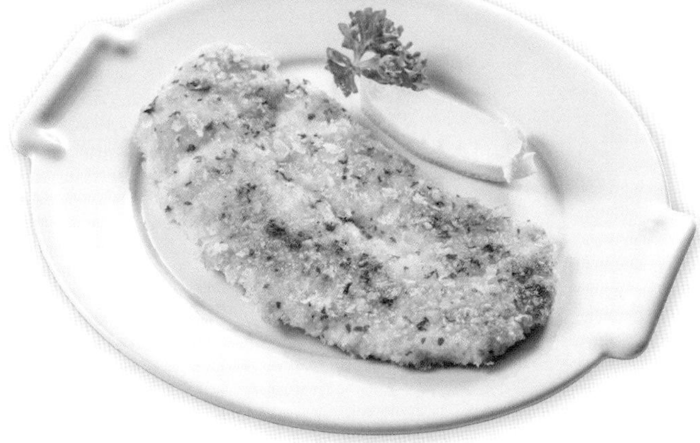

手術後のトラブルも落ち着き、腸の回復を次第に感じられる時期。
様子をみながら少しずつ、脂質を含む肉や、
不溶性食物繊維を含むきのこ類などを取り入れてみましょう。
日常の食事に近い、食べごたえのあるレシピを紹介します。

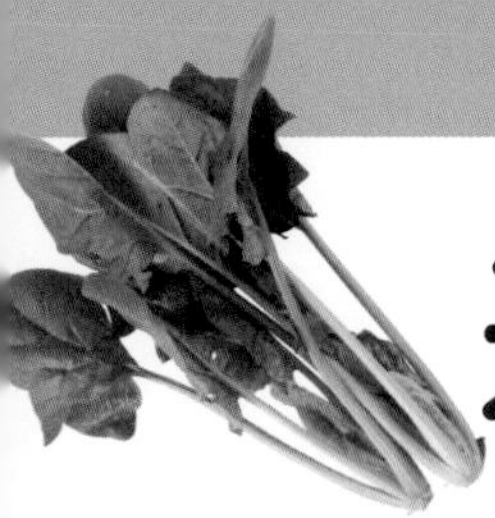

退院後3か月からの食事 1日1,600kcalのポイント

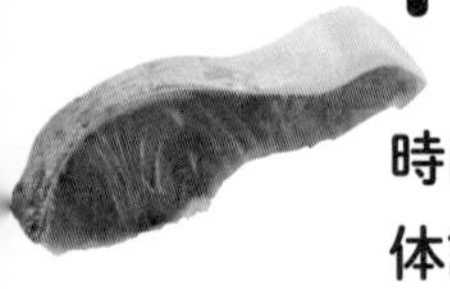

時間の経過とともに腸の働きが回復し、排便リズムも整ってくる頃。体調と相談しながら控えていた食品を少しずつ試してみましょう。

体調を見ながら食品の量を増やす

退院後3か月からの1日の食事摂取めやす量は1600キロカロリー。体調に応じて、気をつけたい食品（18～19ページ）にも徐々に挑戦してみましょう。根菜などの不溶性食物繊維や油脂も少しずつ試してみて、問題がなければ食材や食べる量を増やします。

この時期になると食欲がもどってきますが、食べすぎるとおなかが張ることも。「食欲が出てきた＝腸の機能が元にもどった」ではありません。油断して食べすぎると腸閉塞を招くこともあります。〝ゆっくり噛んで食べすぎないこと〟は継続しましょう。この食事を続けてみて排便トラブルがなければ、1日1800キロカロリーの食事、さらに手術前と同じ食事へと段階的にもどしていきましょう。

POINT 1 徐々におかゆからごはんに

おかゆや軟飯《なんはん》から普通のごはんにもどします。ごはんやうどんに肉や野菜などの具材を加えて、チャーハンやけんちんうどんに。中華麺やビーフンなどにもチャレンジしてみましょう。

POINT 2 たんぱく質は70gを目標に

たんぱく質は、筋肉や血液、皮膚、臓器などの体をつくる材料になり、手術の傷を回復させるために必要不可欠な栄養素です。1日70gを目標に摂取し、職場復帰の体力をつけましょう。

POINT 3 不溶性食物繊維も少しずつ

これまで控えていた、不溶性食物繊維が豊富な根菜も、少量から取り入れましょう。ごぼうは、繊維を断つように斜め切りにし、れんこんやたけのこは薄切りにし、やわらかく加熱調理します。

1日1,600kcalの食品のめやす

ごはん・パン・麺

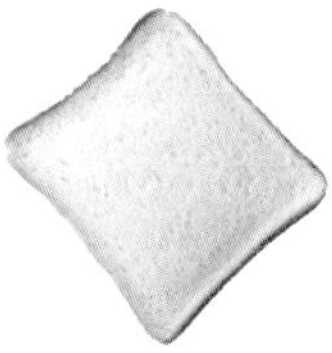

- ごはん
…300g（150g×2食）
- 食パン…1枚

肉・魚・豆腐

- 薄切り肉…2枚（40〜50g）
- 魚…中1切れ（60〜70g）
- 豆腐…1/3丁（100g）

卵・乳製品

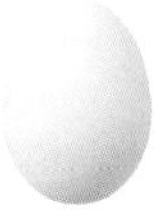

- 卵…1個
- 牛乳…3/4カップ
- ヨーグルト…100g

野菜

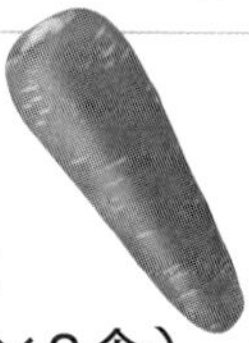

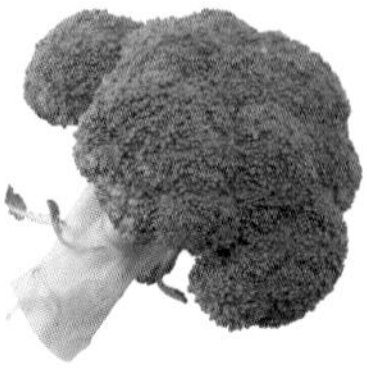

- 240〜300g
（80〜100g×3食）

果物

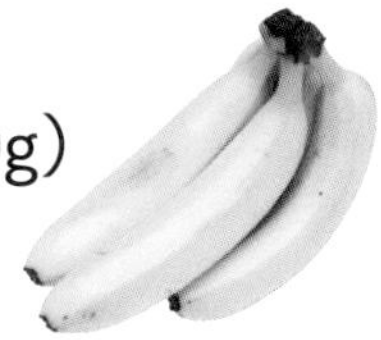

- バナナ…1本（120g）
- りんご…1/2個（100g）

間食

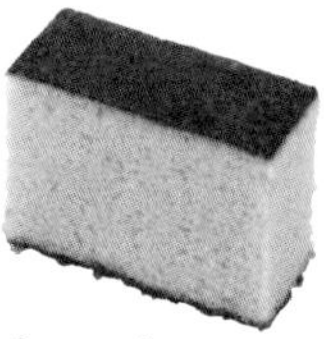

- ビスケット
…3枚（20g）
- カステラ…1切れ（30g）

POINT 4

以前の食事量に徐々にもどす

いろいろな食材や献立を試し、食べる量も少しずつ増やしていきます。ただし、食べすぎはおなかの張りや腸閉塞のリスクを高めるので、様子を見ながら少しずつ増量するのがおすすめです。

POINT 5

脂質を少しずつ取り入れる

脂質は消化が悪く、腸に負担をかけますが、適度な脂質なら便をやわらかくする作用が。「煮る」「ゆでる」「蒸す」中心の調理法から、「焼く」「炒める」「揚げ焼きにする」を加えてもよいでしょう。

POINT 6

間食や栄養補助食品で不足分を補う

間食を利用すれば、不足しているエネルギーが補え、栄養素のバランスもよくなります。少量で効率よくエネルギーが補える栄養補助食品（80ページ参照）を利用するのもよい方法です。

鮭の漬け焼きの献立

3か月前とのボリュームの違いを感じられる和朝食。
卵焼きは好みの具材でアレンジ自在。野菜はもちろん、
チーズやしらすなどそのまま使える具材にすればより簡単です。

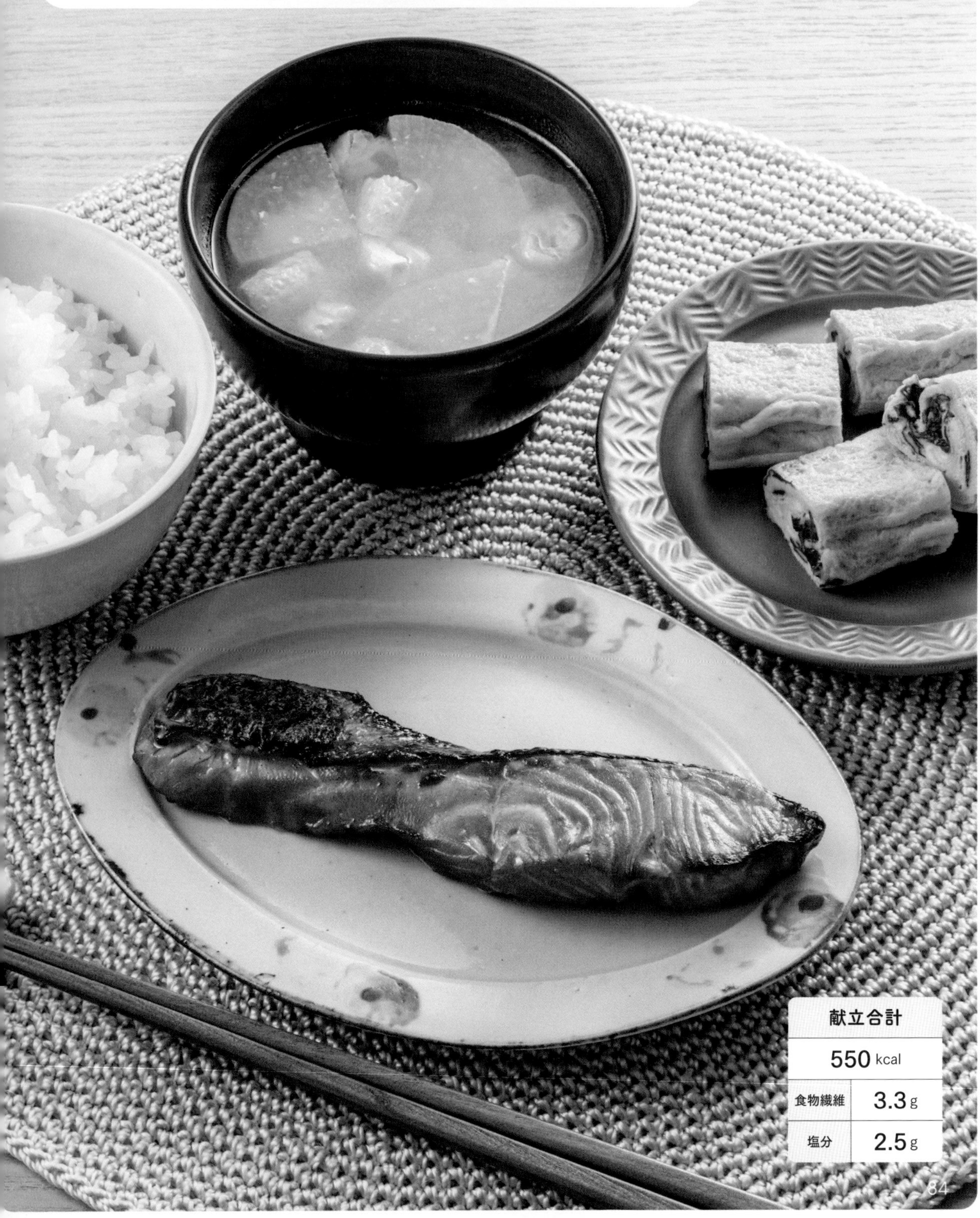

献立合計	
550 kcal	
食物繊維	3.3g
塩分	2.5g

ひと晩漬ければ、
少ない調味料でもしっかりとした味わいに

鮭の漬け焼き

食欲不振 貧血

153 kcal	食物繊維	0.0 g	塩分	0.5 g

材料（1人分）

生鮭 …… 中1切れ（70g）
Ⓐ 酒、みりん …… 各小さじ1
　しょうゆ …… 小さじ1/2

作り方

❶ ポリ袋に鮭、Ⓐを入れて冷蔵庫でひと晩漬ける。
❷ ❶の汁けをふき、魚焼きグリルでこんがりと焼く。

お弁当にもちょうどいい食べ切りサイズ

ほうれん草入りだし巻き卵

下痢 口内炎 貧血

104 kcal	食物繊維	0.2 g	塩分	0.7 g

材料（1人分）

卵 …… 1個
ほうれん草 …… 5g
Ⓐ だし汁 …… 大さじ1
　しょうゆ、砂糖 …… 各小さじ1/4
　塩 …… 少々
サラダ油 …… 小さじ1/2

作り方

❶ ほうれん草は熱湯でやわらかくなるまでゆでて細かく刻む。
❷ ボウルに卵を割りほぐし、❶、Ⓐを加えて混ぜる。
❸ 卵焼き器にサラダ油を熱し、❷の半量を流し入れ、端から巻いて奥に寄せる。残りを流し入れて同様に巻く。

油抜きをして余分な油をしっかりオフ

大根と油揚げのみそ汁

便秘 下痢 腹部膨満感 食欲不振

59 kcal	食物繊維	0.8 g	塩分	1.3 g

材料（1人分）

大根 …… 20g
油揚げ …… 10g
だし汁 …… 3/4カップ
みそ …… 大さじ1/2

作り方

❶ 大根は皮をむいて5mm幅のいちょう切りにする。油揚げは油抜きをし、1cm幅に切る。
❷ 小鍋に❶、だし汁を入れて中火で熱し、ふたをしてやわらかくなるまで煮たら、みそを溶き入れる。

ごはん

茶碗1杯分（150g）

234 kcal	食物繊維	2.3 g	塩分	0.0 g

ポイント

退院後3か月頃からは、切り身魚なら中1切れ、白米なら茶碗1杯分を食べられるくらいに腸が回復します。酸化しやすい油など、消化の悪いものは引き続き気をつけましょう。

はちみつバナナトーストの献立

甘みと酸味のバランスがちょうどいいトーストでしっかりエネルギー補給。あわただしい朝でも栄養バランスが整いやすい、簡単献立です。

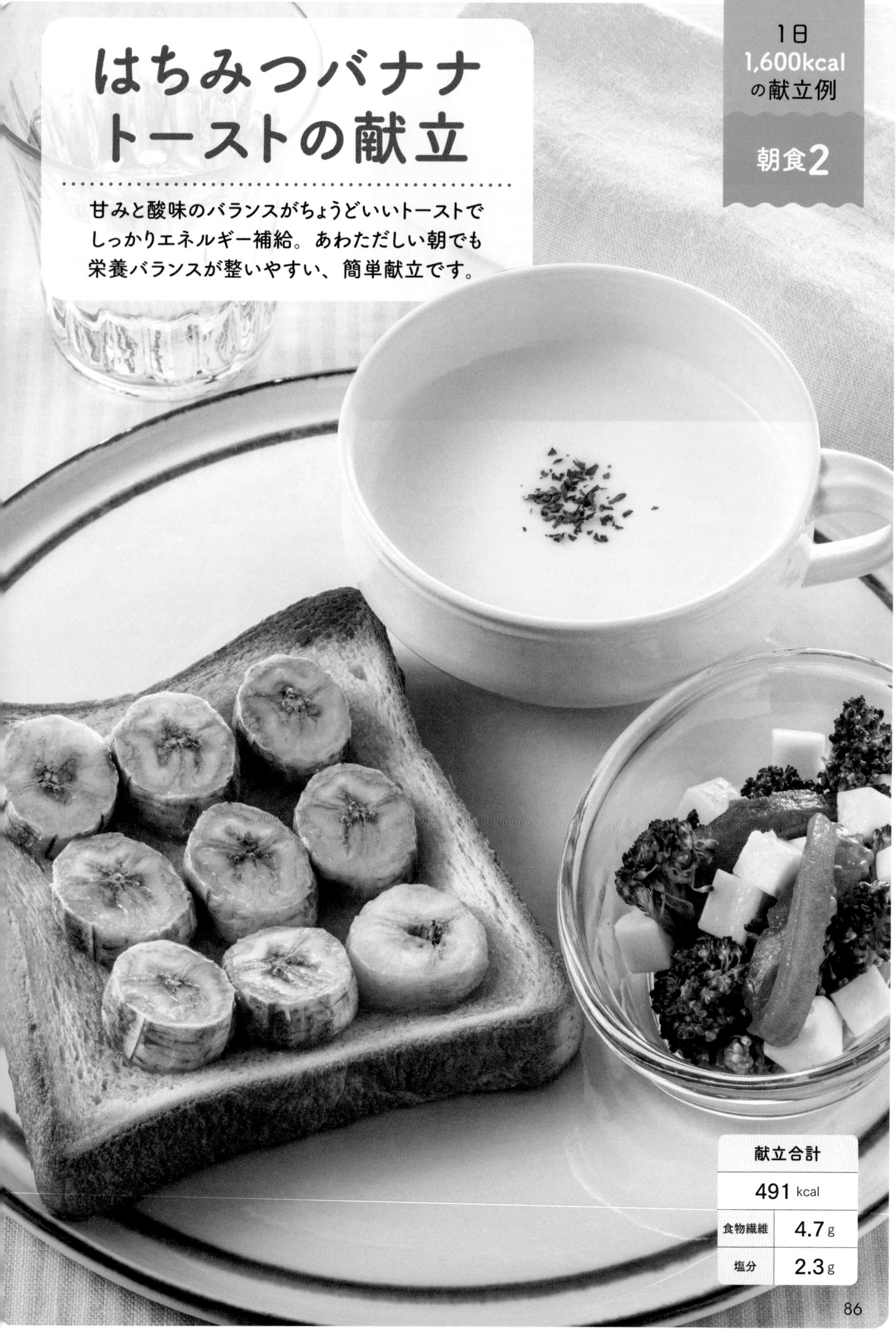

献立合計	
491 kcal	
食物繊維	4.7 g
塩分	2.3 g

はちみつでコクのある甘さに

はちみつバナナトースト

便秘 におい 口内炎

274 kcal	食物繊維	3.2 g	塩分	0.7 g

材料（1人分）

食パン（6枚切り）……1枚
バナナ……1/2本（60g）
はちみつ……大さじ1

作り方

❶ バナナは皮をむいて1cm幅の輪切りにする。

❷ 食パンに❶をのせ、はちみつをかけてオーブントースターでこんがりと焼く。

牛乳の量で好みの濃さに調整して

コーンスープ

便秘 腹部膨満感 におい

119 kcal	食物繊維	0.5 g	塩分	0.9 g

材料（1人分）

コーンクリーム缶……30g
牛乳……3/4カップ
塩……小さじ1/3
パセリ（乾燥）……少々

作り方

❶ 小鍋にコーンクリーム缶、牛乳、塩を入れて温め、器に盛ってパセリを散らす。

脂質を含むチーズも取り入れて

ブロッコリーとトマトのチーズサラダ

便秘 腹部膨満感 におい

98 kcal	食物繊維	1.0 g	塩分	0.7 g

材料（1人分）

ブロッコリー……20g
トマト、プロセスチーズ……各15g
Ⓐ オリーブ油……小さじ1
　酢……小さじ1/2
　塩……少々

作り方

❶ ブロッコリーは小房に分けて熱湯でやわらかくなるまでゆでる。トマトは皮と種を除き、くし形切りにする。チーズは5mm角に切る。

❷ ボウルに❶、Ⓐを入れてあえる。

アレンジ

バナナは手軽なフルーツ缶に変更してもOK。コーンスープに溶き卵を加えれば栄養価がさらに高まります。

レンジ肉じゃがの献立

1日
1,600kcal
の献立例

朝食3

エネルギーとたんぱく質がしっかりとれる、
ボリュームのある朝ごはん。食物繊維も適量とれるよう、
いろいろな野菜を取り入れてみましょう。

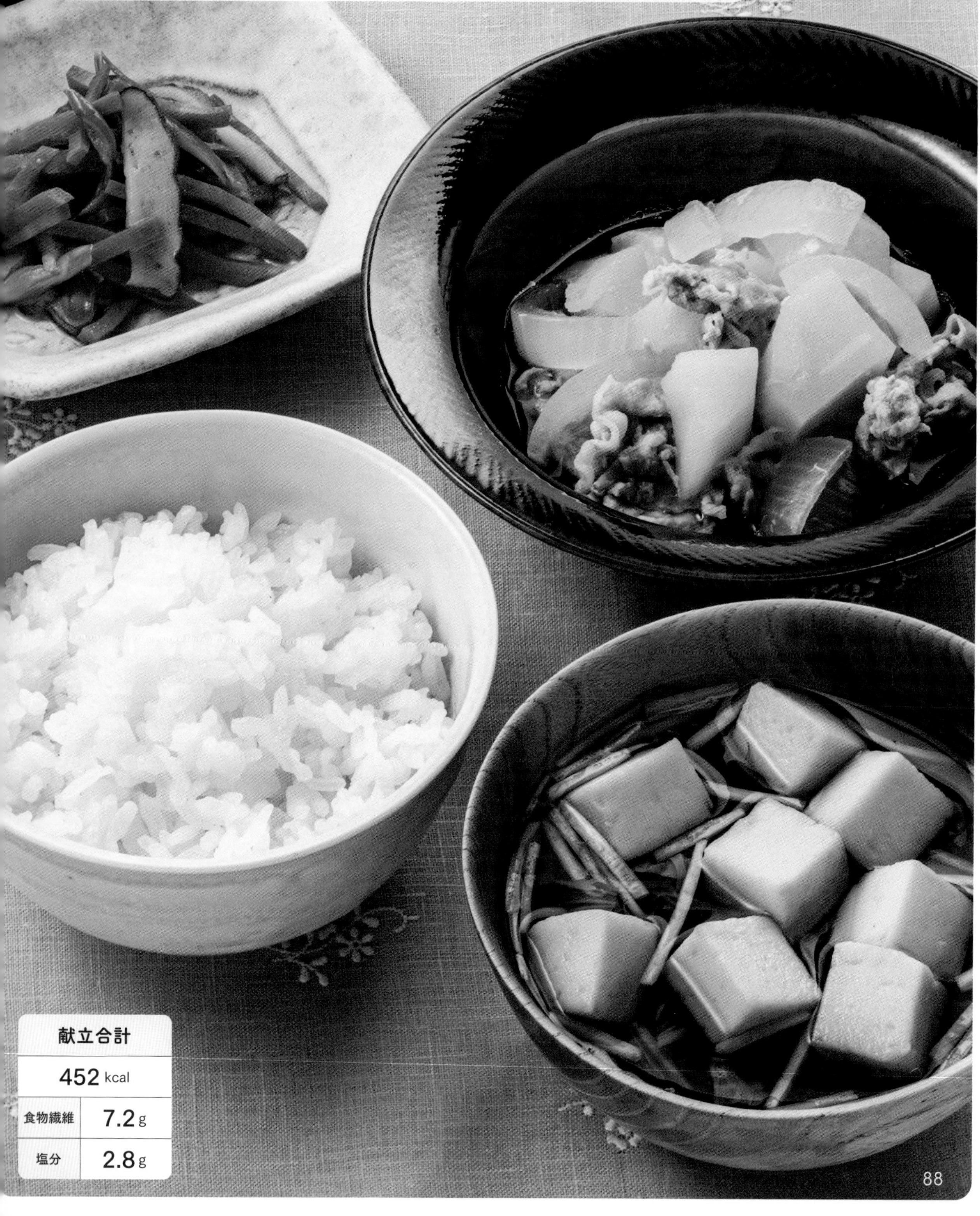

献立合計	
452 kcal	
食物繊維	7.2g
塩分	2.8g

火を使わない手軽さがうれしい

レンジ肉じゃが

便秘 貧血

146 kcal	食物繊維	3.9 g	塩分	1.1 g

材料（1人分）

豚ロース薄切り肉、じゃがいも……各40g
玉ねぎ……20g
Ⓐ だし汁……1/2カップ
　みりん……小さじ1
　塩……小さじ1/5

作り方

❶ 豚肉はひと口大に切る。じゃがいもは皮をむいて2cm角に切る。玉ねぎは繊維を断つように薄切りにする。

❷ 耐熱容器にじゃがいも、玉ねぎ、豚肉の順に広げ、Ⓐを回し入れてふんわりとラップをし、電子レンジで5〜6分加熱する。

じっくり火を通して消化をよく

にんじんといんげんのきんぴら

便秘 食欲不振

37 kcal	食物繊維	0.7 g	塩分	0.4 g

材料（1人分）

にんじん……15g
さやいんげん、さつま揚げ……各10g
ごま油……小さじ1/4
Ⓐ 水……大さじ1
　砂糖……小さじ1/2
　しょうゆ……小さじ1/4

作り方

❶ にんじんは皮をむいて繊維を断つようにせん切りにする。さやいんげんは斜め薄切りにする。さつま揚げは薄切りにする。

❷ フライパンにごま油を弱火で熱し、❶を入れてじっくりと炒める。

❸ ❷にⒶを加えて水けがなくなるまで炒める。

口内炎があるときにもおすすめ

はんぺんと水菜のすまし汁

下痢 口内炎 食欲不振

35 kcal	食物繊維	0.3 g	塩分	1.3 g

材料（1人分）

はんぺん……20g
水菜……10g
Ⓐ だし汁……3/4カップ
　しょうゆ……小さじ1
　みりん……小さじ1/2

作り方

❶ はんぺんは1cm角に切る。水菜は2cm長さに切る。

❷ 小鍋に❶、Ⓐを入れて中火で熱し、ふたをして水菜がやわらかくなるまで煮る。

ごはん

茶碗1杯分（150g）

234 kcal	食物繊維	2.3 g	塩分	0.0 g

ポイント

豚肉はロースなどの適度に脂身を含む部位にして、おなかの様子を見てみましょう。はんぺんなどの消化のよい魚介加工品でたんぱく質をプラスし、栄養バランスを整えます。

鶏肉と長いもの焦がししょうゆソテーの献立

焼き目の香ばしさと彩りが食欲そそる、がっつりおかずをメインに。
鶏肉の脂でうまみをしっかり感じられます。
副菜を漬けものにしてさっぱりと。

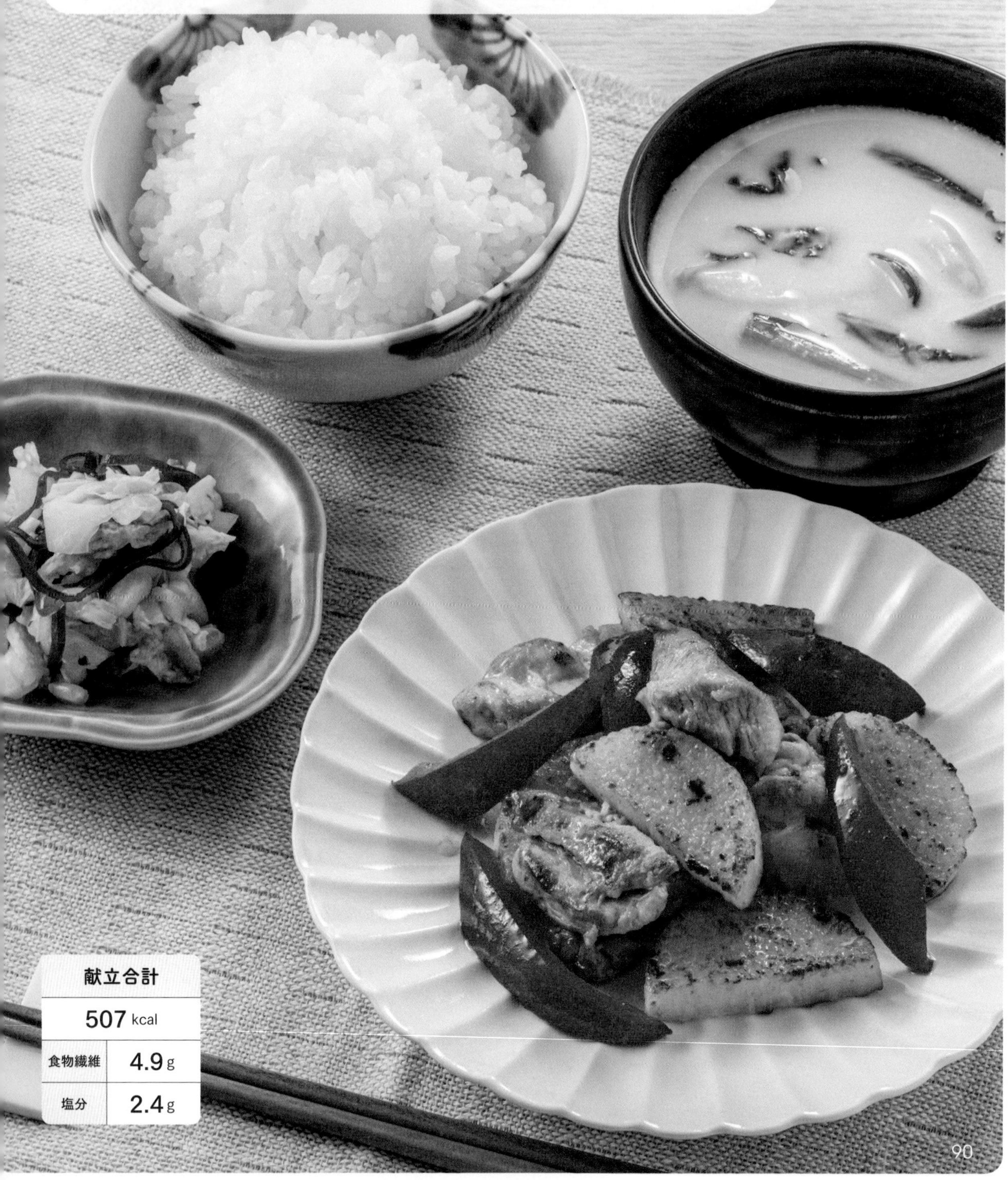

献立合計	
507 kcal	
食物繊維	4.9 g
塩分	2.4 g

こんがりと焼いた長いもがホクホク

鶏肉と長いもの焦がししょうゆソテー

便秘　食欲不振

229 kcal	食物繊維	0.7 g	塩分	1.3 g

材料（1人分）

鶏もも肉……80g
塩……少々
長いも……40g
パプリカ（赤）……20g
ごま油、しょうゆ……各小さじ1

作り方

❶ 鶏肉はひと口大に切り、塩をふる。長いもは皮をむいて5mm幅の半月切りにする。パプリカはヘタと種を除き、1cm幅に切る。
❷ フライパンにごま油を熱し、鶏肉と長いもを入れて弱めの中火で両面じっくりと焼く。
❸ 鶏肉に火が通ったらパプリカを加え、さらに1分焼き、しょうゆを鍋肌から回し入れる。

しっかりもんで繊維を崩すのがコツ

白菜の浅漬け

便秘　腹部膨満感　におい　吐き気

8 kcal	食物繊維	0.7 g	塩分	0.4 g

材料（1人分）

白菜……30g
塩昆布……2g

作り方

❶ 白菜は繊維を断つように細切りにする。
❷ ボウルに❶、塩昆布を入れ、しんなりするまでしっかりもみ込む。

豆乳がまろやかでやさしい味わい

しめじと小松菜の豆乳みそ汁

便秘　食欲不振　貧血

36 kcal	食物繊維	1.2 g	塩分	0.7 g

材料（1人分）

しめじ、小松菜……各10g
水……1/2カップ
無調整豆乳……1/4カップ
みそ……小さじ1

作り方

❶ しめじは石づきを落として1cm幅に切り、小松菜は2cm長さに切る。
❷ 小鍋に❶、水を入れて中火で熱し、ふたをしてやわらかくなるまで煮る。
❸ ❷に豆乳を加えて温め、みそを溶き入れる。

ごはん

茶碗1杯分（150g）

234 kcal	食物繊維	2.3 g	塩分	0.0 g

アレンジ

浅漬けはキャベツや大根などで作ってもおいしいです。おなかの調子がよいときは、みそ汁の豆乳を牛乳に代えても。

1日
1,600kcal
の献立例

昼食2

ばくだん丼の献立

新鮮な刺身で作るボリュームネバネバ丼。
副菜はレンジで、汁ものは火通りのよいものでなど、
調理の負担を減らす工夫をしました。

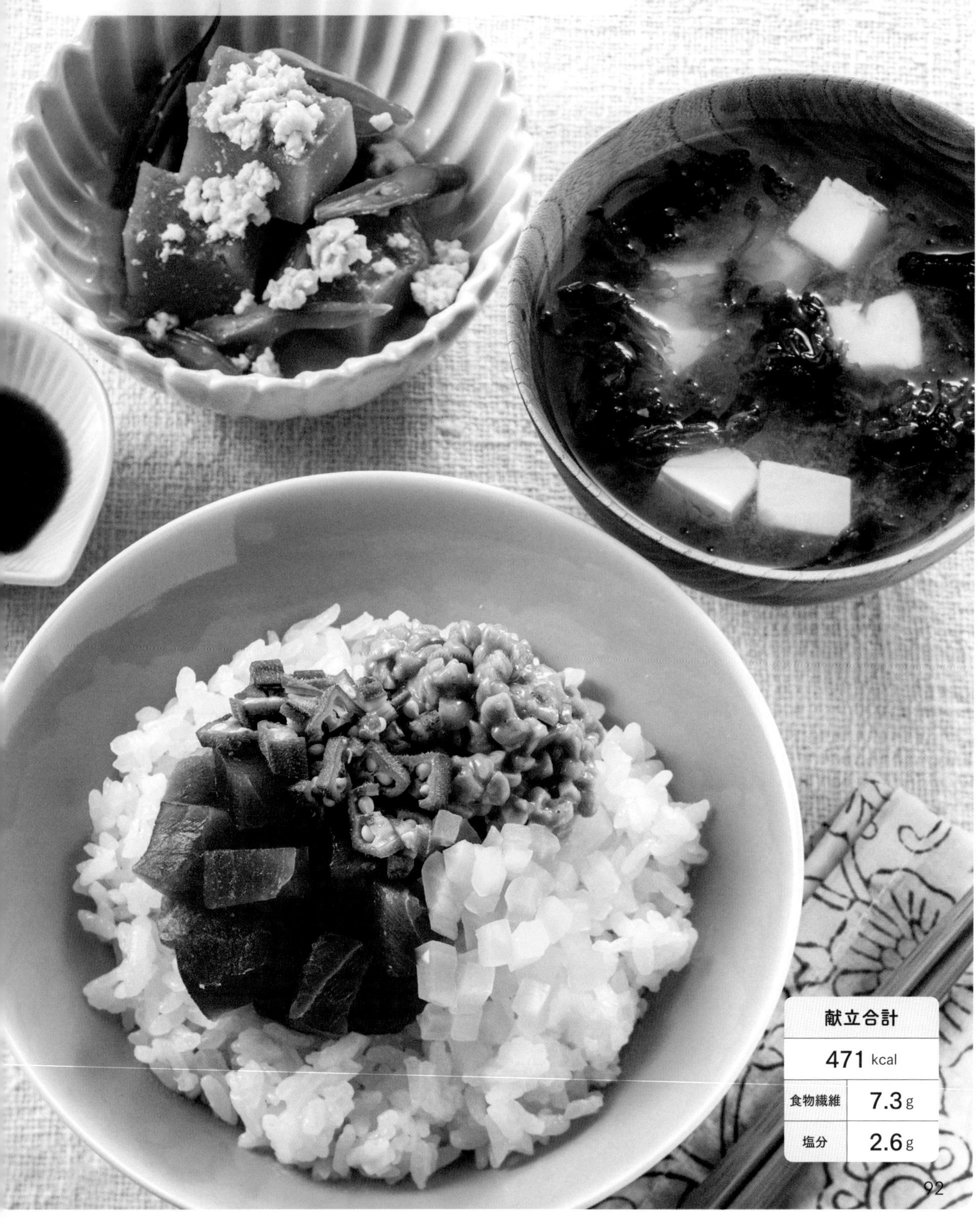

献立合計	
471 kcal	
食物繊維	7.3 g
塩分	2.6 g

まぐろは貧血対策にもおすすめ

ばくだん丼

便秘 貧血

345 kcal	食物繊維	4.9 g	塩分	1.1 g

材料（1人分）

まぐろ（刺身用・赤身）……40g
ひきわり納豆……30g
オクラ、たくあん……各10g
ごはん……150g
しょうゆ……小さじ1

作り方

❶ オクラは熱湯でやわらかくなるまでゆで、ヘタを落として薄い小口切りにする。まぐろは1cm角に切り、たくあんは細かく刻む。

❷ 器にごはんを盛り、❶、納豆をのせてしょうゆを添える。

磯の香りで風味よく

あおさと豆腐のみそ汁

下痢 腹部膨満感 食欲不振

32 kcal	食物繊維	0.8 g	塩分	1.0 g

材料（1人分）

絹ごし豆腐……30g
だし汁……3/4カップ
みそ……小さじ1
あおさ（乾燥）……1g

作り方

❶ 豆腐は1cm角に切る。

❷ 小鍋に❶、だし汁を入れて中火で熱し、みそを溶き入れ、あおさを加える。

電子レンジでラクラク調理

かぼちゃといんげんの煮もの

便秘 下痢 腹部膨満感

94 kcal	食物繊維	1.6 g	塩分	0.5 g

材料（1人分）

かぼちゃ……40g
鶏ひき肉……30g
さやいんげん……10g
Ⓐ だし汁……大さじ2
　 しょうゆ、みりん……各小さじ1/2

作り方

❶ かぼちゃは皮と種、わたを除いて2cm角に切る。さやいんげんは斜め薄切りにする。

❷ 耐熱容器に❶、ひき肉、Ⓐを入れて混ぜ、ふんわりとラップをして電子レンジで2〜3分加熱する。

ポイント

腸の調子が回復してきたら、刺身を生で食べても大丈夫。脂がのった魚介はまだ避けて、鮮度のよい淡白な赤身魚や白身魚を選んでください。

1日
1,600kcal
の献立例

昼食3

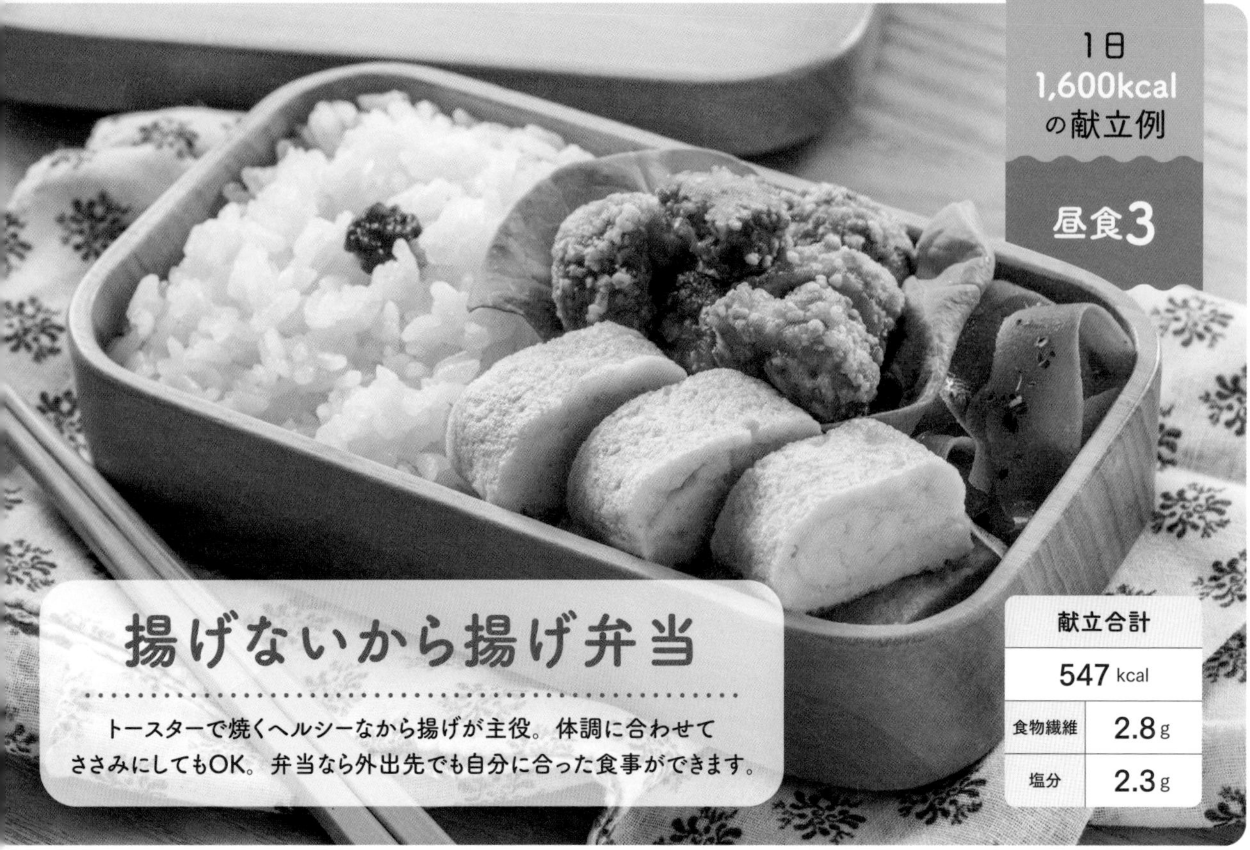

揚げないから揚げ弁当

トースターで焼くヘルシーなから揚げが主役。体調に合わせてささみにしてもOK。弁当なら外出先でも自分に合った食事ができます。

献立合計	
547 kcal	
食物繊維	2.8g
塩分	2.3g

粉チーズを衣の代わりに！

揚げないから揚げ

貧血 味覚・嗅覚

160 kcal	食物繊維	0.0g	塩分	0.9g

材料（1人分）

鶏もも肉……70g
塩……小さじ1/3
粉チーズ……大さじ1

作り方

❶ 鶏肉は薄いそぎ切りにし、ひと口大に切る。
❷ ❶に塩をまぶし、粉チーズをしっかりとつける。
❸ オーブントースターにアルミホイルを敷き、❷を並べて10分ほど焼く。

ごはん

茶碗1杯分（150g）
梅干し3gをのせる。

237 kcal	食物繊維	2.3g	塩分	0.2g

はんぺんで冷めてもやわらか

はんぺん卵焼き

腹部膨満感 口内炎 味覚・嗅覚

132 kcal	食物繊維	0.0g	塩分	0.7g

材料（1人分）

卵……1個
はんぺん……30g
Ⓐ 砂糖……小さじ1/2
　 しょうゆ……少々
サラダ油……小さじ1/2

作り方

❶ ボウルに卵を割りほぐし、はんぺんを細かくちぎって加え、Ⓐを加えて混ぜる。
❷ 卵焼き器にサラダ油を熱し、❶を流し入れて菜箸でかき混ぜ、半熟状になったら手前から奥に巻く。
❸ ❷の粗熱をとり、食べやすく切る。

酸味と甘みがうれしい箸休め

ひらひらにんじんのサラダ

腹部膨満感 におい 味覚・嗅覚 食欲不振

18 kcal	食物繊維	0.5g	塩分	0.5g

材料（1人分）

にんじん……20g
Ⓐ 砂糖、酢、サラダ油
　 ……各小さじ1/4
　 塩……少々
パセリ（乾燥）……少々

作り方

❶ にんじんはピーラーで皮をむいて薄くスライスし、熱湯でやわらかくなるまでゆでて水けをきる。
❷ ボウルに❶、Ⓐを入れてあえ、パセリをふる。

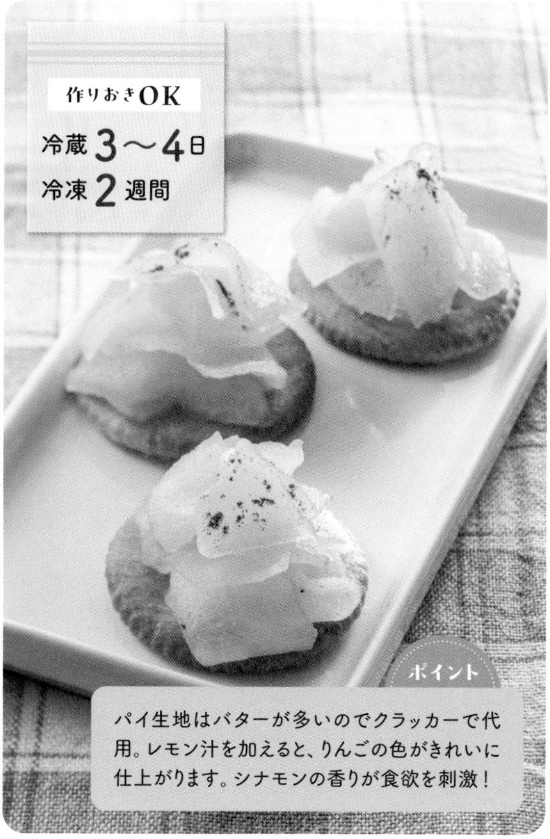

作りおきOK
冷蔵3〜4日
冷凍2週間

リボンのような薄切りりんごが華やか

ひと口レンジアップルパイ

便秘 腹部膨満感 食欲不振

91 kcal	食物繊維	0.9 g	塩分	0.2 g

材料(1人分)

- りんご……1/4個(50g)
- Ⓐ 砂糖……小さじ2
- Ⓐ レモン汁……小さじ1/4
- Ⓐ シナモンパウダー……少々
- クラッカー(市販)……3枚
- シナモンパウダー……少々

作り方

1. りんごは皮をむいて薄切りにし、耐熱容器に入れてⒶをまぶす。
2. ❶にふんわりとラップをし、電子レンジで1分30秒加熱し、そのまま粗熱をとる。
3. クラッカーに❷をのせ、シナモンをふる。

ポイント
パイ生地はバターが多いのでクラッカーで代用。レモン汁を加えると、りんごの色がきれいに仕上がります。シナモンの香りが食欲を刺激！

消化のよいカステラで手軽に
エネルギー補給

お手軽トライフル

便秘 におい 食欲不振

118 kcal	食物繊維	0.4 g	塩分	0.1 g

材料(1人分)

- カステラ(市販)……1切れ(30g)
- いちご……1個
- 加糖ヨーグルト……大さじ2

作り方

1. カステラは2cm角に切り、いちごはヘタを除いて4等分に切る。
2. 器に❶、ヨーグルトを交互に盛りつける。

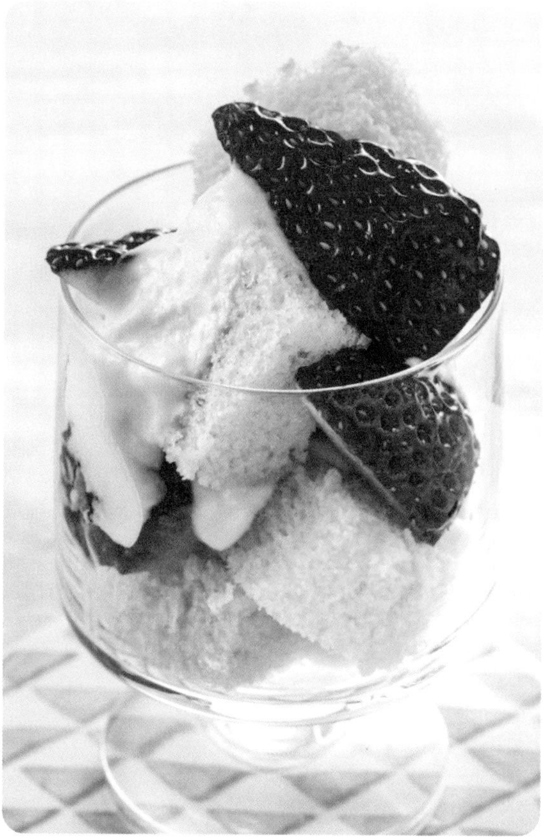

ポイント
市販のカステラやヨーグルト、果物で気軽に作れるおうちデザート。いちごのほかに、バナナや桃の缶詰に代えても◎。

かつおの みぞれ煮の献立

魚と野菜がしっかりとれる、消化のよいヘルシーな夕食。
片栗粉をまぶしたやわらかなみぞれ煮はあっさりと食べられ、
腸への負担をやわらげます。

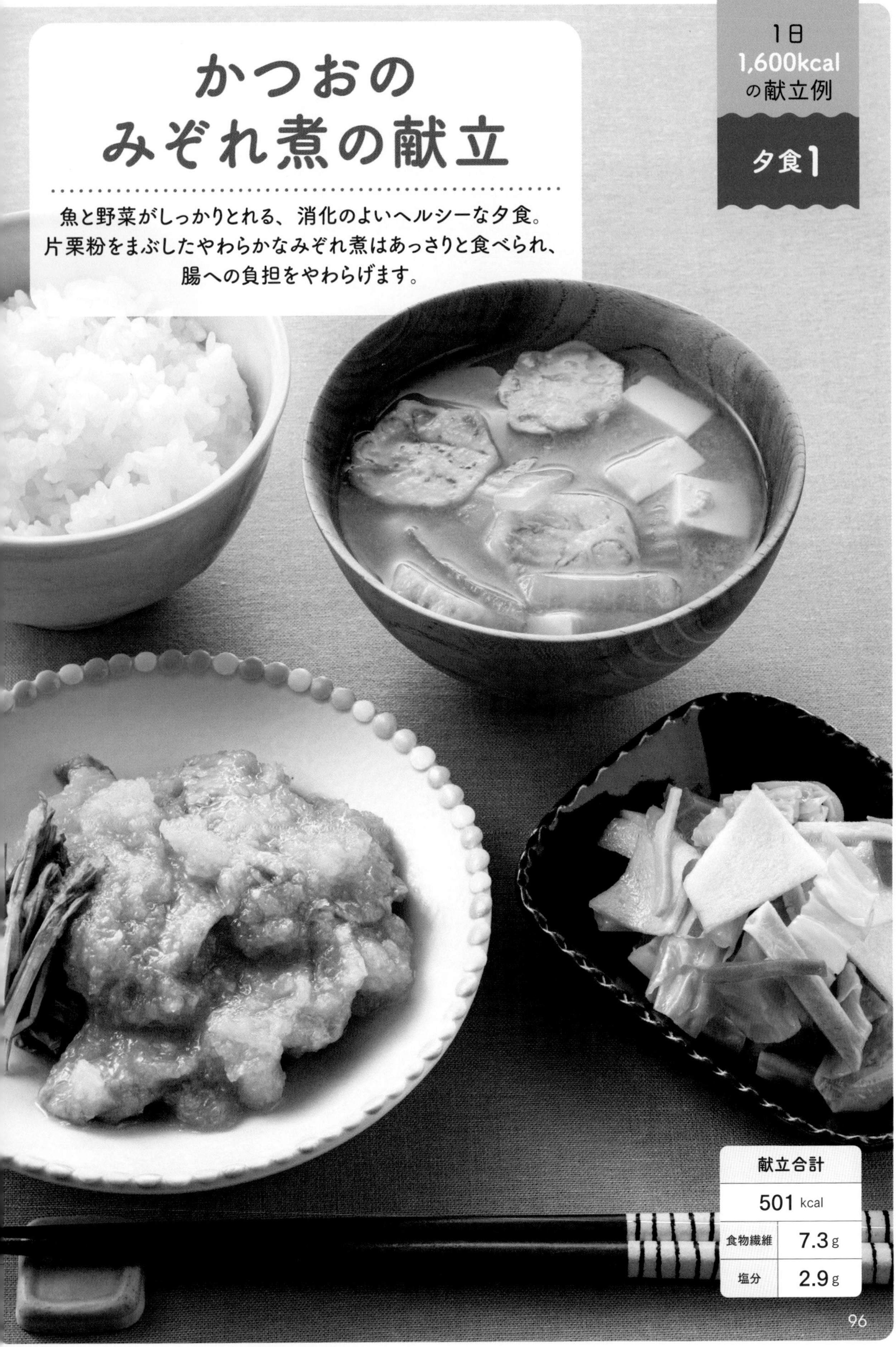

献立合計	
501 kcal	
食物繊維	7.3g
塩分	2.9g

片栗粉でとろみをつけると
やわらかく食べやすい

かつおのみぞれ煮

腹部膨満感 口内炎 貧血

154 kcal	食物繊維	2.6 g	塩分	1.1 g

材料（1人分）

かつお（刺身用）……70g
塩……少々
片栗粉……小さじ1
Ⓐ 大根おろし……50g
水菜……少々
だし汁……1/4カップ
しょうゆ、みりん、酒……各小さじ1

作り方

❶ かつおは塩をふって3分ほどおき、ペーパータオルで水けをよくふき、片栗粉をまぶす。

❷ 小鍋にⒶを入れて煮立て、❶を加えて弱火にし、2〜3分煮る。

トロッと舌ざわりのよい野菜を使って

なすと玉ねぎのみそ汁

便秘 下痢 腹部膨満感 食欲不振

42 kcal	食物繊維	1.5 g	塩分	1.3 g

材料（1人分）

なす……30g
玉ねぎ、絹ごし豆腐……各20g
だし汁……3/4カップ
みそ……大さじ1/2

作り方

❶ なすは皮をむいて薄い輪切りにする。玉ねぎは繊維を断つように薄切りにし、豆腐は1cm角に切る。

❷ 小鍋にだし汁、❶を入れて中火で熱し、ふたをしてやわらかくなるまで煮たら、みそを溶き入れる。

野菜は体の調子に合わせて
やわらかくゆでても

キャベツとりんごのサラダ

便秘 腹部膨満感 におい

71 kcal	食物繊維	0.9 g	塩分	0.5 g

材料（1人分）

キャベツ……30g
りんご……20g
ロースハム……10g
にんじん……5g
Ⓐ 酢……小さじ1
はちみつ、オリーブ油……各小さじ1/2
塩……少々

作り方

❶ キャベツは繊維を断つように1.5cm幅に切り、にんじんも同様にせん切りにし、熱湯で1分ゆでて水けをきる。

❷ りんごは皮をむいて薄切りにする。ハムは細切りにする。

❸ ボウルにⒶを混ぜ合わせ、❶、❷を加えてあえる。

ごはん

茶碗1杯分（150g）

234 kcal	食物繊維	2.3 g	塩分	0.0 g

アレンジ

みぞれ煮は脂肪の少ない魚のほか、鶏むね肉や豚もも肉などにしてもおいしいです。サラダは白菜や柿で作っても◎。

鶏手羽元と根菜の塩煮込みの献立

見た目にもカラフルなボリューム献立。
脂質や不溶性食物繊維がとれるようになってきたら、
料理を少しずつ日常の食事の内容に近づけていきましょう。

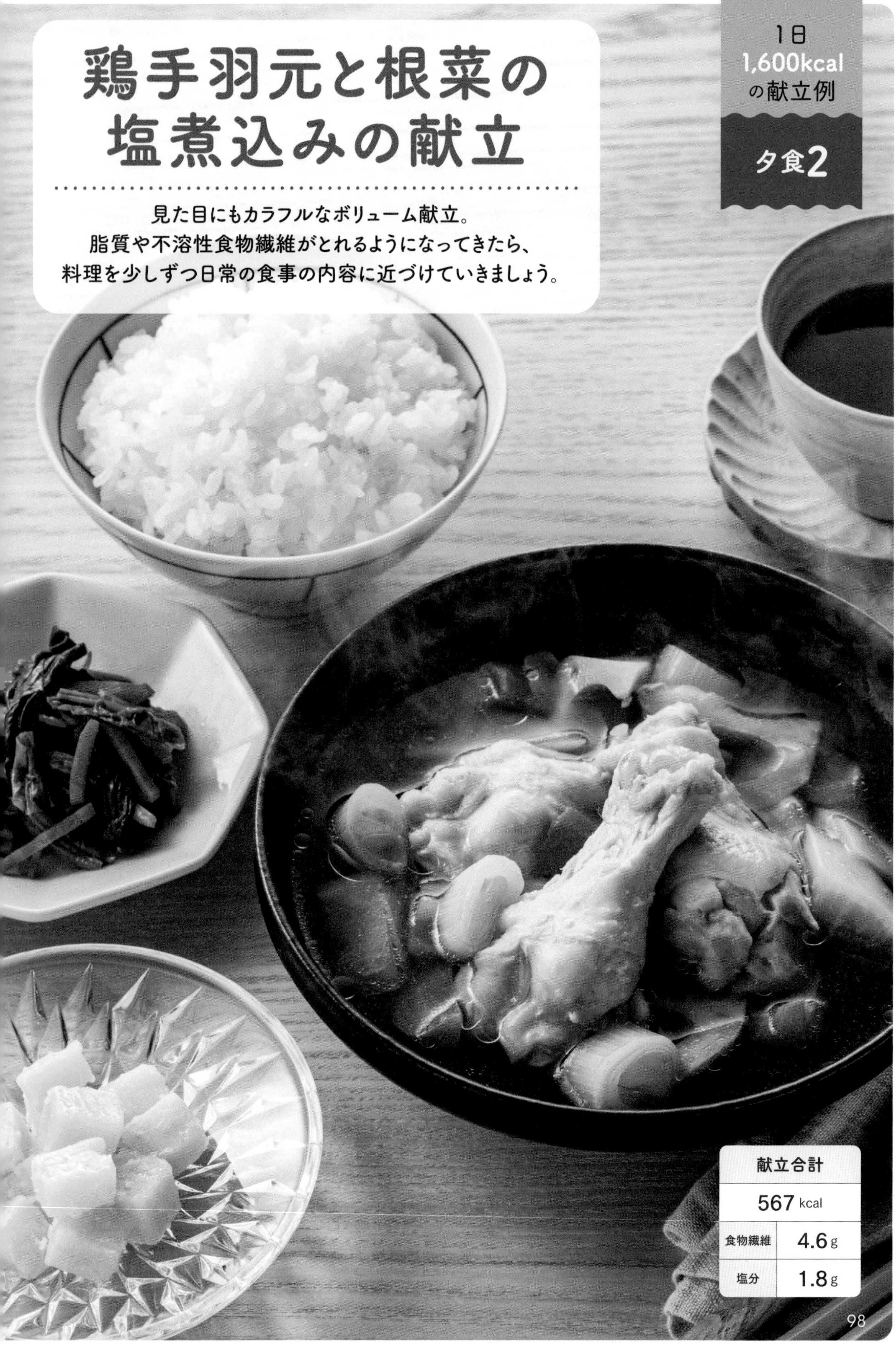

献立合計	
567 kcal	
食物繊維	4.6 g
塩分	1.8 g

調味料不要！
じっくり煮込んだ鶏のうまみを味わって

鶏手羽元と根菜の塩煮込み

便秘 食欲不振 貧血

247 kcal	食物繊維	1.2 g	塩分	1.4 g

材料（1人分）

鶏手羽元 …… 小3本
塩 …… 小さじ1/4
長ねぎ、大根 …… 各20g
にんじん、れんこん …… 各10g
水 …… 1と1/4カップ

作り方

❶ 鶏手羽元は塩をすりこみ、30分以上おく。
❷ 長ねぎは1cm幅の小口切りにする。そのほかの野菜は皮をむいて小さめの乱切りにする。
❸ 小鍋にすべての材料を入れて煮立て、アクを除いて弱めの中火にし、ふたをして20分ほど煮込む。

繊維の多い皮は厚くむきましょう

さつまいものサラダ

便秘 口内炎 食欲不振

58 kcal	食物繊維	0.4 g	塩分	0.2 g

材料（1人分）

さつまいも …… 20g
Ⓐ マヨネーズ …… 小さじ1
　 砂糖、塩 …… 各少々

作り方

❶ さつまいもは皮を厚くむいて1cm角に切り、熱湯でやわらかくなるまでゆでてしっかりと水けをきる。
❷ ボウルに❶、Ⓐを入れてあえる。

鉄分補給におすすめの常備菜

ほうれん草とにんじんのナムル

便秘 腹部膨満感 貧血

28 kcal	食物繊維	0.7 g	塩分	0.2 g

材料（1人分）

ほうれん草 …… 15g
にんじん …… 5g
Ⓐ ごま油 …… 小さじ1/2
　 しょうゆ …… 小さじ1/4
　 砂糖 …… 少々

作り方

❶ ほうれん草は熱湯でやわらかくなるまでゆでて1cm幅に切り、しっかりと水けをきる。
❷ にんじんは皮をむいて繊維を断つようにせん切りにし、同様にゆでる。
❸ ボウルにⒶを混ぜ合わせ、❶、❷を加えてあえる。

ごはん

茶碗1杯分（150g）

234 kcal	食物繊維	2.3 g	塩分	0.0 g

ポイント

体調が心配な方は、鶏手羽元を鶏ささみに代えて脂質を減らして。野菜も不溶性食物繊維の多いものは避け、比較的消化のよい水溶性食物繊維を含むものにしてください。

1日
1,600kcal
の献立例

夕食3

牛すき煮の献立

まるでお店の定食のような料理が楽しめる晩ごはん。
すき煮は簡単な味つけで肉に味がしっかりしみ込み、
満足感アップ。甘酢漬けもごはんがすすむ一品です。

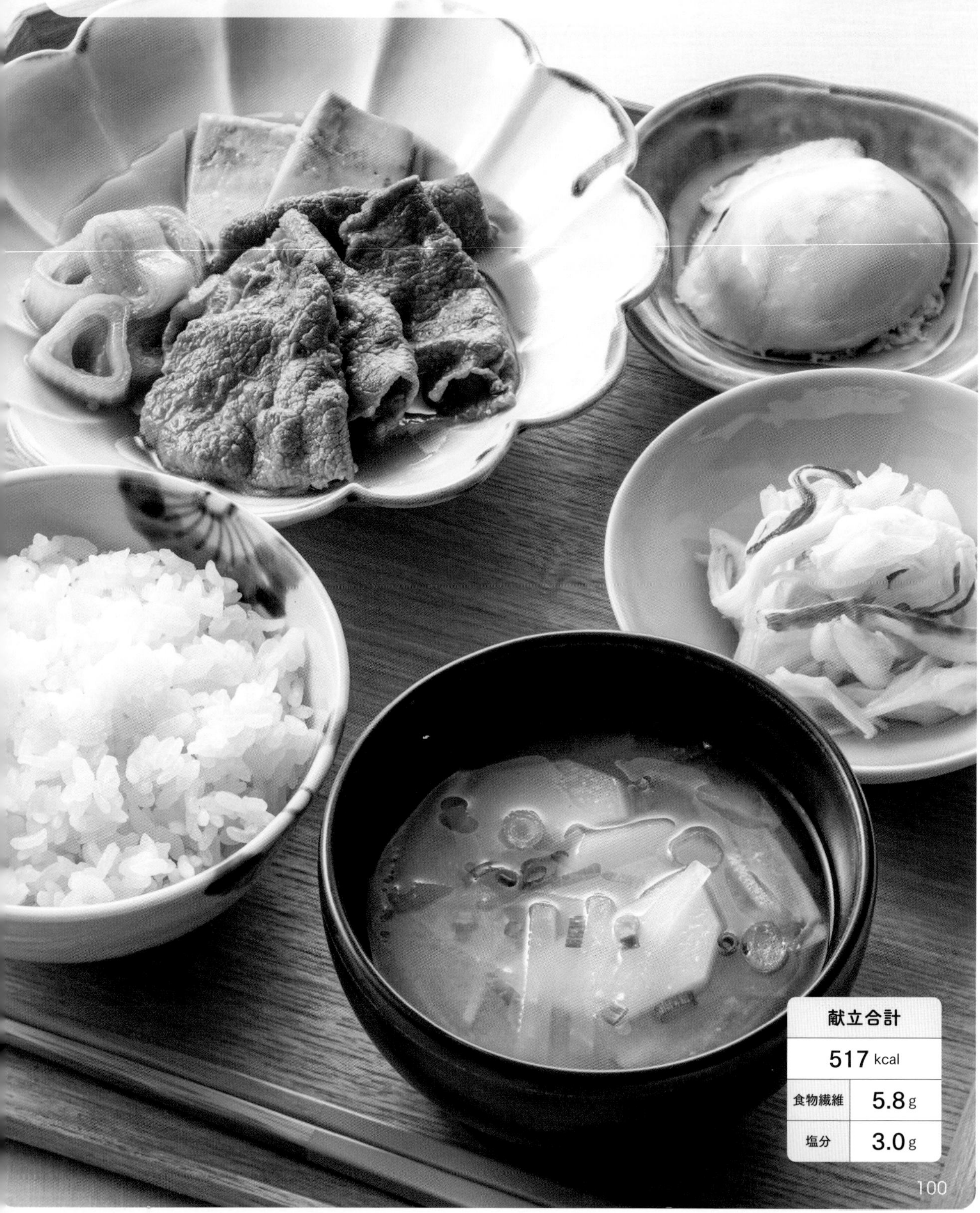

献立合計	
517 kcal	
食物繊維	5.8g
塩分	3.0g

牛、豆腐、卵のトリプルたんぱく質で
体力をつけて

牛すき煮

貧血　味覚・嗅覚

229 kcal	食物繊維	0.7 g	塩分	1.2 g

材料（1人分）

牛もも薄切り肉 …… 2枚（50g）
木綿豆腐、長ねぎ …… 各20g
Ⓐ｜水 …… 1/4カップ
　｜しょうゆ、みりん、砂糖 …… 各小さじ1
温泉卵 …… 1個

作り方

❶ 長ねぎは1cm幅の小口切りにする。豆腐は1cm幅に切る。牛肉は食べやすく切る。

❷ 小鍋にⒶを入れて煮立て、❶を加えてふたをし、弱火にして長ねぎがやわらかくなるまで煮込む。

❸ 器に盛り、温泉卵にからめて食べる。

せん切りにして消化アップ！
時短したいときにも◎

せん切り大根とじゃがいものみそ汁

便秘　下痢　腹部膨満感　食欲不振

34 kcal	食物繊維	2.4 g	塩分	1.3 g

材料（1人分）

大根、じゃがいも …… 各20g
だし汁 …… 3/4カップ
みそ …… 小さじ1と1/2

作り方

❶ 大根は皮をむいてせん切りに、じゃがいもは皮をむいて薄い半月切りにする。

❷ 小鍋にだし汁、❶を入れて中火で熱し、ふたをしてやわらかくなるまで煮たら、みそを溶き入れる。

しっかり漬けてやわらかく

白菜とかにかまの甘酢漬け

便秘　下痢　腹部膨満感　におい

20 kcal	食物繊維	0.4 g	塩分	0.5 g

材料（1人分）

白菜 …… 30g
塩 …… 少々
かに風味かまぼこ …… 1本
Ⓐ｜砂糖、酢 …… 各小さじ1/2

作り方

❶ 白菜は繊維を断つようにざく切りにし、塩とともにポリ袋に入れてしんなりするまでもみ込む。

❷ かに風味かまぼこは手で裂く。

❸ ❶に❷、Ⓐを加えて30分以上漬ける。

ごはん

茶碗1杯分（150g）

234 kcal	食物繊維	2.3 g	塩分	0.0 g

アレンジ

浅漬けはかに風味かまぼこのほか、ちくわやはんぺんなどを使うと意外なおいしさ！ 消化もよく、たんぱく質を手軽に補給できます。

主食

3か月をすぎると、野菜や肉を加えたボリュームのある主食が食べられるようになります。麺などはつるりと飲み込みやすいので、消化のために引き続きよく噛むよう注意しましょう。

混ぜるだけで簡単！
ごま油の香りが食欲をそそる

炒めないチャーハン

食欲不振　貧血　味覚・嗅覚

366kcal	食物繊維	2.4g	塩分	1.2g

材料（1人分）

- ごはん……150g
- 卵……1個
- かに風味かまぼこ……2本
- レタス……10g
- 小ねぎ（小口切り）……少々
- Ⓐ ごま油……小さじ1
- Ⓐ しょうゆ……小さじ1/4
- Ⓐ 塩……少々

作り方

❶ レタスはざく切り、かに風味かまぼこは5mm幅に切る。

❷ 耐熱容器に卵を割りほぐし、ふんわりとラップをして電子レンジで40秒加熱する。取り出してほぐすようにして混ぜ、炒り卵のようにする。

❸ ❷が熱いうちにボウルに入れ、❶、ごはん、小ねぎ、Ⓐを加えて混ぜ合わせる。

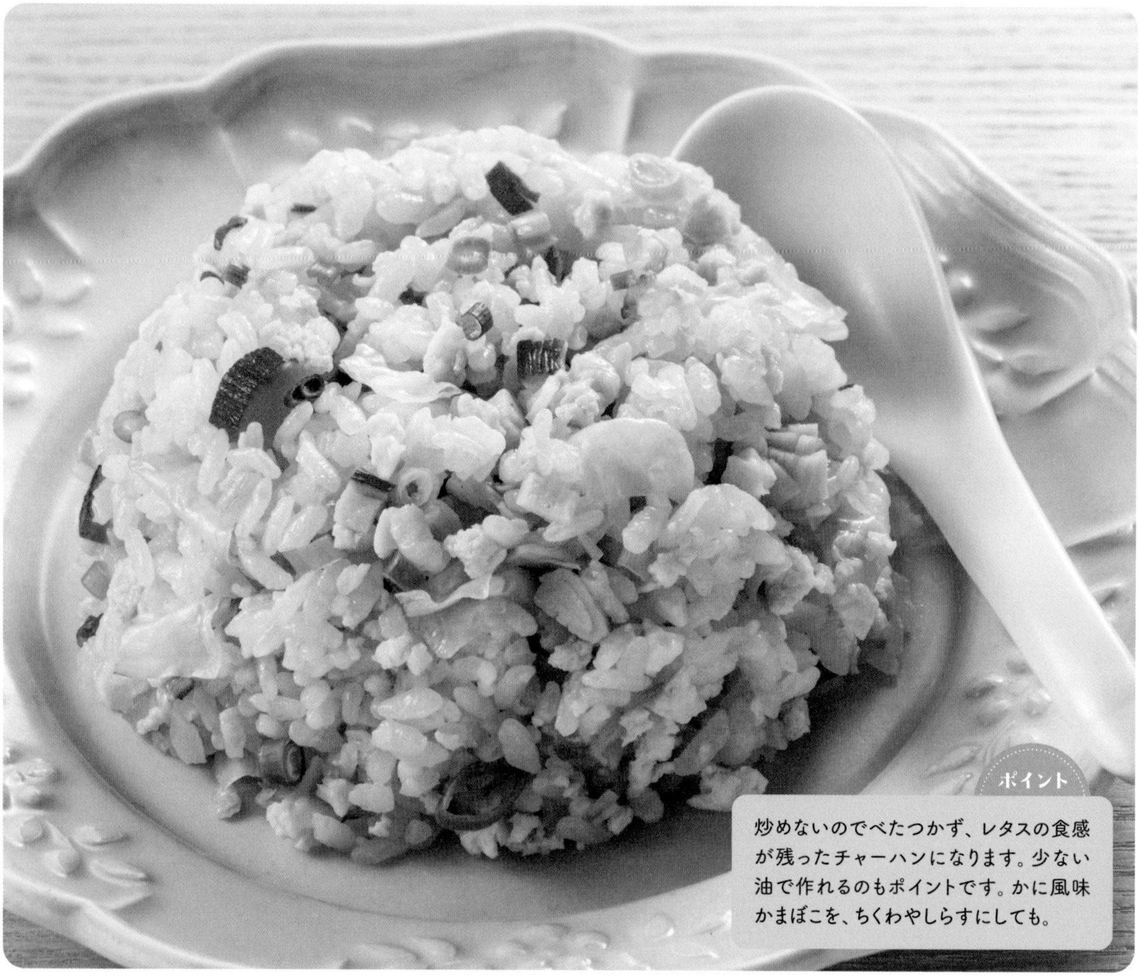

ポイント

炒めないのでべたつかず、レタスの食感が残ったチャーハンになります。少ない油で作れるのもポイントです。かに風味かまぼこを、ちくわやしらすにしても。

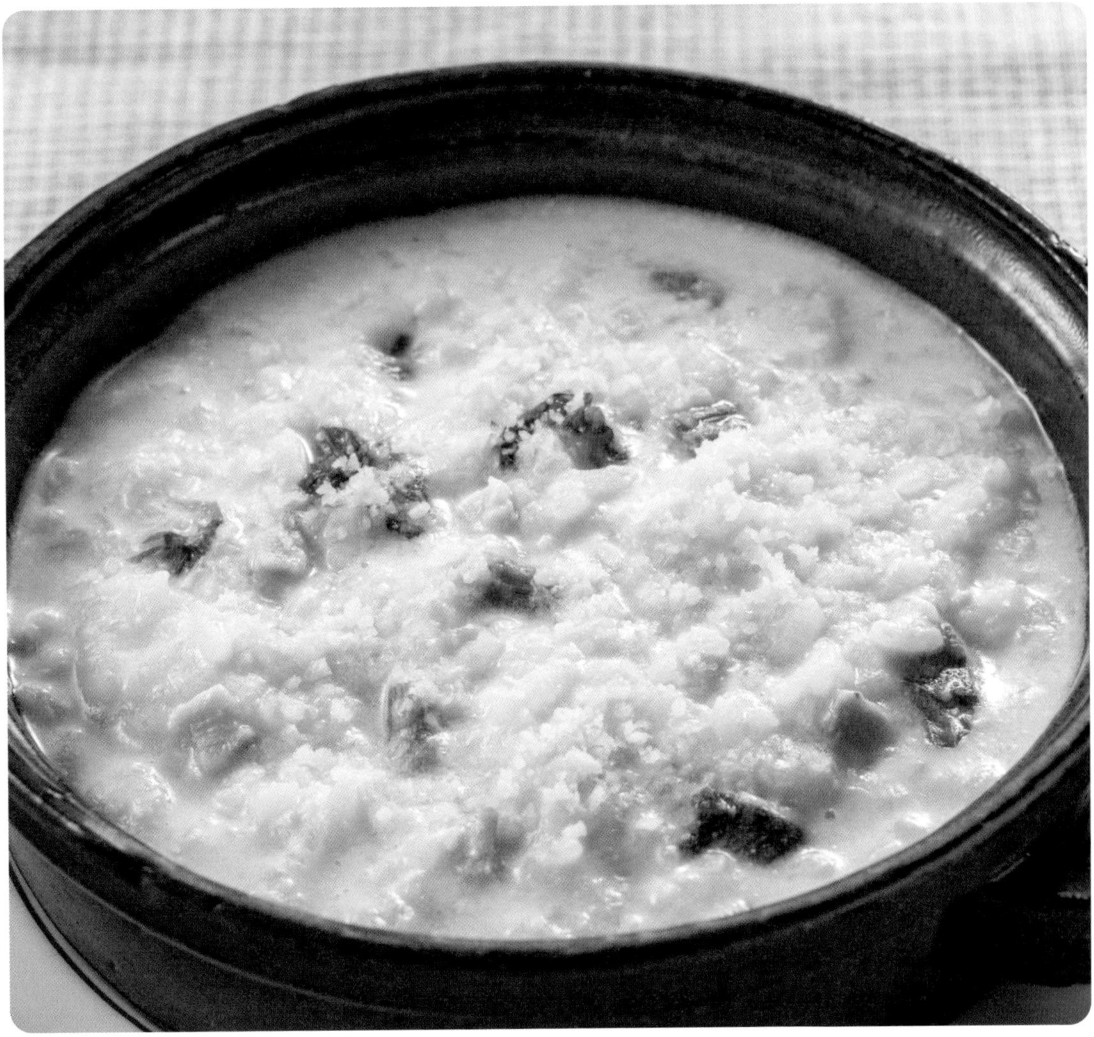

具のアレンジも自在なお手軽イタリアン

豆乳チーズリゾット

便秘 下痢 腹部膨満感 食欲不振

作りおきOK
冷凍2週間

240kcal	食物繊維	2.8g	塩分	1.0g

材料（1人分）

ごはん……100g
ほうれん草……5g
ロースハム……10g
水、無調整豆乳……各1/2カップ
みそ、粉チーズ……各小さじ1

ポイント

豆乳とチーズの組み合わせでコクが増し、満足感がアップします。豆乳を牛乳にするほか、ほうれん草の代わりに刻んだブロッコリーやカリフラワーにしても。

作り方

1. ごはんは洗って水けをきる。ハムはみじん切りにし、ほうれん草は熱湯でやわらかくなるまでゆでて1cm幅に切る。
2. フライパンに水、1を入れて煮立て、弱火にして豆乳を加える。みそを溶き入れ、ひと煮立ちさせる。
3. 2を器に盛り、粉チーズをふる。

ヘルシーなソーセージは豆腐を使えばパサつかずに作れる！

レンチン鶏ソーセージドッグ

腹部膨満感 食欲不振 貧血

177 kcal	食物繊維	1.1 g	塩分	1.1 g

材料（1人分）

ドックパン（またはロールパン）……………………1個
Ⓐ 鶏むねひき肉……………………………………40g
　絹ごし豆腐………………………………………15g
　塩、好みのハーブ（乾燥）…………………各少々
サラダ菜……………………………………………5g
トマトケチャップ………………………………小さじ1/2

作り方

❶ ボウルにⒶを入れてよく練り混ぜ、ラップで包んで10〜12cm長さの筒状にする。

❷ 耐熱容器に❶をのせ、電子レンジで1分30秒加熱する。

❸ ドックパンの中央に切り目を入れ、サラダ菜を敷いて❷をはさみ、トマトケチャップをかける。

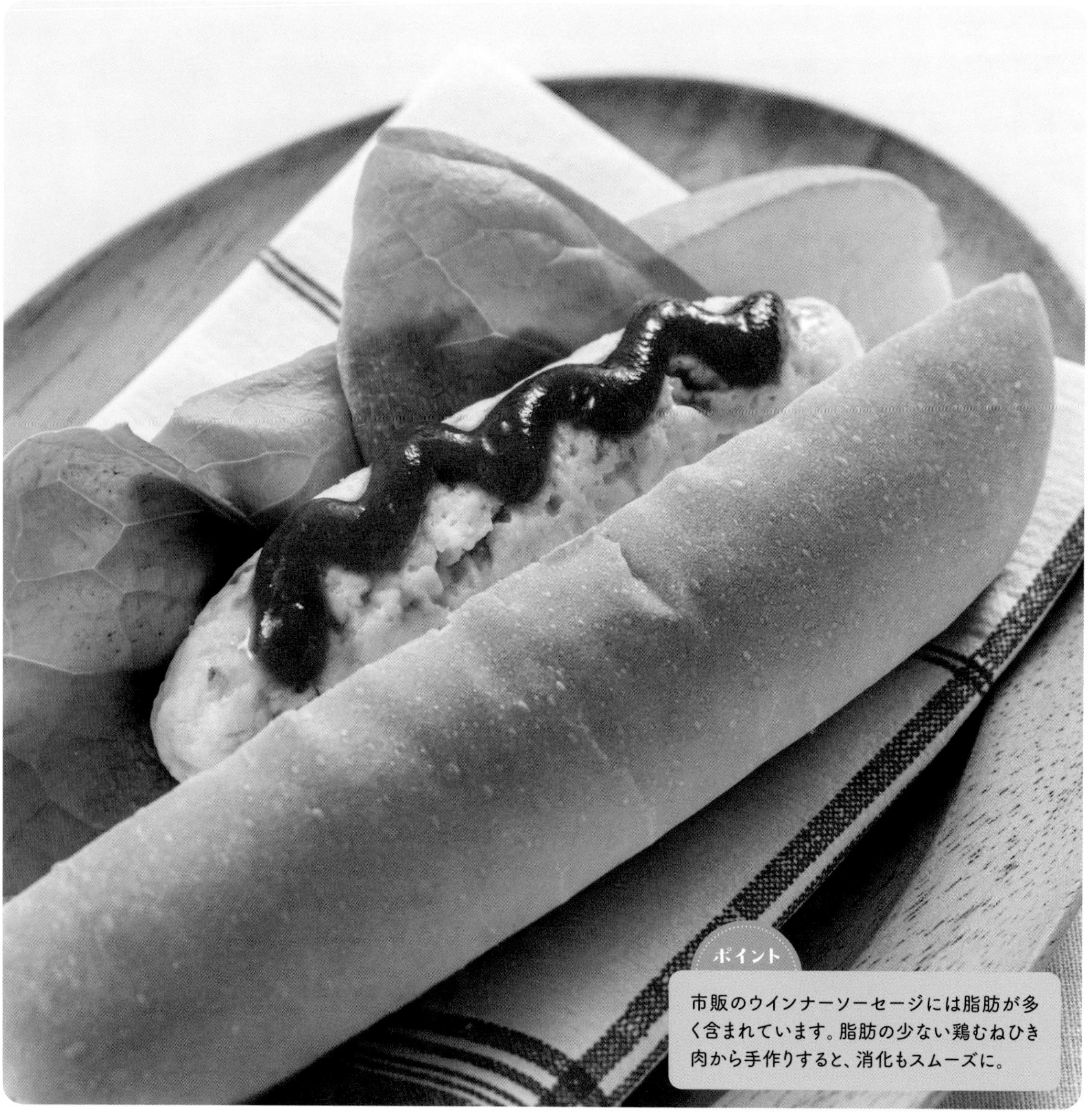

ポイント

市販のウインナーソーセージには脂肪が多く含まれています。脂肪の少ない鶏むねひき肉から手作りすると、消化もスムーズに。

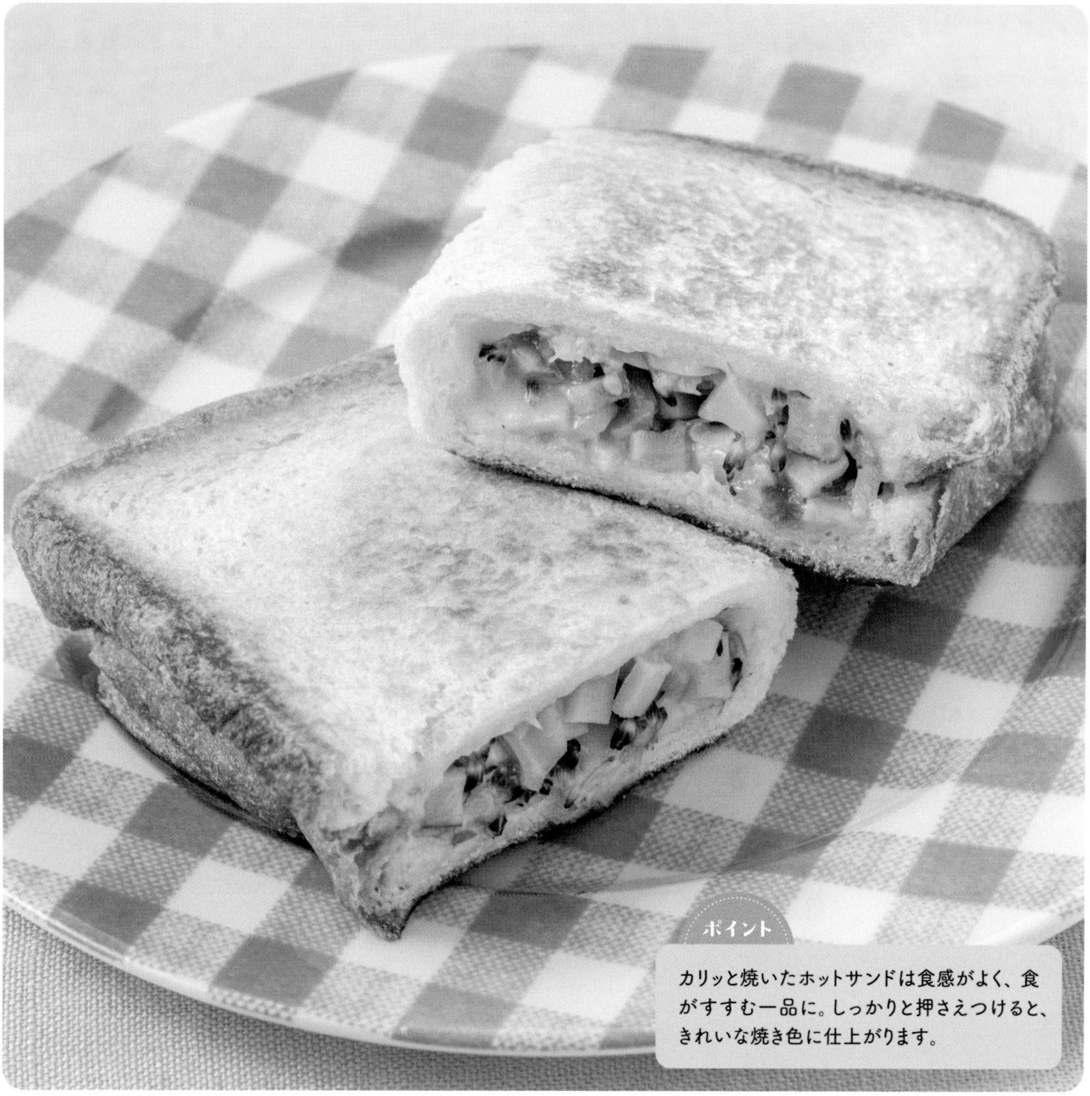

ポイント

カリッと焼いたホットサンドは食感がよく、食がすすむ一品に。しっかりと押さえつけると、きれいな焼き色に仕上がります。

パンの厚みを変えたり耳を落としたりして、さらに消化よく

チーズとハムのフライパンホットサンド

食欲不振 貧血

253 kcal	食物繊維	3.4 g	塩分	1.5 g

材料（1人分）

食パン（6枚切り）……1枚
スライスチーズ（とろけるタイプ）……1枚
ブロッコリー……20g
ロースハム……1/2枚
オリーブ油……小さじ1/2

作り方

❶ ハムは粗みじん切りにする。ブロッコリーは小房に分け、熱湯でやわらかくなるまでゆでて粗みじん切りにする。

❷ 食パンにスライスチーズ、❶をのせて半分に折りたたむ。

❸ フライパンにオリーブ油を中火で熱し、❷をフライ返しなどで押さえつけながら両面こんがりと焼く。半分に切って器に盛る。

ごぼうの味わいがアクセントの具だくさんうどん

けんちんうどん

便秘　下痢　食欲不振

278 kcal	食物繊維	3.2 g	塩分	2.1 g

材料（1人分）

- ゆでうどん……150g
- 鶏もも肉……30g
- 大根、里いも……各20g
- 木綿豆腐……10g
- にんじん、ごぼう……各5g
- ごま油……小さじ1/2
- だし汁……1と1/2カップ
- Ⓐ しょうゆ……大さじ1/2
- Ⓐ みりん、酒……各小さじ1

作り方

1. 鶏肉、豆腐は1cm角に切る。里いもは皮をむいて1cm幅の半月切り、大根、にんじんは皮をむいて薄いいちょう切りにし、ごぼうは繊維を断つように斜め薄切りにする。
2. 鍋にごま油を中火で熱し、鶏肉を炒めて色が変わったらすべての野菜を加え、油がなじむまで炒める。
3. ❷にだし汁を加えて煮立て、弱めの中火にしてふたをし、野菜がやわらかくなるまで煮込む。
4. ❸にⒶを加えてさっと混ぜ、うどんを加えて2〜3分煮込み、豆腐を加えてひと煮立ちさせる。

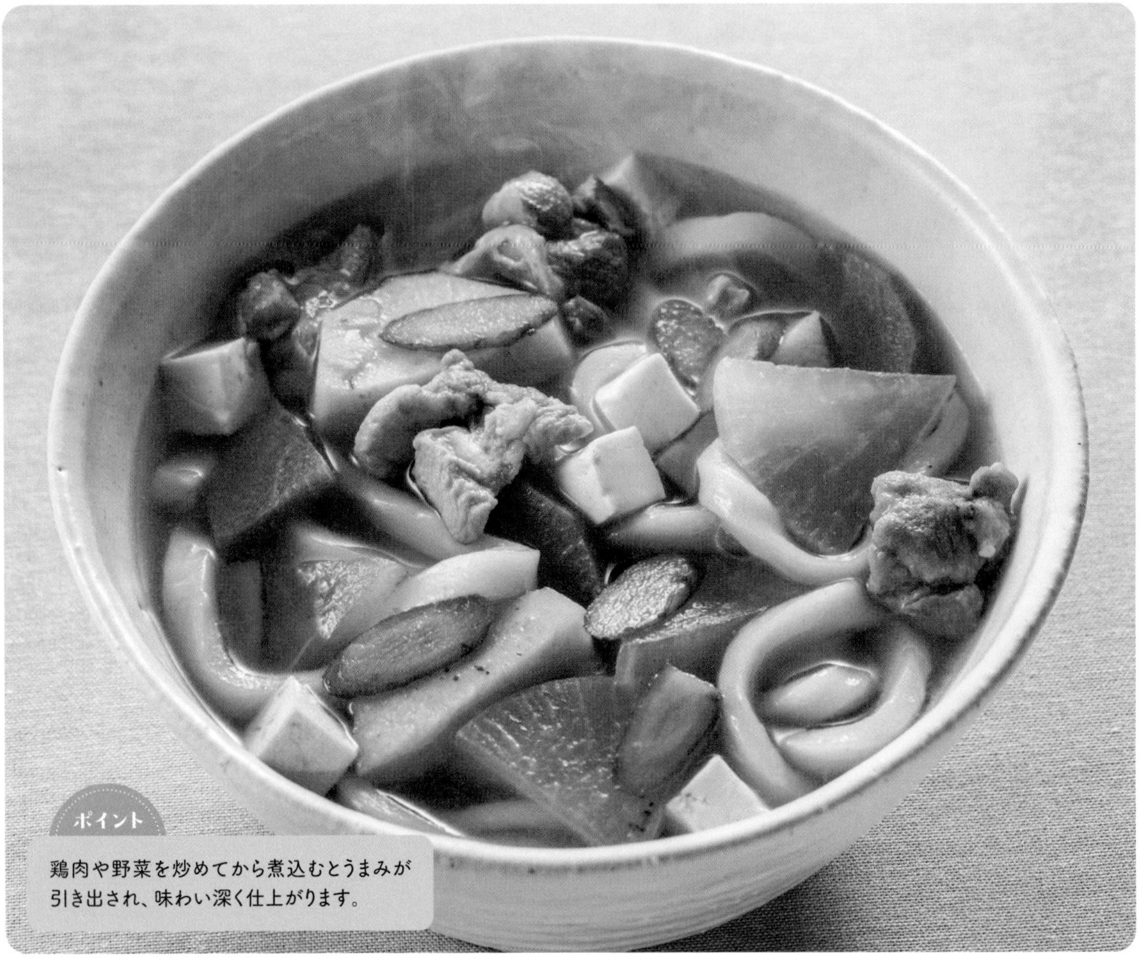

ポイント

鶏肉や野菜を炒めてから煮込むとうまみが引き出され、味わい深く仕上がります。

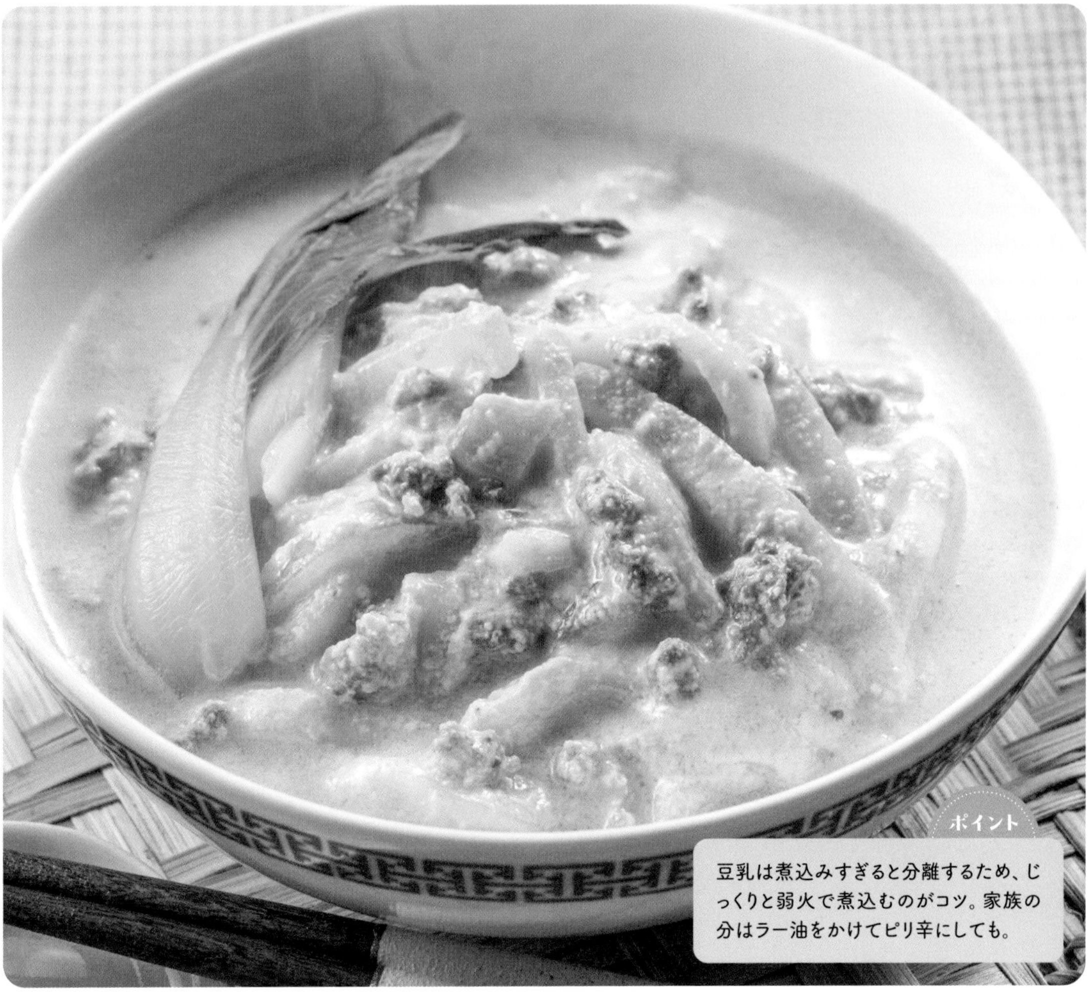

ポイント

豆乳は煮込みすぎると分離するため、じっくりと弱火で煮込むのがコツ。家族の分はラー油をかけてピリ辛にしても。

豚ひき肉をしっかり炒めるとにおいが抑えられて食べやすく

辛くない担々うどん

腹部膨満感 口内炎 食欲不振 貧血

431 kcal	食物繊維	6.4 g	塩分	2.4 g

材料（1人分）

ゆでうどん……150g
豚ももひき肉……30g
玉ねぎ……20g
チンゲン菜……10g
ごま油……小さじ1/2
Ⓐ 水……3/4カップ
　練りごま（白）……大さじ1
みそ……大さじ1/2
無調整豆乳……1カップ
しょうゆ……小さじ1

作り方

1. 玉ねぎは繊維を断つように薄切りにし、チンゲン菜は熱湯でやわらかくなるまでゆでる。
2. 鍋にごま油を中火で熱し、ひき肉を入れてしっかりと炒め、玉ねぎを加えて1分炒める。
3. 玉ねぎがやわらかくなったらⒶを加え、ひと煮立ちさせる。
4. ❸にみそを溶き入れ、うどん、豆乳を加える。弱火にしてうどんがやわらかくなるまで煮込み、しょうゆを加えて味を調えたら器に盛り、チンゲン菜を添える。

肉や魚の量を増やしたり、適度に炒め油を使ったりして、少しずつ以前の食事に近づけていきましょう。かさ増しにもなる魚肉練り製品や大豆製品が引き続き活躍します。

油少なめでもしっかりした食べごたえ

ささみチーズカツレツ

におい　貧血　味覚・嗅覚

131 kcal	食物繊維	0.6g	塩分	0.6g

材料（1人分）

鶏ささみ……50g
塩……少々
Ⓐ パン粉……大さじ2
　粉チーズ……小さじ2
　オリーブ油……小さじ1/2
　パセリ（乾燥）……少々
オリーブ油……小さじ1/2
レモン（くし形切り）、パセリ……各少々

作り方

❶ ささみは薄皮とすじを除いてラップで包み、めん棒などでたたいて薄くのばし、塩をふる。

❷ ❶の両面に混ぜ合わせたⒶを押さえつけるようにしてまぶす。

❸ フライパンにオリーブ油を中火で熱し、❷を両面こんがりと焼く。器に盛り、レモンとパセリを添える。

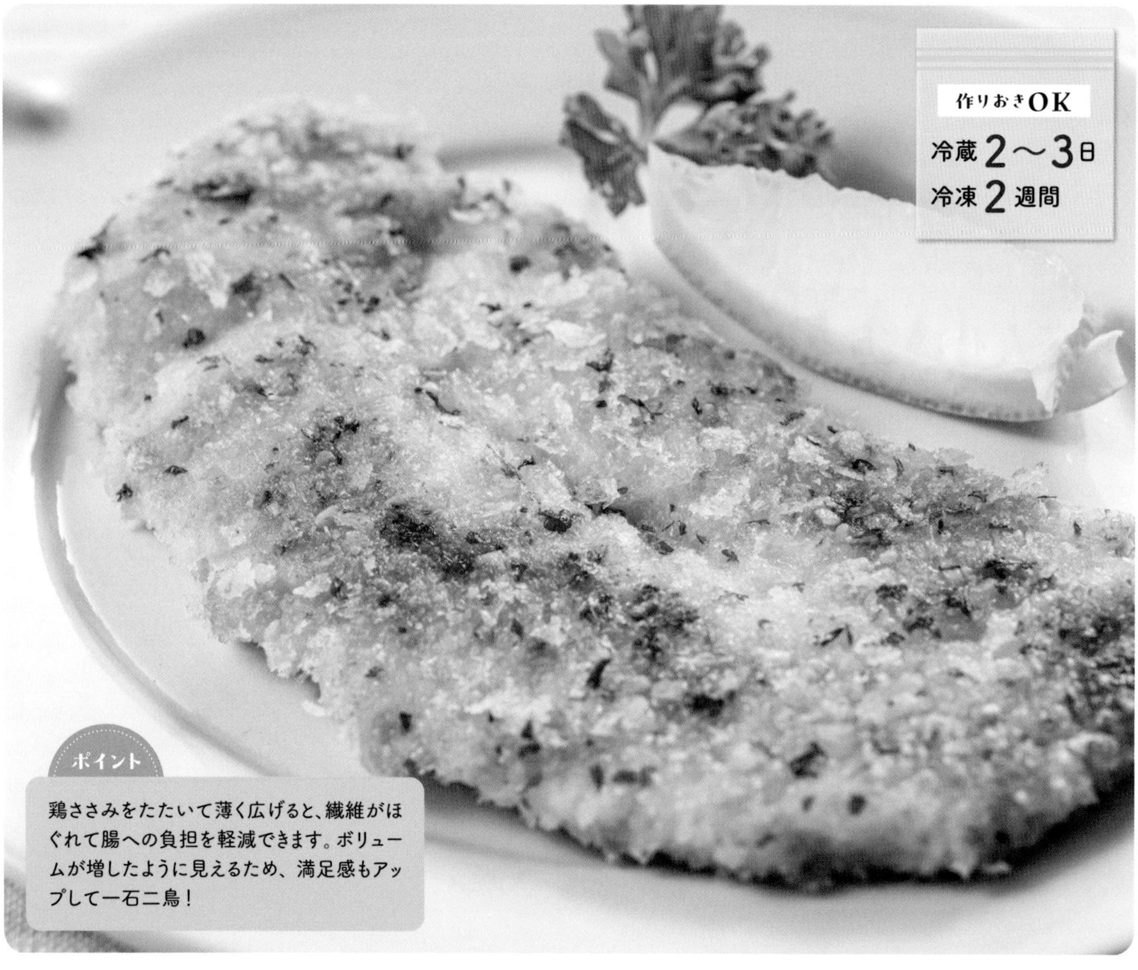

作りおきOK
冷蔵2〜3日
冷凍2週間

ポイント

鶏ささみをたたいて薄く広げると、繊維がほぐれて腸への負担を軽減できます。ボリュームが増したように見えるため、満足感もアップして一石二鳥！

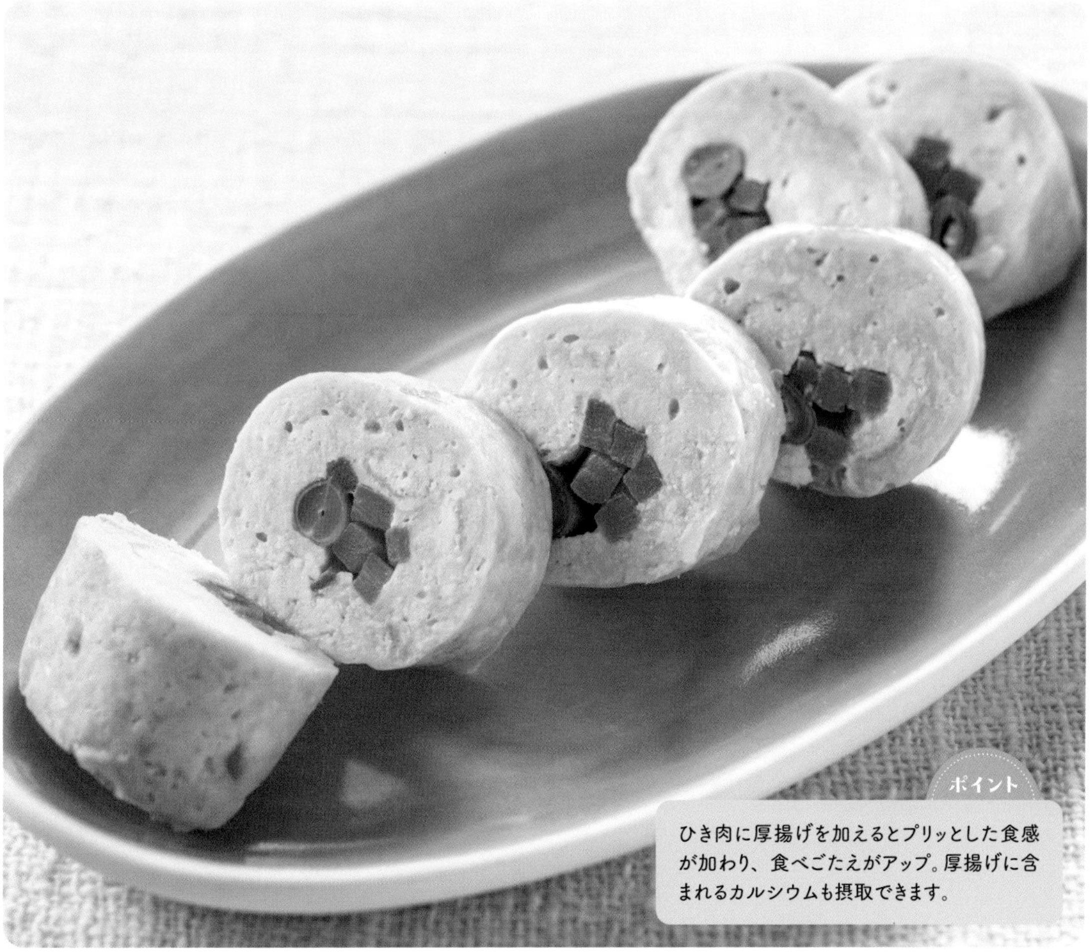

ポイント

ひき肉に厚揚げを加えるとプリッとした食感が加わり、食べごたえがアップ。厚揚げに含まれるカルシウムも摂取できます。

厚揚げ入りでヘルシーにかさ増し！

フライパン鶏ミートローフ

腹部膨満感 食欲不振 貧血

85 kcal	食物繊維	0.9 g	塩分	1.1 g

作りおきOK
冷蔵 2～3日
冷凍 2 週間

材料（1人分）

- 鶏むねひき肉 …… 50g
- にんじん …… 10g
- さやいんげん …… 1本
- Ⓐ 絹厚揚げ …… 25g
- Ⓐ しょうゆ …… 小さじ1/2
- Ⓐ 塩 …… 少々

作り方

1. にんじんは皮をむき、繊維を断つようにせん切りにする。さやいんげんはすじを除く。ともに熱湯でやわらかくなるまでゆでる。
2. ボウルにひき肉、Ⓐを入れ、なめらかになるまで練り混ぜる。オーブンシートを12×8cmになるように広げ、❶の野菜を並べて手前から巻き、筒状に成形する。
3. ❷をアルミホイルで包み、フライパンに巻き終わりが上になるようにおき、水大さじ3（分量外）を加えて煮立てる。
4. 弱火にしてふたをし、8～10分蒸し焼きにする。そのまま粗熱をとり、食べやすい大きさに切る。

とろっとしたあんで具材をまとめ、食べやすく

五宝菜

便秘 腹部膨満感 口内炎

125 kcal	食物繊維	0.7 g	塩分	0.9 g

作りおきOK

冷蔵 2〜3日

材料（1人分）

豚もも薄切り肉……1枚（30g）
白菜……20g
にんじん、小松菜……各10g
ごま油……小さじ1/2
Ⓐ 水……1/4カップ
　しょうゆ、酒、オイスターソース、片栗粉……各小さじ1/2
うずらの卵（水煮）……2個

作り方

1. 豚肉は2cm幅に切る。白菜は繊維を断つようにそぎ切りにし、にんじんは皮をむいて短冊切りにする。小松菜は3cm長さに切る。
2. フライパンにごま油を中火で熱し、豚肉、野菜の順に炒める。水大さじ2（分量外）を加え、ふたをして弱火にし、2〜3分ほど野菜がやわらかくなるまで煮込む。
3. 2に混ぜ合わせたⒶを回し入れ、うずらの卵を加えてとろみがつくまで煮込む。

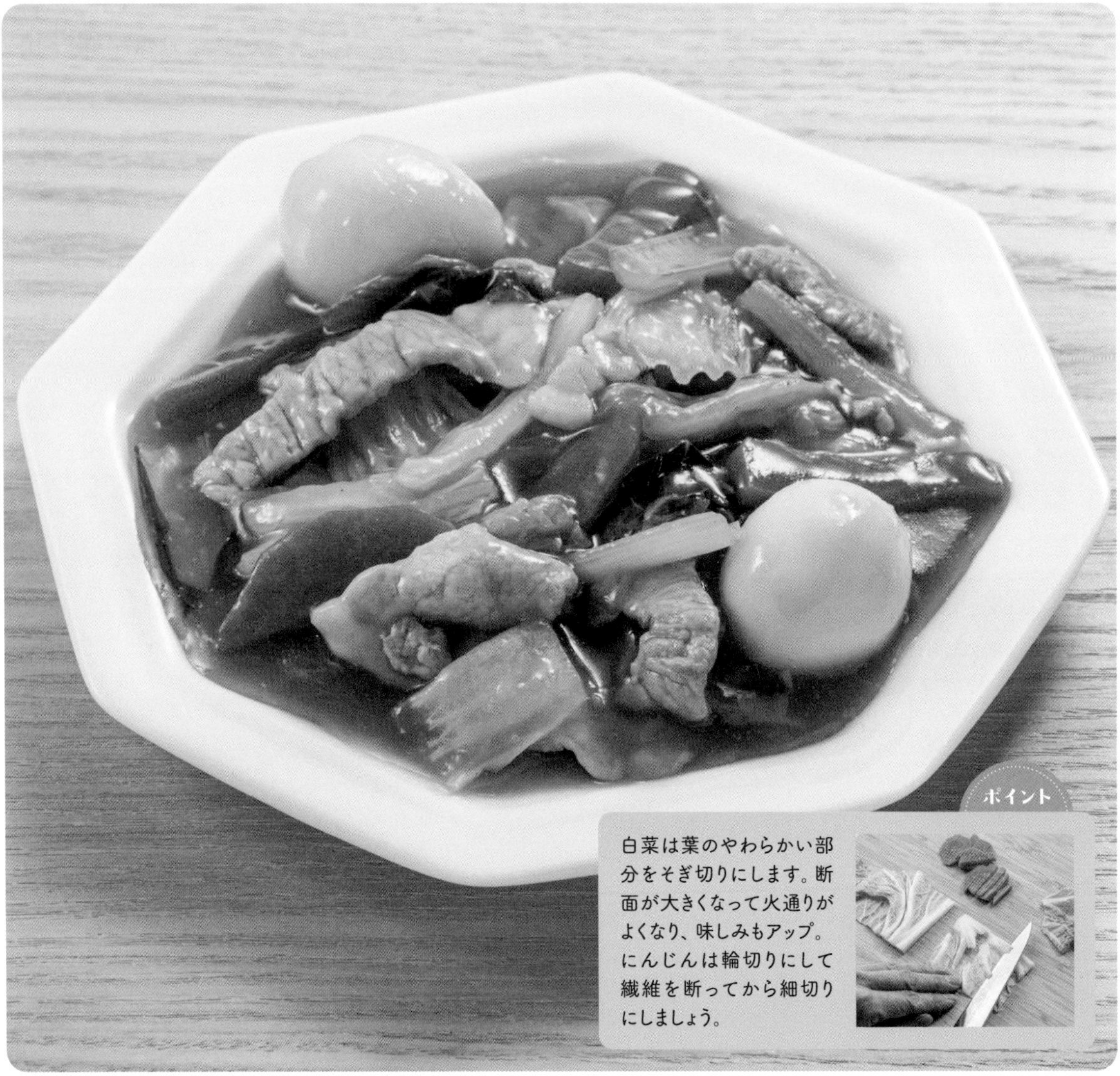

ポイント

白菜は葉のやわらかい部分をそぎ切りにします。断面が大きくなって火通りがよくなり、味しみもアップ。にんじんは輪切りにして繊維を断ってから細切りにしましょう。

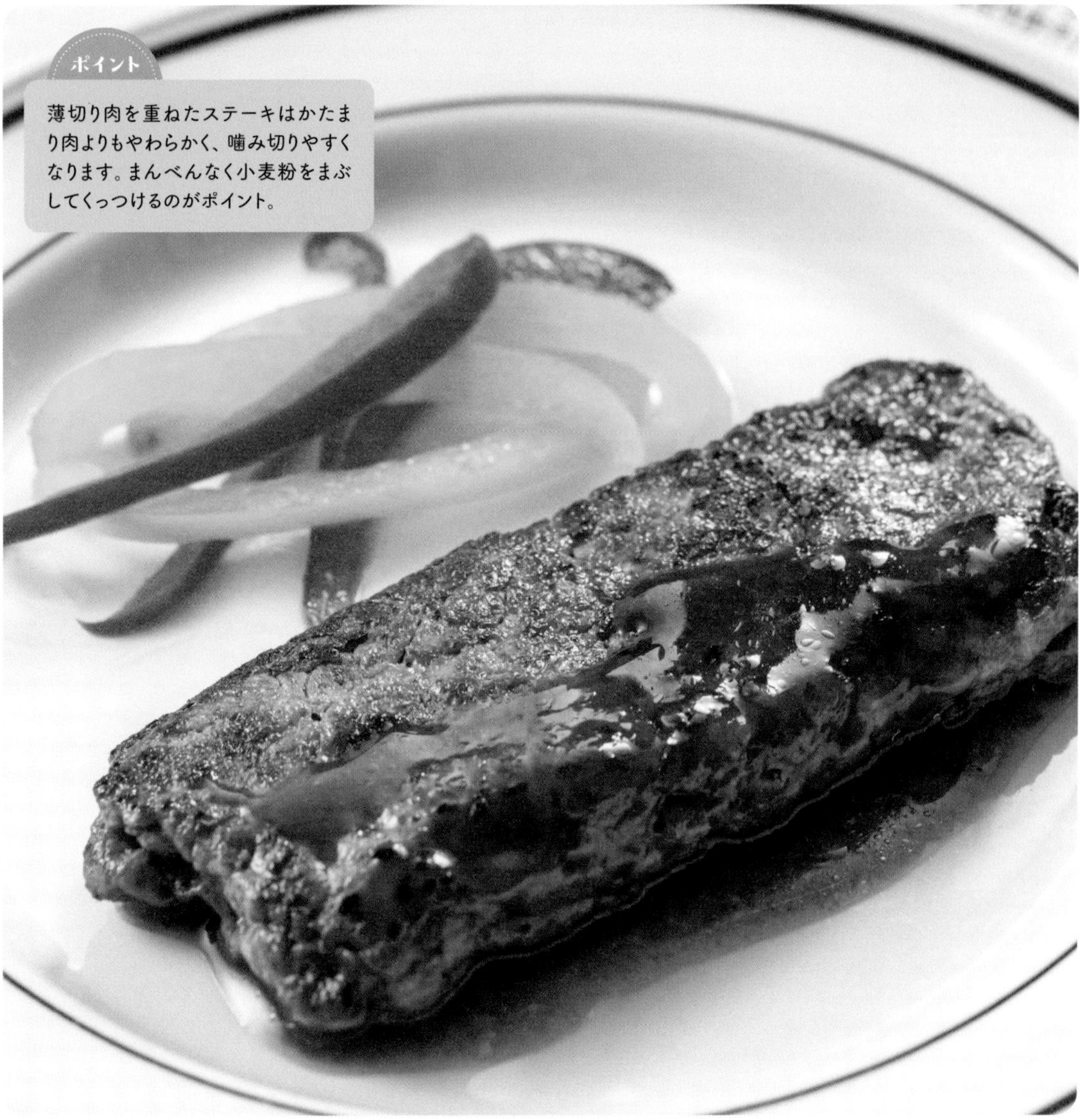

ポイント

薄切り肉を重ねたステーキはかたまり肉よりもやわらかく、噛み切りやすくなります。まんべんなく小麦粉をまぶしてくっつけるのがポイント。

薄切り肉を重ねて、ステーキ肉のような見た目に！

薄切り牛肉のミルフィーユステーキ

貧血 **味覚・嗅覚**

140 kcal	食物繊維	0.2 g	塩分	1.0 g

作りおきOK
冷蔵 2～3 日
冷凍 2 週間

材料（1人分）

牛もも薄切り肉（しゃぶしゃぶ用）……2枚（50g）
塩……少々
小麦粉……小さじ1
パプリカ（赤・黄）……各5g
サラダ油……小さじ1/2
Ⓐ 水……大さじ1
　しょうゆ、みりん……各小さじ1/2
　砂糖……ひとつまみ

作り方

❶ 牛肉は広げて塩をふって小麦粉をまぶし、重ねてステーキのような形に整える。

❷ パプリカはヘタと種を除き、細切りにする。フライパンにサラダ油を中火で熱し、さっと焼いて器に盛る。

❸ 同じフライパンに❶を入れ、両面こんがりと焼く。合わせたⒶを回し入れ、煮つめながらからめ、❷に盛る。

下処理のひと手間で魚のにおいを抑えて食べやすく

鮭の甘酢炒め

腹部膨満感 食欲不振 貧血

171 kcal	食物繊維	0.6 g	塩分	1.3 g

作りおきOK
冷蔵 2～3日
冷凍 2週間

材料（1人分）

生鮭……中1切れ（60g）
塩……少々
小麦粉……小さじ1
玉ねぎ、ピーマン、パプリカ（赤）……各10g
ごま油……小さじ1/2
Ⓐ 水……大さじ1
　 酢……大さじ1/2
　 しょうゆ、砂糖……各小さじ1

作り方

❶ 鮭は4等分に切り、塩をふって2～3分おき、ペーパータオルで水けをふいて小麦粉を薄くまぶす。

❷ 玉ねぎは繊維を断つように5mm幅に切り、ピーマンとパプリカはヘタと種を除いて同様に5mm幅に切る。

❸ フライパンにごま油を中火で熱し、❶、❷を焼く。野菜がしんなりとしたら、合わせたⒶを回し入れて汁けがとぶまで炒め合わせる。

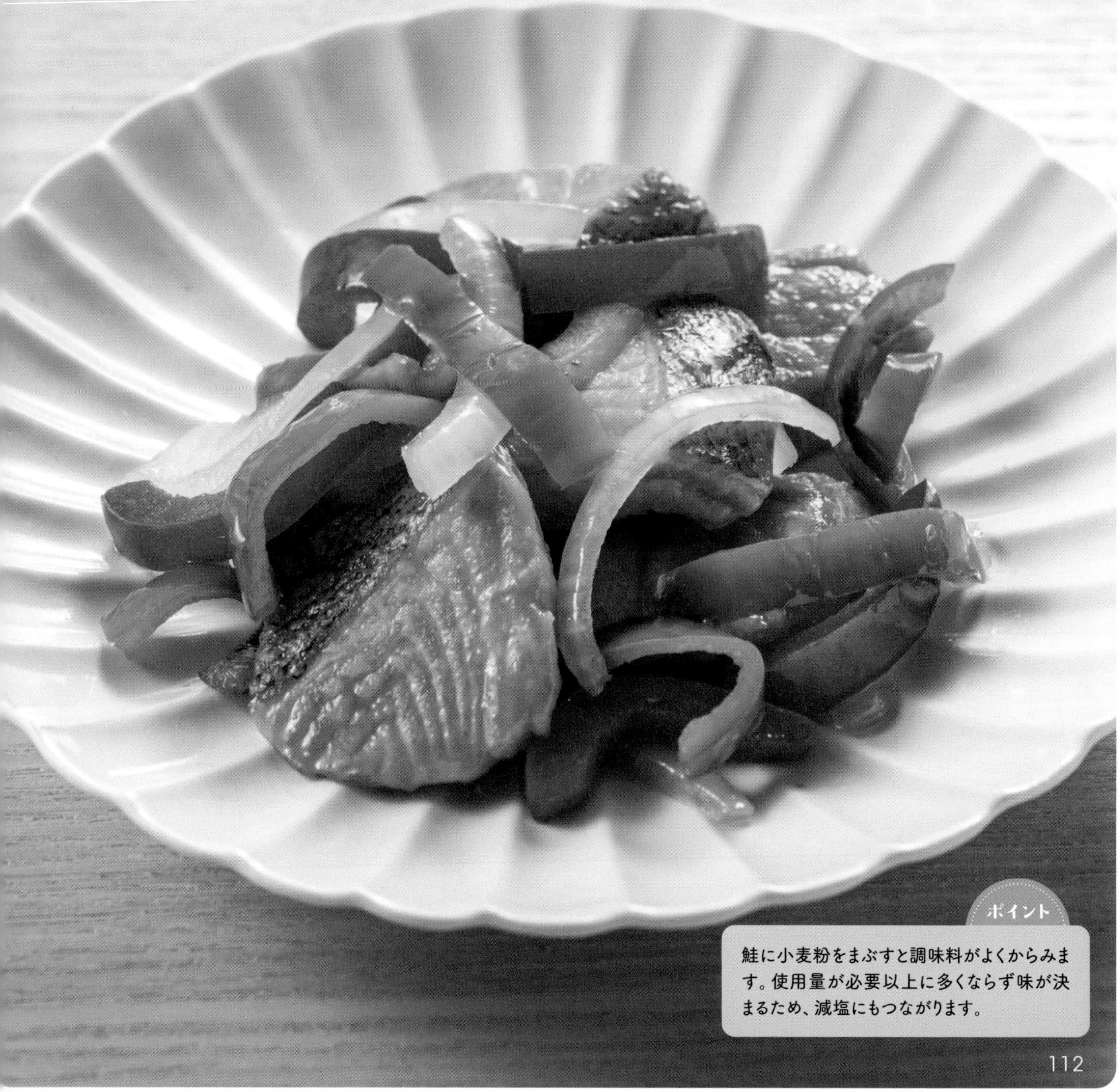

ポイント

鮭に小麦粉をまぶすと調味料がよくからみます。使用量が必要以上に多くならず味が決まるため、減塩にもつながります。

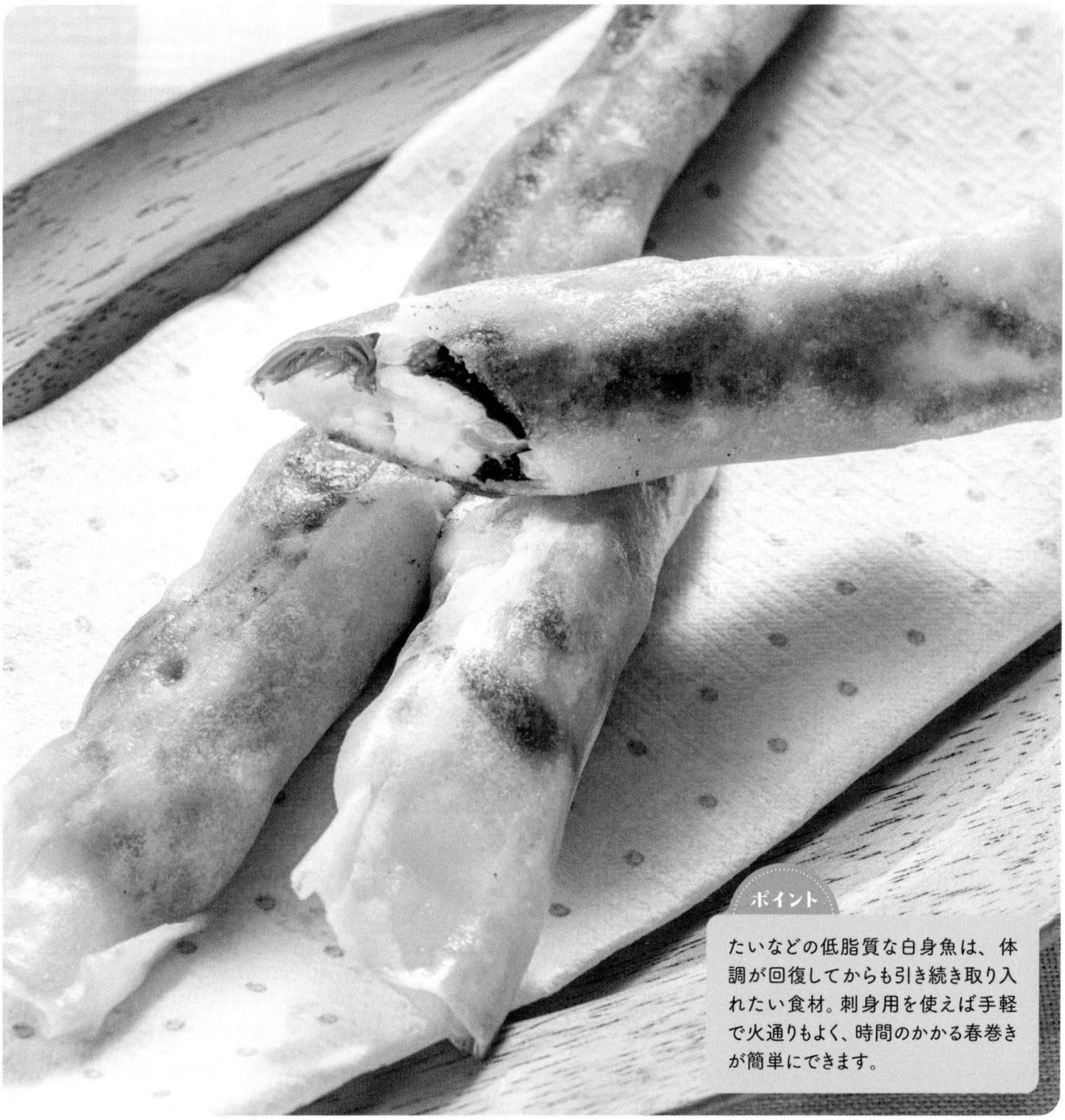

ポイント

たいなどの低脂質な白身魚は、体調が回復してからも引き続き取り入れたい食材。刺身用を使えば手軽で火通りもよく、時間のかかる春巻きが簡単にできます。

サクッとした春巻きの皮でボリュームが増し、満足感アップ

白身魚の焼き春巻き

腹部膨満感 **におい**

162 kcal	食物繊維	1.1 g	塩分	0.6 g

作りおきOK
冷蔵 2〜3日
冷凍 2 週間

材料（1人分）

たい（刺身用）………… 4〜5切れ（50g）
ほうれん草、もやし………… 各10g
Ⓐ しょうゆ、酒、オイスターソース ………… 各小さじ1/4
春巻きの皮（半分に切る）………… 1枚
Ⓑ 小麦粉、水………… 各小さじ1
ごま油………… 小さじ1

作り方

1. たいは半分に切る。ほうれん草は熱湯でやわらかくなるまでゆでて3cm長さに切る。
2. ボウルに❶、もやし、Ⓐを入れて混ぜる。
3. 春巻きの皮に❷を等分にのせて端から巻き、合わせたⒷでとめる。
4. フライパンにごま油を中火で熱し、❸を両面こんがりと焼く。

脂肪の多い養殖よりも天然を選ぶのがおすすめ

ぶりの麻婆豆腐風

腹部膨満感　貧血

228 kcal	食物繊維	0.7 g	塩分	1.3 g

作りおきOK
冷蔵 2～3日
冷凍 2 週間

材料（1人分）

ぶり（天然）……中1切れ（60g）
塩……少々
木綿豆腐……50g
玉ねぎ……10g
ごま油……小さじ1
Ⓐ 水……1/4カップ
　オイスターソース……小さじ1
　しょうゆ、片栗粉……各小さじ1/2

作り方

❶ ぶりは塩をふって2分おき、ペーパータオルで水けをふいて2cm角に切る。豆腐はペーパータオルで包んで軽く水きりし、2cm角に切る。玉ねぎはみじん切りにする。

❷ フライパンにごま油を弱火で熱し、玉ねぎを入れて1分炒める。ぶりを加えて中火にし、色が変わるまで炒める。

❸ ❷に混ぜ合わせたⒶ、豆腐を加え、とろみがつくまで煮込む。

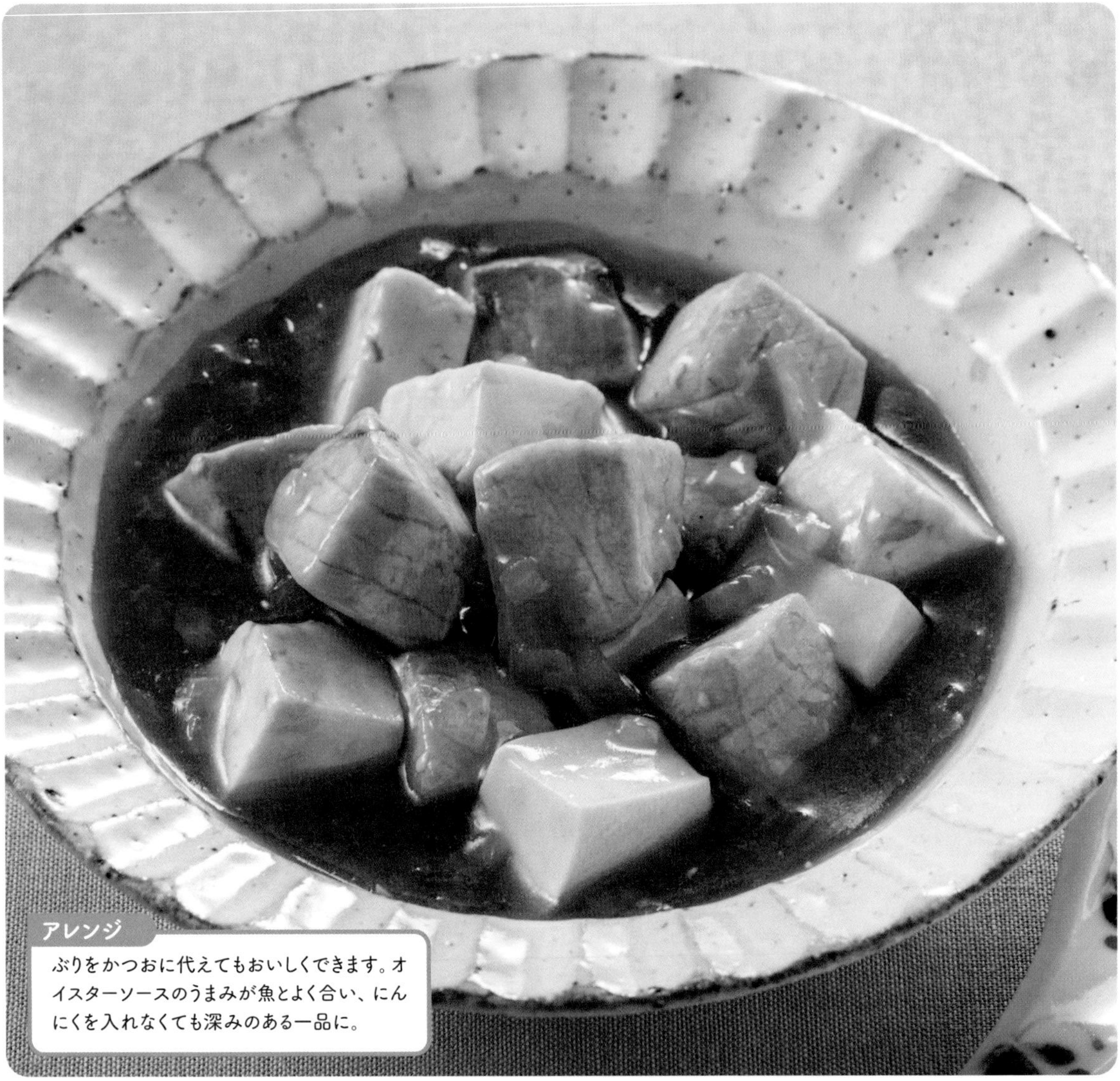

アレンジ

ぶりをかつおに代えてもおいしくできます。オイスターソースのうまみが魚とよく合い、にんにくを入れなくても深みのある一品に。

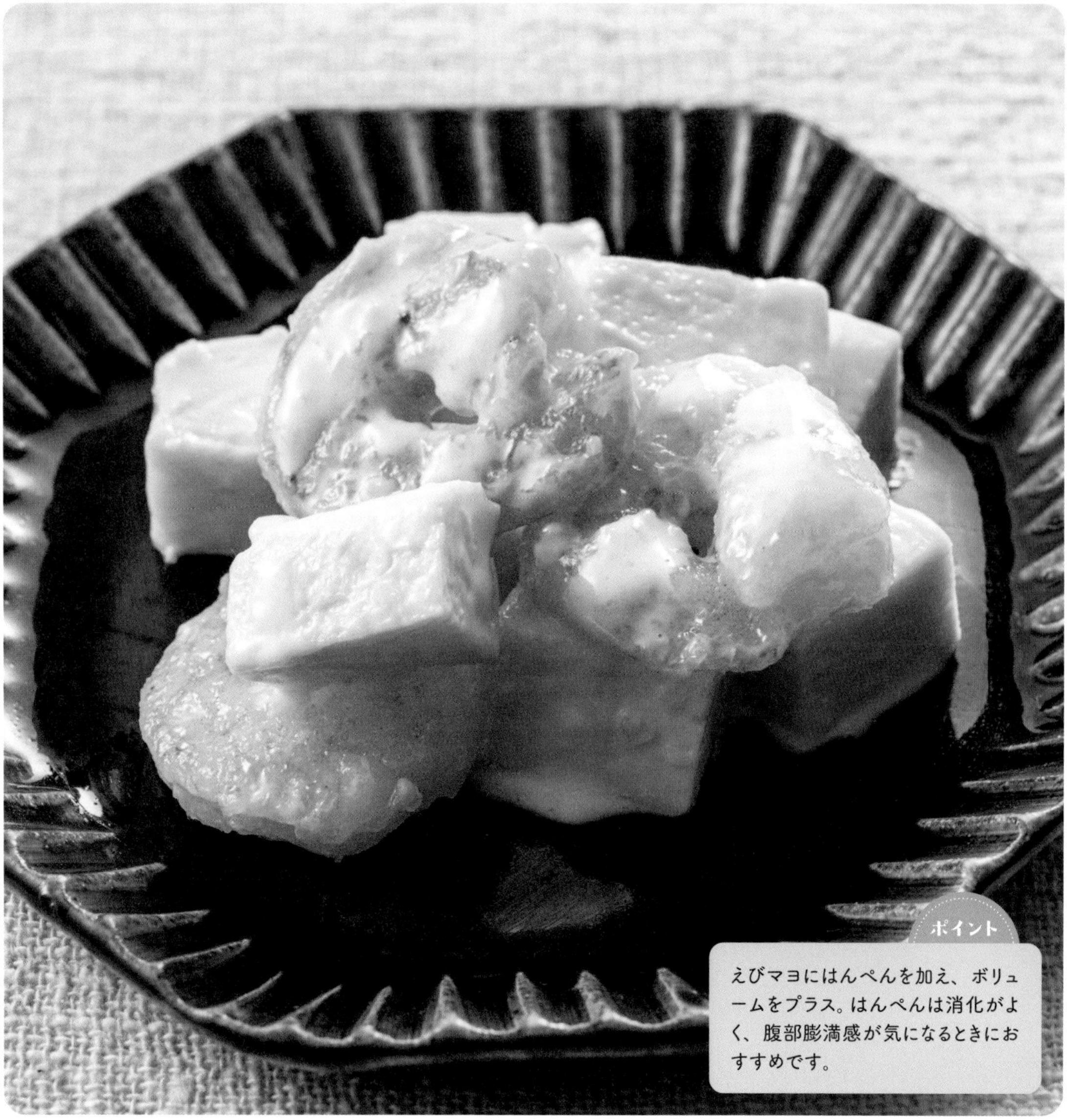

ポイント

えびマヨにはんぺんを加え、ボリュームをプラス。はんぺんは消化がよく、腹部膨満感が気になるときにおすすめです。

ソースにヨーグルトを使ってマヨネーズを控えめに

えびマヨはんぺん

腹部膨満感　におい　口内炎

139kcal	食物繊維	0.0g	塩分	0.6g

材料（1人分）

むきえび、はんぺん …… 各30g
片栗粉 …… 小さじ1/2
Ⓐ マヨネーズ、プレーンヨーグルト …… 各小さじ1
　砂糖 …… 小さじ1/2
サラダ油 …… 小さじ1

作り方

1. えびは背わたを除き、塩適量（分量外）をもみ込んで流水で洗う。ペーパータオルで水けをふき、片栗粉をまぶす。
2. はんぺんは2cm角に切る。
3. フライパンにサラダ油を中火で熱し、❶を両面焼く。ボウルにⒶを混ぜ合わせ、えび、❷を加えて混ぜ合わせる。

お弁当のおかずにもなるちょうどいいサイズ

スパニッシュ和風オムレツ

便秘　食欲不振　貧血　味覚・嗅覚

167 kcal	食物繊維	1.3 g	塩分	1.2 g

作りおきOK
冷蔵 2〜3日
冷凍 2週間

材料（1人分）

卵 …… 1個
じゃがいも …… 30g
ロースハム、玉ねぎ …… 各10g
ピーマン …… 5g
塩 …… 小さじ1/2
オリーブ油 …… 小さじ1

作り方

❶ じゃがいもは皮をむいて2cm角に切り、ラップで包んで電子レンジで1〜2分加熱する。ハムは1cm角に切り、玉ねぎは5mm角に、ピーマンはヘタと種を除いて5mm角に切る。

❷ ボウルに卵を割りほぐし、塩を加えて混ぜる。

❸ 小さめのフライパンにオリーブ油を中火で熱し、❶を炒めて❷を加え、さっと混ぜてふたをし、3〜4分加熱する。卵がかたまってきたら裏返し、焼き色をつける。

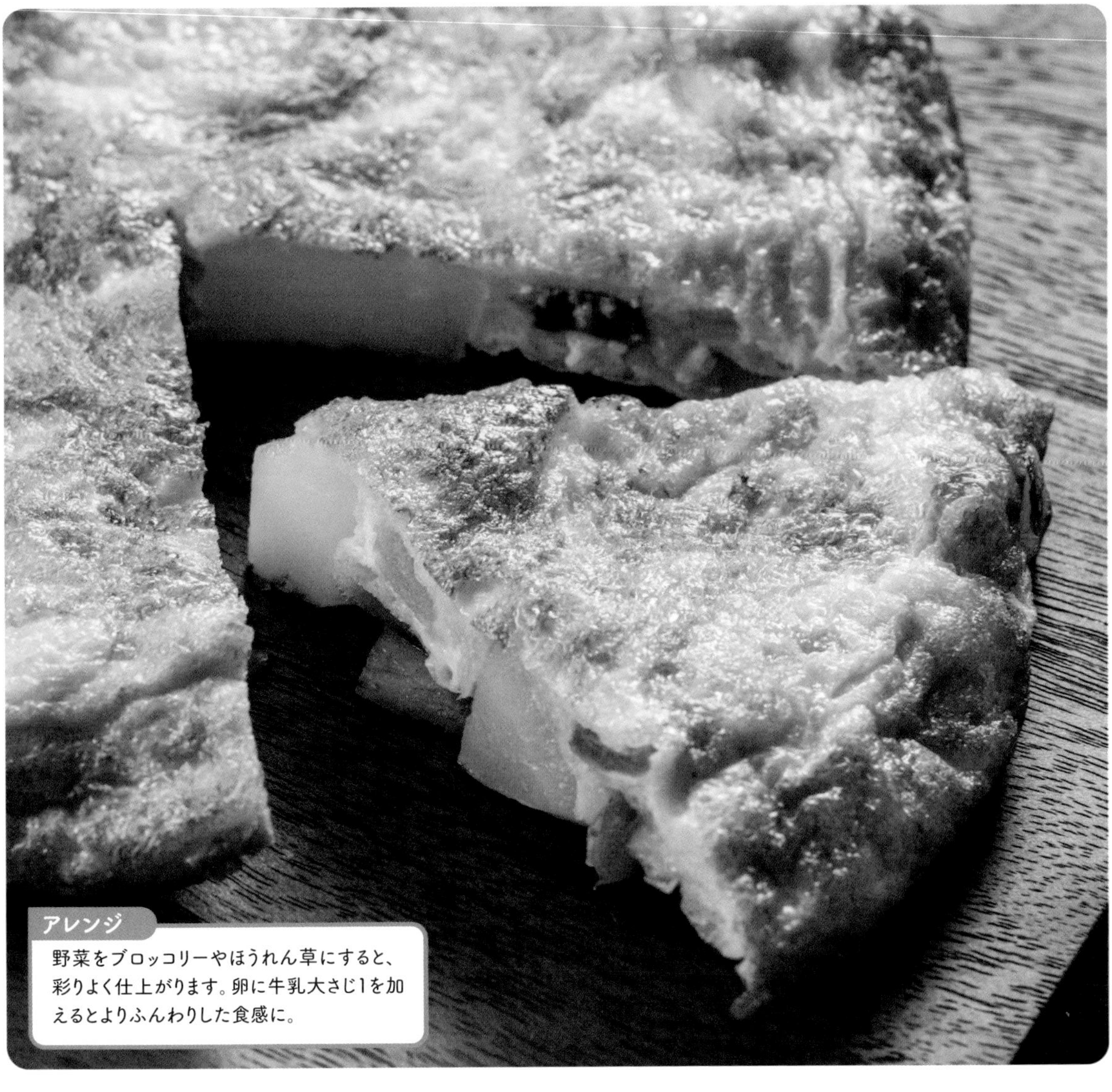

アレンジ

野菜をブロッコリーやほうれん草にすると、彩りよく仕上がります。卵に牛乳大さじ1を加えるとよりふんわりした食感に。

PART 3

退院後3か月から

主菜

厚揚げだから焼くときに崩れにくい

厚揚げステーキの鶏そぼろあん

腹部膨満感 食欲不振 貧血

142kcal	食物繊維	1.2g	塩分	0.9g

材料（1人分）

絹厚揚げ ………… 80g
Ⓐ 鶏ひき肉 ………… 20g
　だし汁 ………… 1/4カップ
　しょうゆ、みりん ………… 各小さじ1
　片栗粉 ………… 小さじ1/2
小ねぎ（小口切り） ………… 少々

作り方

1. フライパンを中火で熱し、厚揚げを両面こんがりと焼く。しみでた油をペーパータオルでふき取り、器に盛る。
2. 同じフライパンにⒶを入れて中火で熱し、ひき肉をほぐしながら火を通し、とろみがついたら1にかけ、小ねぎを散らす。

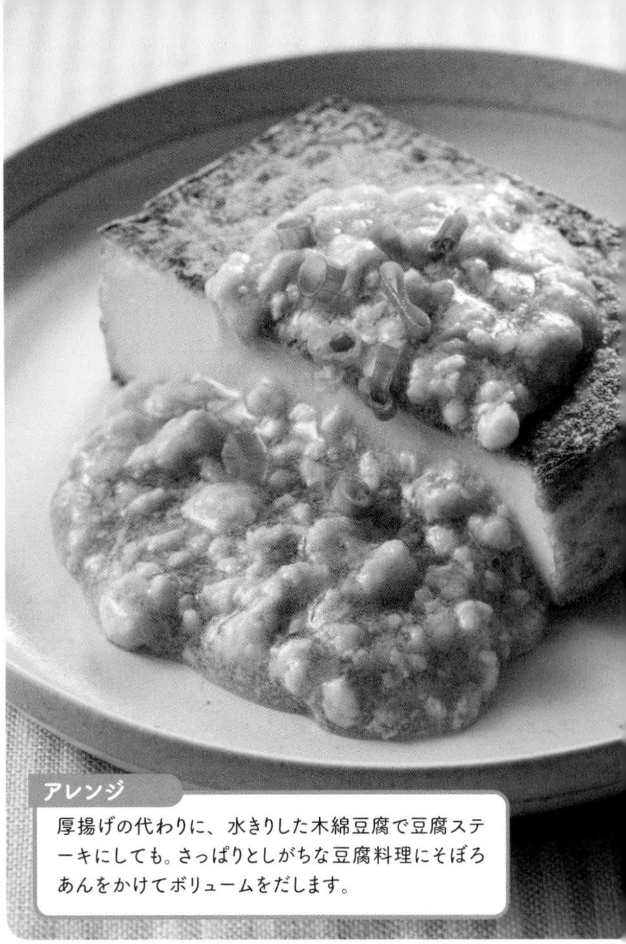

アレンジ

厚揚げの代わりに、水きりした木綿豆腐で豆腐ステーキにしても。さっぱりとしがちな豆腐料理にそぼろあんをかけてボリュームをだします。

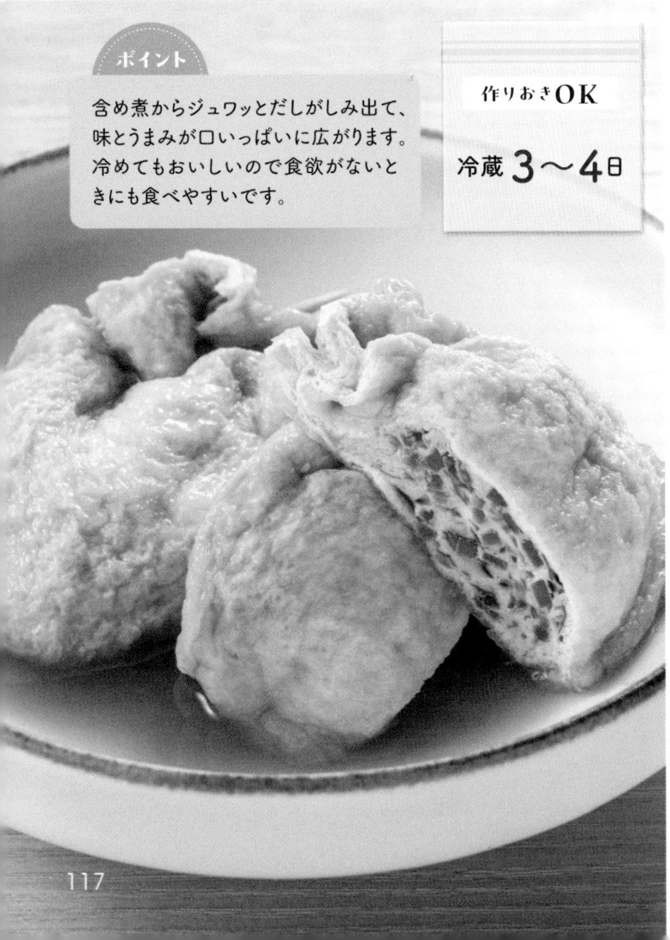

ポイント

含め煮からジュワッとだしがしみ出て、味とうまみが口いっぱいに広がります。冷めてもおいしいので食欲がないときにも食べやすいです。

作りおきOK
冷蔵 3〜4日

油揚げや小松菜で鉄を取り入れて貧血予防

油揚げの含め煮

腹部膨満感 食欲不振 貧血

180kcal	食物繊維	1.0g	塩分	1.4g

材料（1人分）

油揚げ ………… 1枚
にんじん、小松菜 ………… 各10g
しいたけ ………… 5g
Ⓐ 溶き卵 ………… 1個分
　しょうゆ ………… 小さじ1/4
Ⓑ だし汁 ………… 1/2カップ
　しょうゆ、みりん ………… 各小さじ1

作り方

1. にんじんは皮をむき、しいたけは軸を落とし、小松菜とともにみじん切りにする。ボウルにⒶとともに入れて混ぜ合わせる。
2. 油揚げは熱湯で油抜きし、半分に切って袋状に開き、1を等分に詰めてつま楊枝でとめる。
3. 小鍋にⒷを煮立て、2を加えてふたをし、5〜6分煮る。

梅干しではっきりとした味わいに

オクラとささみの梅あえ

におい　吐き気　味覚・嗅覚

40kcal	食物繊維	1.2g	塩分	0.6g

材料（1人分）

オクラ……2本
鶏ささみ……30g
A 梅干し（種を除いてたたく）……5g
　しょうゆ、砂糖……各小さじ1/6
　かつお節……少々

作り方

1. オクラは熱湯でやわらかくなるまでゆでてヘタを落とし、小口切りにする。同じ湯でささみをゆで、手で食べやすく裂く。
2. ボウルにA、1を入れて混ぜ合わせる。

副菜

根菜やきのこ、海藻などの不溶性食物繊維を含むものも取り入れてみましょう。副菜を1～2品プラスすると食卓がにぎやかになり、食事がよりいっそう楽しいものになります。

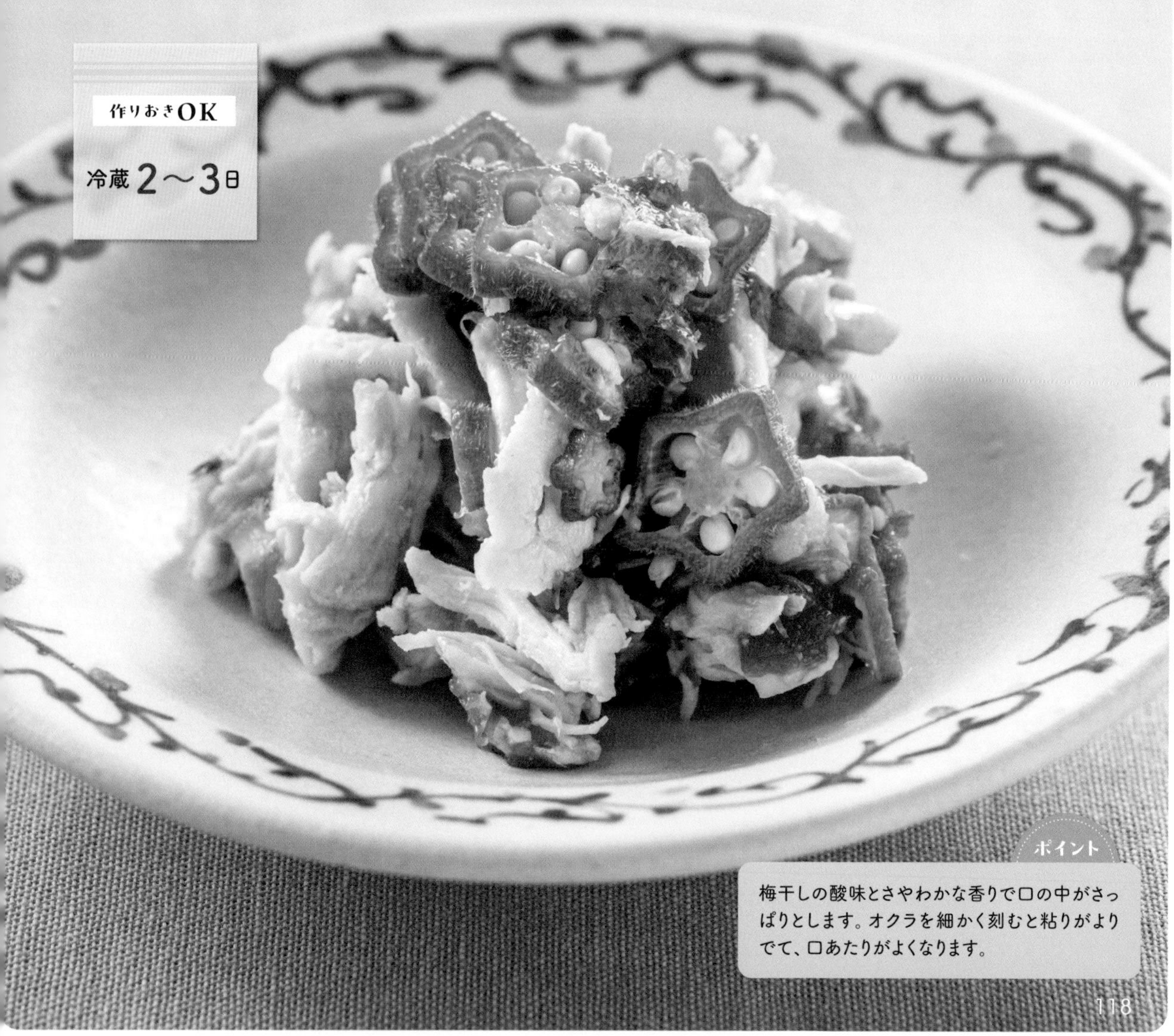

作りおきOK
冷蔵2～3日

ポイント

梅干しの酸味とさわやかな香りで口の中がさっぱりとします。オクラを細かく刻むと粘りがよりでて、口あたりがよくなります。

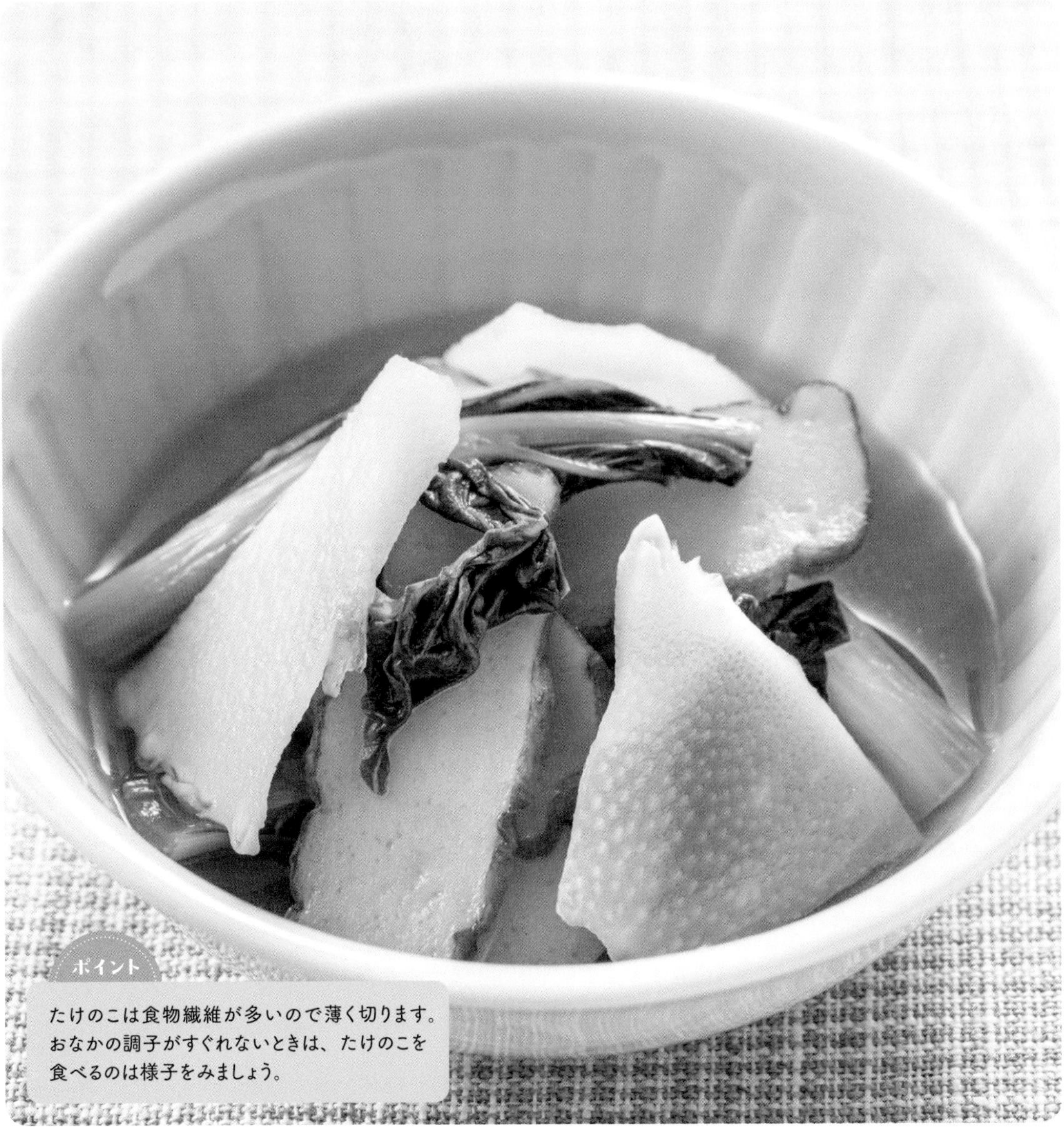

ポイント

たけのこは食物繊維が多いので薄く切ります。おなかの調子がすぐれないときは、たけのこを食べるのは様子をみましょう。

繊維の多い野菜はしっかり噛んで消化を促して

たけのこと小松菜の煮浸し

便秘 腹部膨満感

43 kcal	食物繊維	0.7 g	塩分	1.2 g

作りおきOK
冷蔵 2〜3日

材料（1人分）

たけのこ（水煮）、さつま揚げ …… 各15g
小松菜 …… 10g
Ⓐ だし汁 …… 1/4カップ
　 しょうゆ、みりん …… 各小さじ1

作り方

❶ たけのこは2〜3mm幅の薄切りに、小松菜は5cm長さに切り、さつま揚げは薄切りにする。
❷ 鍋にⒶを入れて煮立て、❶を加えて1〜2分煮たらそのまま粗熱をとり、味をなじませる。

れんこんはたたき割って繊維をほぐす

たたきれんこんとちくわのごま煮

便秘 口内炎

65 kcal	食物繊維	1.0 g	塩分	0.8 g

作りおきOK

冷蔵 3～4日

材料（1人分）

れんこん …… 30g
ちくわ …… 15g
水 …… 1/2カップ
Ⓐ すりごま（白） …… 小さじ1
　 しょうゆ、砂糖 …… 各小さじ1/2

作り方

❶ れんこんは皮をむき、めん棒などでたたく。ちくわは1cm幅の斜め切りにする。

❷ 小鍋にれんこん、水を入れて中火で熱し、やわらかくなるまで煮る。

❸ ❷にちくわ、Ⓐを加え、汁けがなくなるまで煮込む。

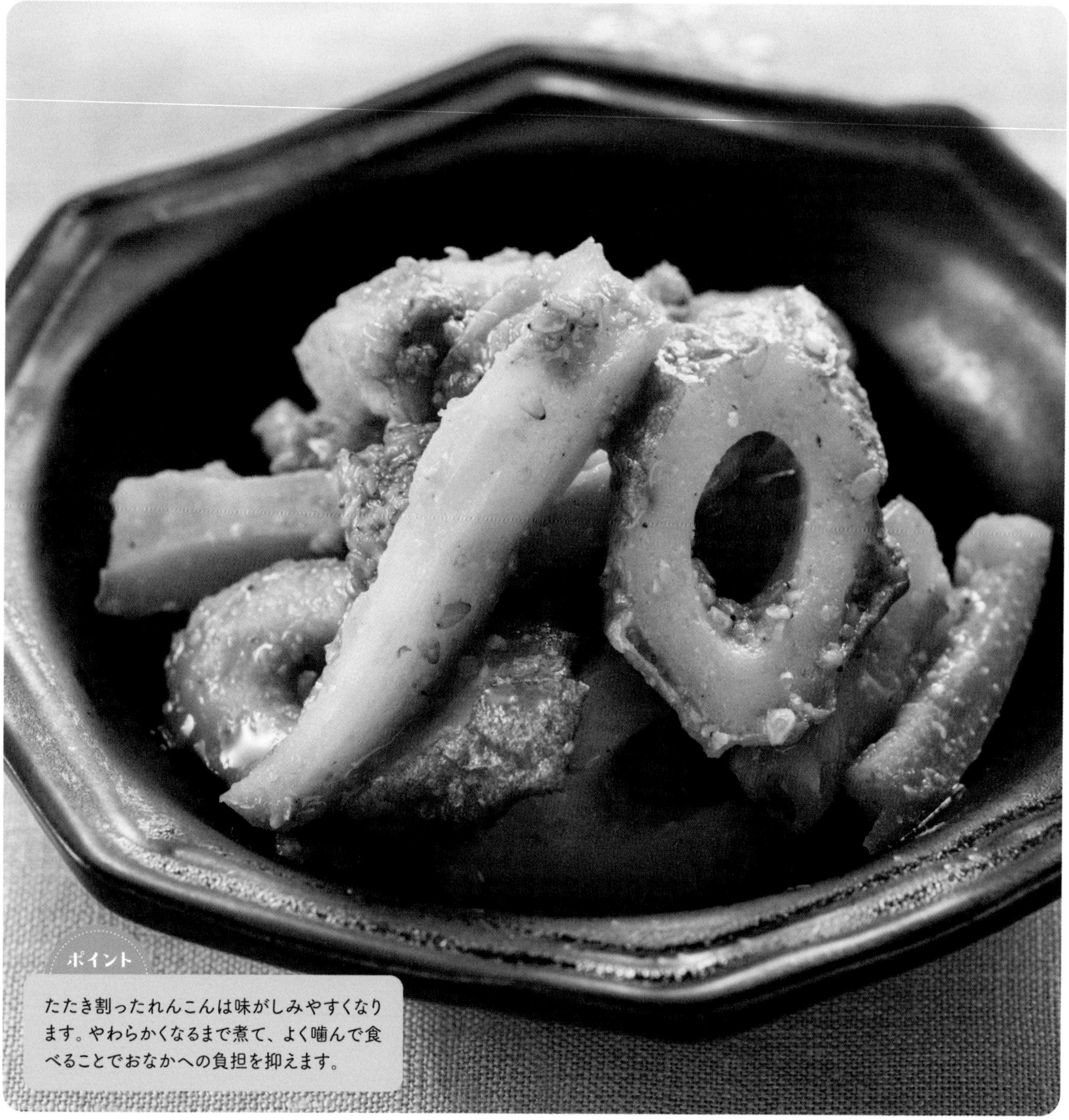

ポイント

たたき割ったれんこんは味がしみやすくなります。やわらかくなるまで煮て、よく噛んで食べることでおなかへの負担を抑えます。

ごぼうの食物繊維で便秘予防！

やわらかごぼうとハムのサラダ

便秘 におい 口内炎

69 kcal	食物繊維	1.7 g	塩分	0.8 g

材料（1人分）

ごぼう……30g
ロースハム……10g
マヨネーズ……小さじ1
しょうゆ……小さじ1/2

作り方

1. ごぼうは皮をこそげてめん棒などでたたき、細切りにして熱湯でやわらかくなるまでゆでて水けをきる。
2. ハムは5mm幅に切る。
3. ボウルにすべての材料を入れてあえる。

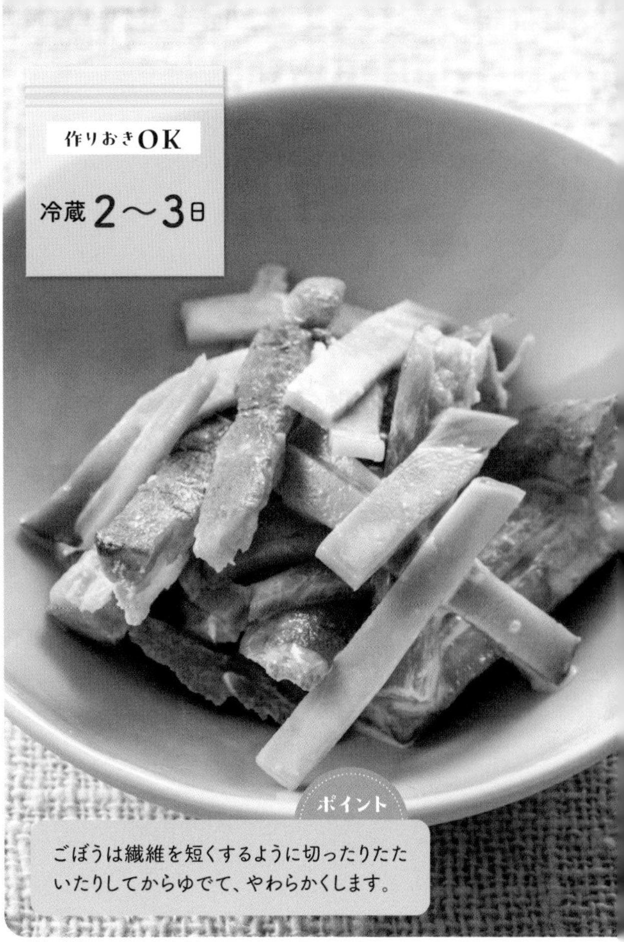

ポイント

ごぼうは繊維を短くするように切ったりたたいたりしてからゆでて、やわらかくします。

しょうゆでさつまいもと
小豆の甘みを引き出す

さつまいものいとこ煮

便秘 口内炎 食欲不振

77 kcal	食物繊維	2.6 g	塩分	0.4 g

材料（1人分）

さつまいも……40g
水……1/2カップ
ゆで小豆（無糖）……20g
しょうゆ……小さじ1/2

作り方

1. さつまいもは皮を厚めにむいて1cm幅の半月切りにする。
2. 鍋に❶、水を入れて中火で熱し、やわらかくなるまで5分ほどゆでる。
3. ❷にゆで小豆、しょうゆを加え、弱火にして5〜6分煮る。

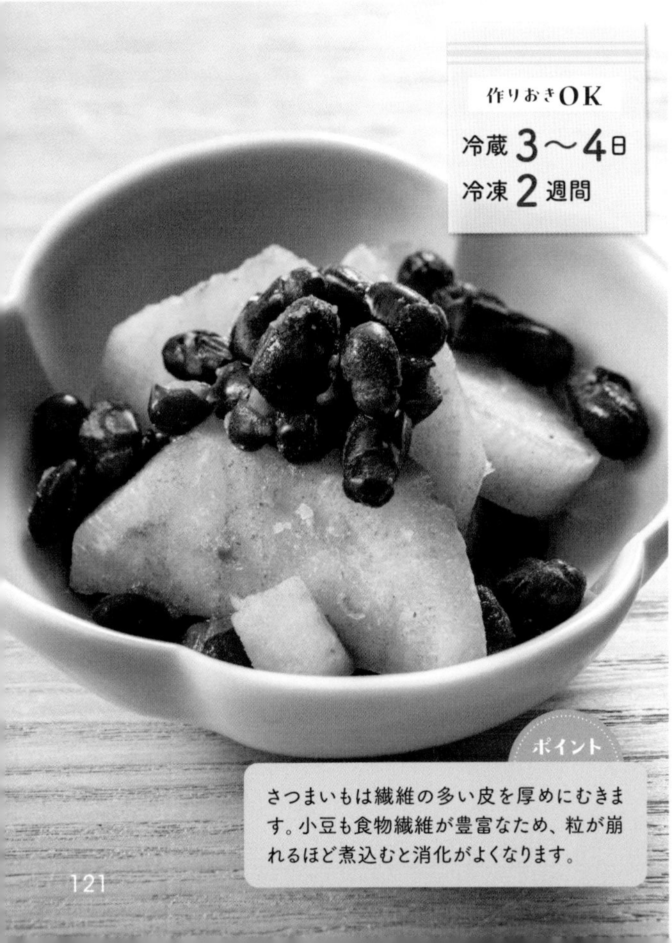

ポイント

さつまいもは繊維の多い皮を厚めにむきます。小豆も食物繊維が豊富なため、粒が崩れるほど煮込むと消化がよくなります。

甘じょっぱさと食感のよさでごはんがすすむ

きのこそぼろ

便秘 口内炎 食欲不振

79 kcal	食物繊維	0.7 g	塩分	0.9 g

作りおきOK
冷蔵 3〜4日
冷凍 2 週間

材料（1人分）

しめじ、えのきだけ……各10g
鶏ひき肉……30g
水……大さじ2
しょうゆ、みりん……各小さじ1
砂糖……小さじ1/4

作り方

1. きのこは石づきを落として細かく刻む。
2. 耐熱容器にすべての材料を入れてよく混ぜ、ふんわりとラップをして電子レンジで3分加熱する。

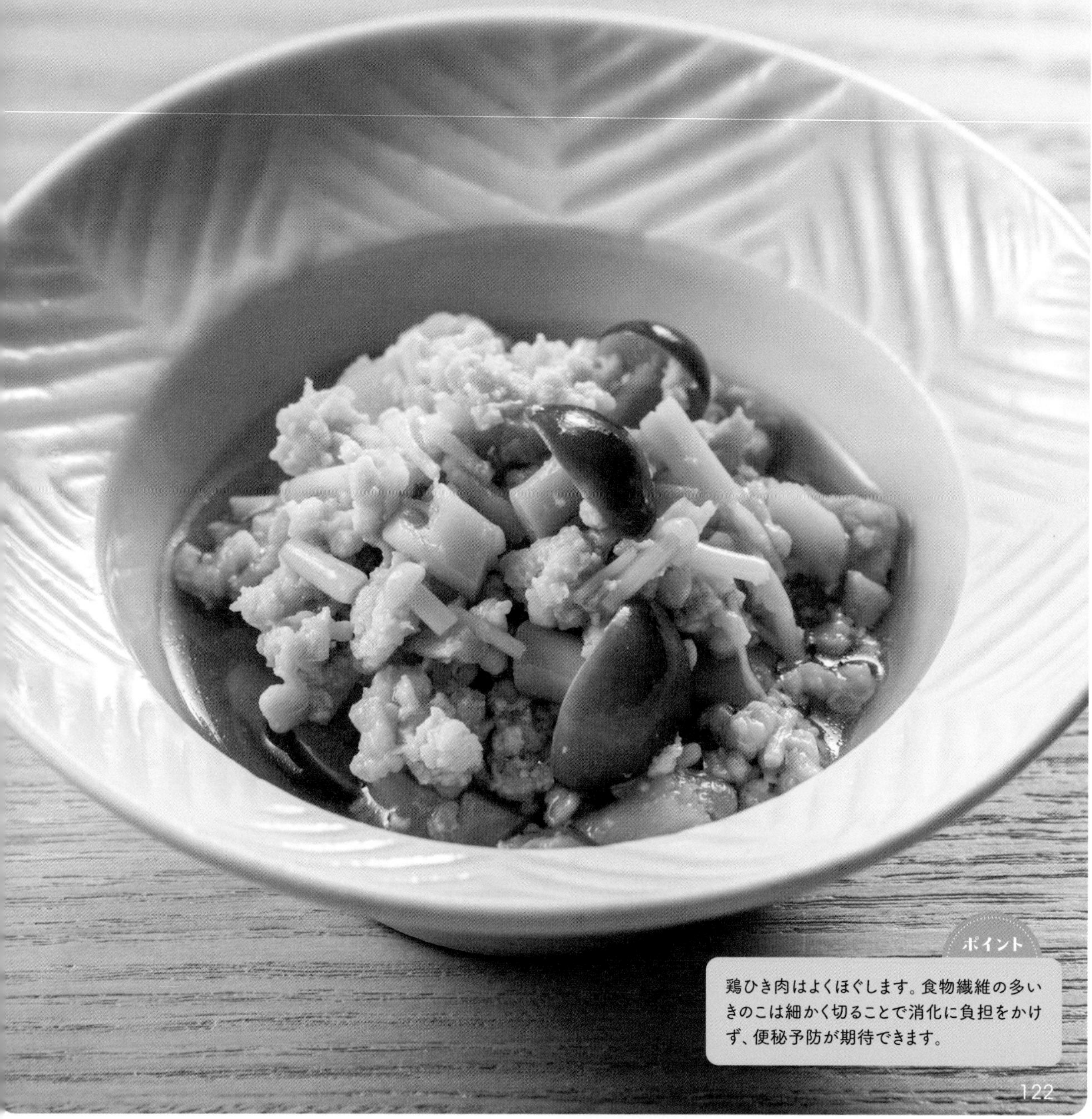

ポイント

鶏ひき肉はよくほぐします。食物繊維の多いきのこは細かく切ることで消化に負担をかけず、便秘予防が期待できます。

みその焼き目を香ばしくつけて
食欲を刺激

しめじとなすのみそ炒め

便秘 におい

32kcal	食物繊維	1.4g	塩分	0.4g

材料(1人分)

なす……30g
しめじ……20g
サラダ油……小さじ1/4
Ⓐ 水……大さじ1
　砂糖、みそ……各小さじ1/2

作り方

❶ なすはヘタを落として皮をむき、乱切りにする。耐熱容器に入れてふんわりとラップをし、電子レンジで30秒加熱する。
❷ しめじは石づきを落としてほぐし、半分の長さに切る。
❸ フライパンにサラダ油を中火で熱し、❷をしんなりするまで炒める。❶、Ⓐを加えて汁けがとぶまで炒め合わせる。

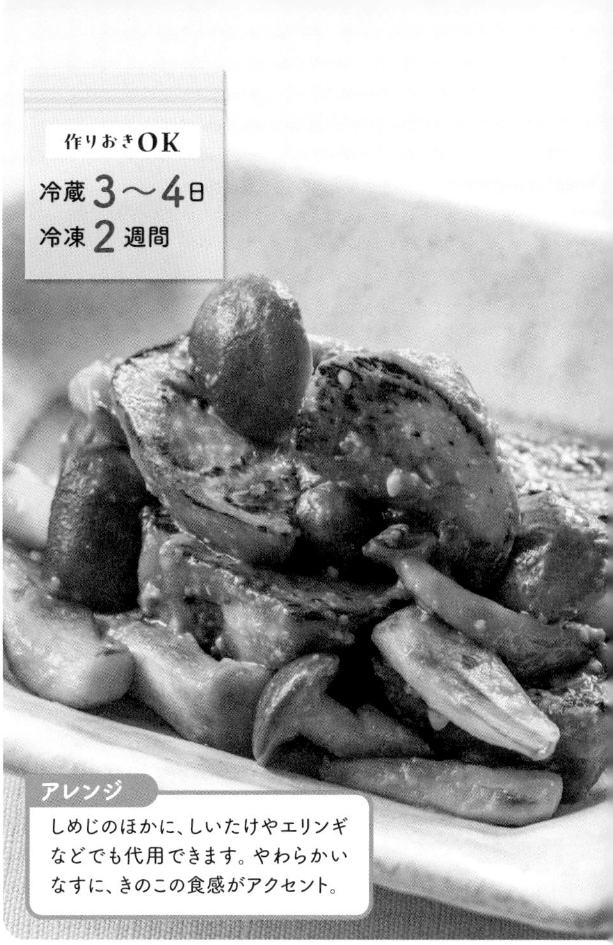

作りおきOK
冷蔵3〜4日
冷凍2週間

アレンジ
しめじのほかに、しいたけやエリンギなどでも代用できます。やわらかいなすに、きのこの食感がアクセント。

豆腐の水分でひじきをもどして
水きりいらず!

ひじきとコーンの焼きがんも

便秘 腹部膨満感 食欲不振 貧血

72kcal	食物繊維	1.3g	塩分	0.5g

材料(1人分)

芽ひじき(乾燥)……1g
木綿豆腐……40g
ホールコーン缶……10g
Ⓐ 片栗粉……小さじ1
　しょうゆ……小さじ1/2
サラダ油……小さじ1/2

作り方

❶ 芽ひじきはさっと洗って水けをきり、ボウルに入れる。豆腐を加えてなめらかになるまで混ぜ、ひじきがやわらかくなるまで15分ほどおく。
❷ ❶に缶汁をきったホールコーン缶、Ⓐを加えて混ぜ、3等分にして丸める。
❸ フライパンにサラダ油を弱火で熱し、❷を入れて両面じっくりと焼く。

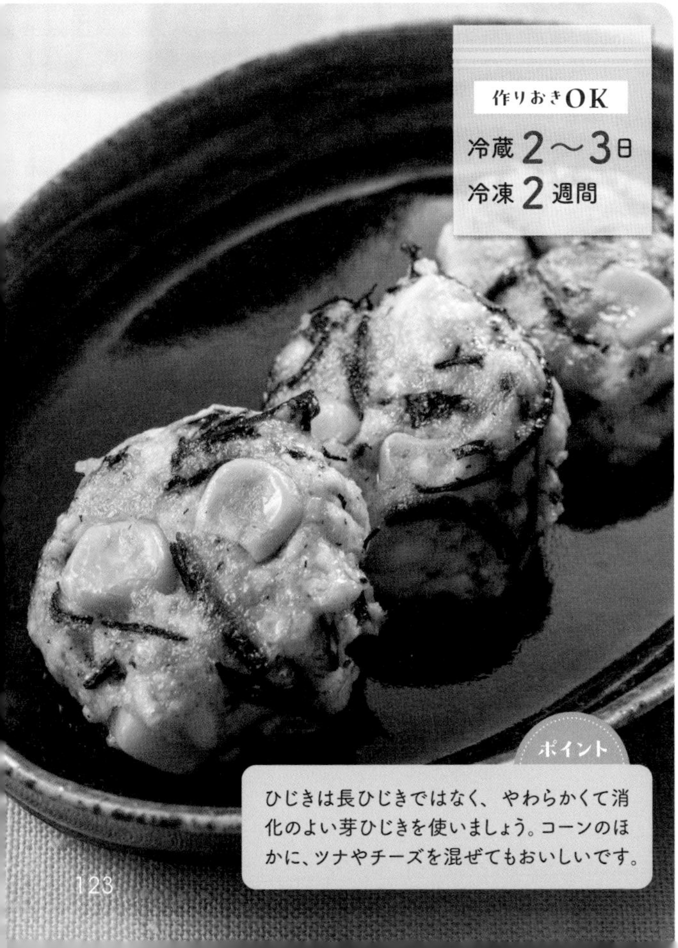

作りおきOK
冷蔵2〜3日
冷凍2週間

ポイント
ひじきは長ひじきではなく、やわらかくて消化のよい芽ひじきを使いましょう。コーンのほかに、ツナやチーズを混ぜてもおいしいです。

スープを煮立たせてから卵を加えるのがコツ

キャベツとチーズのふんわり卵スープ

便秘 下痢 腹部膨満感 食欲不振

70kcal	食物繊維	0.4g	塩分	1.6g

材料（1人分）

キャベツ……20g
だし汁……3/4カップ
塩……少々
Ⓐ 溶き卵……1/2個分
　 粉チーズ……小さじ2

作り方

❶ キャベツは繊維を断つようにざく切りにする。
❷ 小鍋にだし汁、❶を入れて中火で熱し、ふたをしてやわらかくなるまで煮る。
❸ ❷に塩を加え、混ぜ合わせたⒶを流し入れる。

汁もの

スープやみそ汁に使える食材もさまざまに増え、おかずにもなる具だくさんな汁ものが食べられるようになります。体調がよくないときの栄養補給にも役立ててください。

ポイント

野菜のスープには「野菜だし」（23ページ）がよく合います。卵にチーズを加えると味に深みがでるほか、エネルギーやたんぱく質、カルシウムなどの栄養素も補えます。

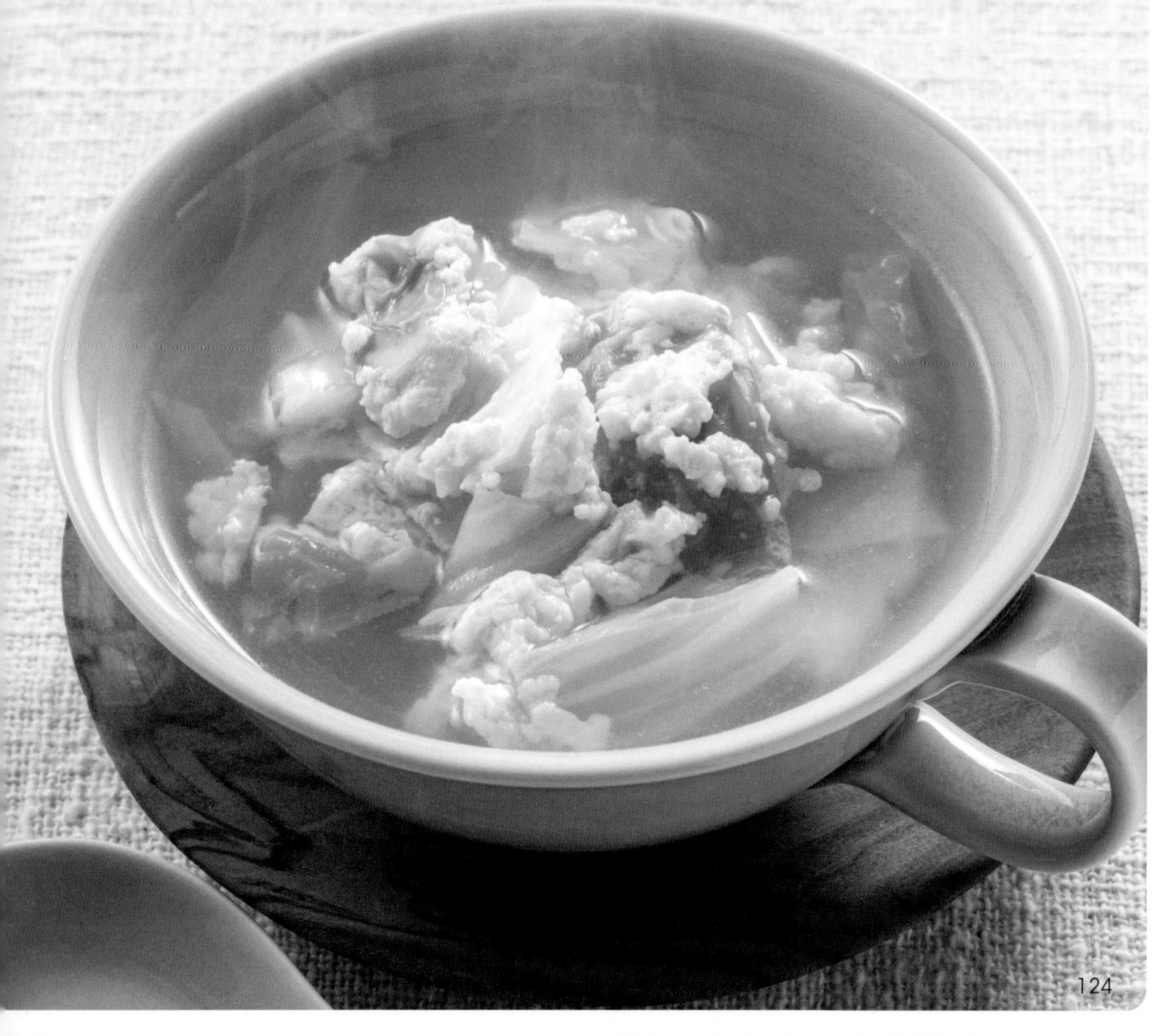

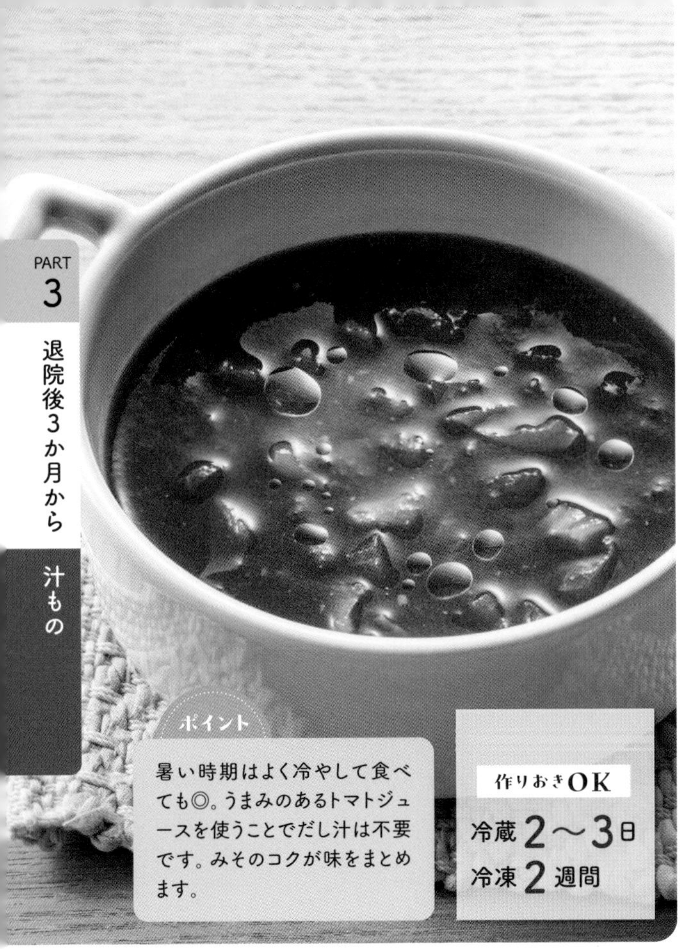

ポイント

暑い時期はよく冷やして食べても◎。うまみのあるトマトジュースを使うことでだし汁は不要です。みそのコクが味をまとめます。

作りおきOK
冷蔵2〜3日
冷凍2週間

隠し味のみそで深みをだした、
新しい和洋の味

刻み野菜のトマトスープ

便秘 下痢 腹部膨満感 食欲不振

37 kcal	食物繊維	1.5 g	塩分	0.7 g

材料（1人分）

キャベツ、玉ねぎ……各10g
ピーマン……5g
Ⓐ トマトジュース（食塩不使用）……1/2カップ
　水……1/4カップ
みそ……小さじ1
オリーブ油……少々

作り方

❶ ピーマンはヘタと種を除き、キャベツ、玉ねぎとともに粗みじん切りにする。
❷ 小鍋にⒶ、❶を入れて中火で熱し、ふたをして煮る。野菜がやわらかくなったらみそを溶き入れる。
❸ 器に❷を盛り、オリーブ油を回し入れる。

口あたりのよい具材は食欲がない日の味方

じゃがいもと なめこのみそ汁

便秘 腹部膨満感 食欲不振

35 kcal	食物繊維	2.8 g	塩分	1.3 g

材料（1人分）

なめこ……30g
じゃがいも……20g
だし汁……3/4カップ
みそ……小さじ1と1/2

作り方

❶ じゃがいもは皮をむき、2〜3mm幅の半月切りにする。なめこはさっと洗って水けをきる。
❷ 小鍋にだし汁、じゃがいもを入れて弱めの中火で熱し、ふたをしてやわらくなるまで煮る。
❸ ❷になめこを加え、ひと煮立ちしたらみそを溶き入れる。

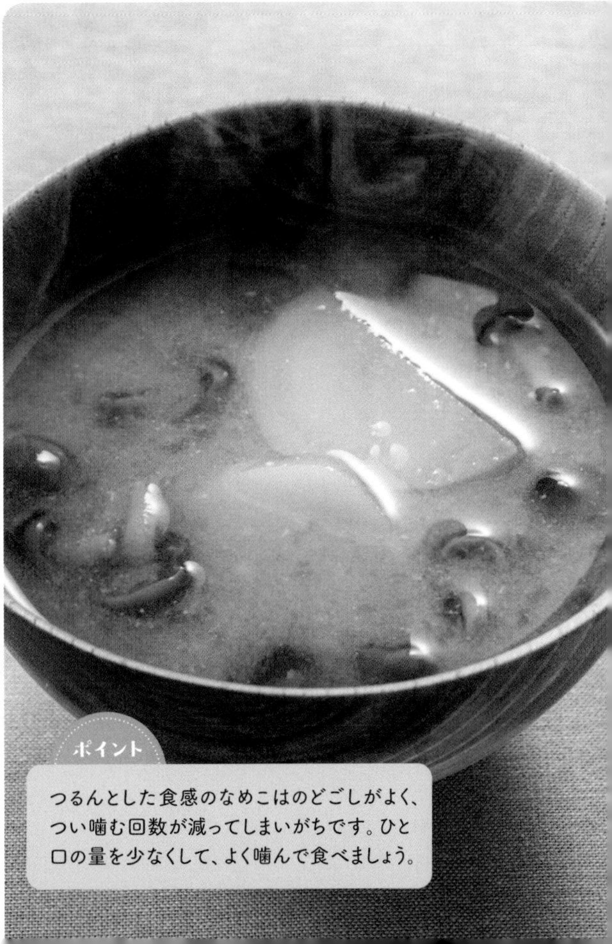

ポイント

つるんとした食感のなめこはのどごしがよく、つい噛む回数が減ってしまいがちです。ひと口の量を少なくして、よく噛んで食べましょう。

さつまいもをつぶして丸めて消化アップ

さつまいもの具だくさん団子汁

便秘　腹部膨満感　食欲不振

126kcal	食物繊維	1.5g	塩分	1.5g

材料（1人分）

さつまいも……30g
小麦粉……小さじ2
大根、油揚げ……各10g
にんじん、ごぼう……各5g
だし汁……1カップ
Ⓐ しょうゆ……大さじ1/2
　 みりん……小さじ1

作り方

❶ さつまいもは皮を厚めにむき、熱湯でやわらかくなるまでゆでてつぶし、小麦粉を加えてひと口大に丸める。

❷ 油揚げは5mm幅に切り、大根、にんじんは皮をむいていちょう切りに、ごぼうはめん棒などでたたいて繊維を断つように薄切りにする。

❸ 鍋にだし汁、❷を中火で熱し、ふたをしてやわらかくなるまで煮る。❶を加えて火が通るまで煮込み、Ⓐを加えて味を調える。

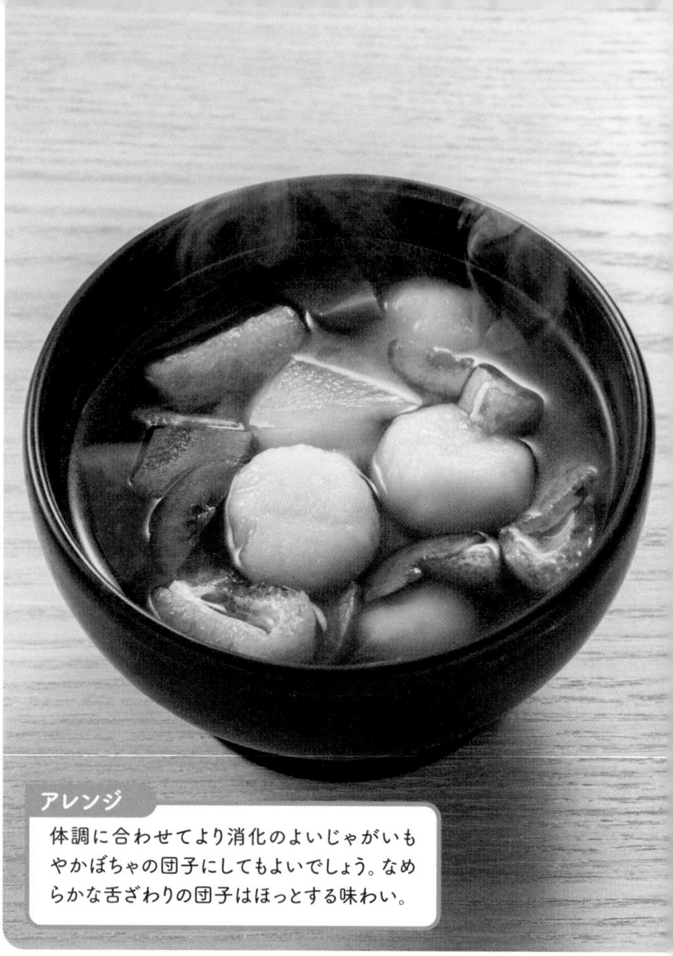

アレンジ

体調に合わせてより消化のよいじゃがいもやかぼちゃの団子にしてもよいでしょう。なめらかな舌ざわりの団子はほっとする味わい。

食感の異なる3つの具材で食欲を刺激

豚肉と水菜のみぞれ汁

下痢　吐き気　食欲不振　貧血

86kcal	食物繊維	2.2g	塩分	1.5g

材料（1人分）

豚もも薄切り肉……30g
水菜……5g
Ⓐ 大根おろし……40g
　 だし汁……3/4カップ
　 しょうゆ……大さじ1/2
　 みりん……小さじ1

作り方

❶ 豚肉は3cm幅に切り、水菜は3cm長さに切る。

❷ 鍋にⒶを入れて中火で熱し、豚肉を加えてふたをし、火を通す。

❸ ❷に水菜を加えてさっと煮る。

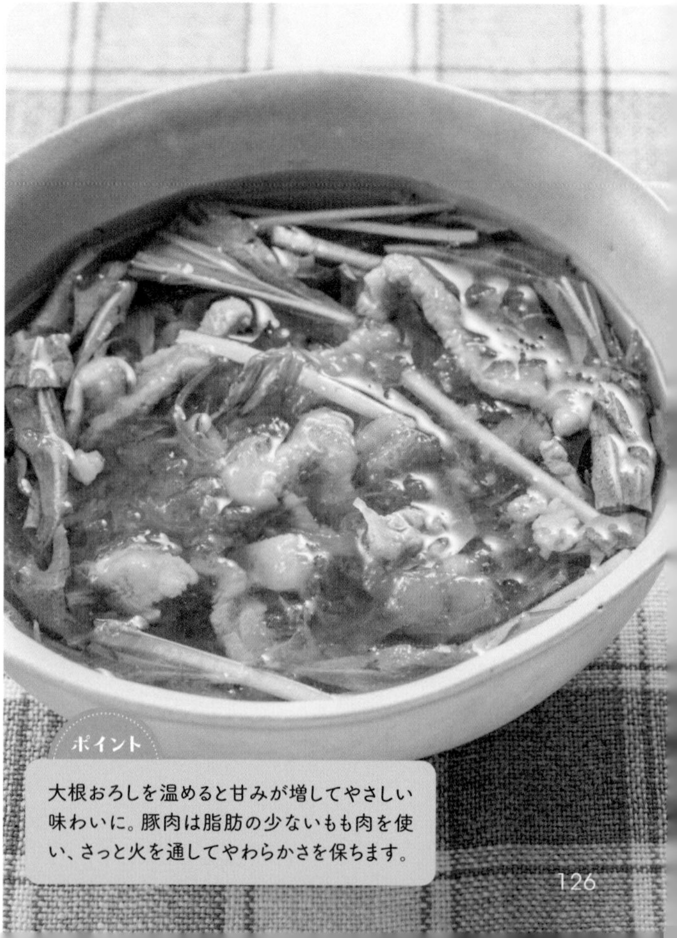

ポイント

大根おろしを温めると甘みが増してやさしい味わいに。豚肉は脂肪の少ないもも肉を使い、さっと火を通してやわらかさを保ちます。

間食

お店のようなお菓子を簡単手作り！
気持ちが明るくなるおやつタイムを。

木綿豆腐入りの白玉団子がやわらか

豆腐白玉あんみつ

腹部膨満感　食欲不振　味覚・嗅覚

98 kcal	食物繊維	1.0 g	塩分	0.0 g

材料（1人分）

木綿豆腐、白玉粉 ………… 各10g
みかん缶 ………… 1個
いちご ………… 1/2個
こしあん ………… 10g
バナナ ………… 5g
Ⓐ｜黒糖（粉末）、水 ………… 各大さじ1

作り方

❶ ボウルに豆腐、白玉粉を混ぜ、5等分にして丸め、熱湯で浮いてくるまでゆでる。いちご、バナナは食べやすく切る。
❷ 耐熱容器にⒶを入れ、ふんわりとラップをして電子レンジで30秒加熱する。
❸ 器に❶、こしあん、みかん缶を盛り、❷を添える。

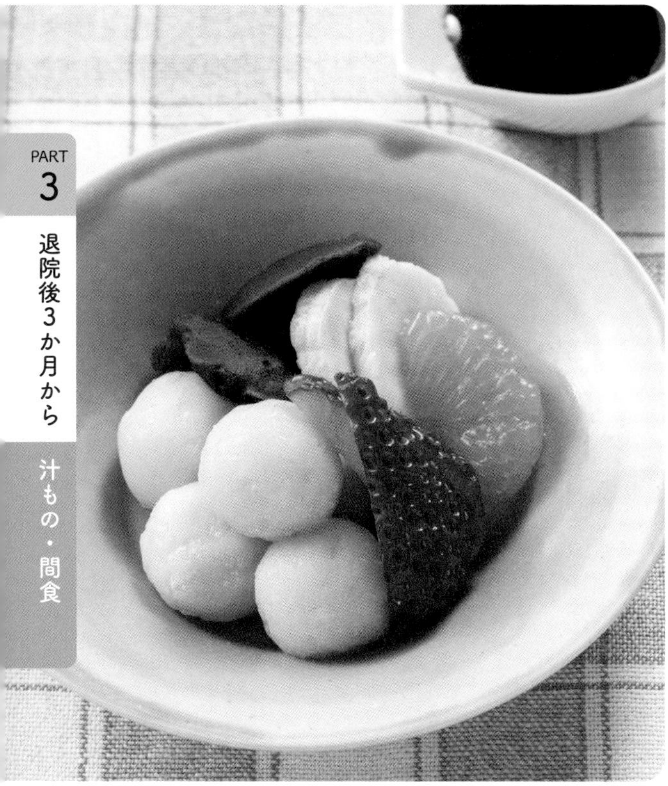

ソースを好みのジャムに代えて楽しんで

パンナコッタ マンゴーソース

腹部膨満感　吐き気　口内炎

299 kcal	食物繊維	0.3 g	塩分	0.1 g

材料（1人分）

Ⓐ｜粉ゼラチン ………… 1g
　｜水 ………… 小さじ2
Ⓑ｜生クリーム、牛乳 ………… 各1/4カップ
　｜砂糖 ………… 小さじ2
Ⓒ｜冷凍マンゴー ………… 20g
　｜水 ………… 小さじ2
　｜砂糖 ………… 小さじ1

作り方

❶ Ⓐは混ぜてふやかしておく。
❷ 耐熱容器にⒷを入れ、ふんわりとラップをして電子レンジで1分加熱する。熱いうちに❶を加えてよく混ぜ、器に流し入れて粗熱をとり、冷蔵庫で1時間以上冷やしかためる。
❸ 別の耐熱容器にⒸを入れ、ふんわりとラップをして電子レンジで1分加熱して冷まし、❷にかける。

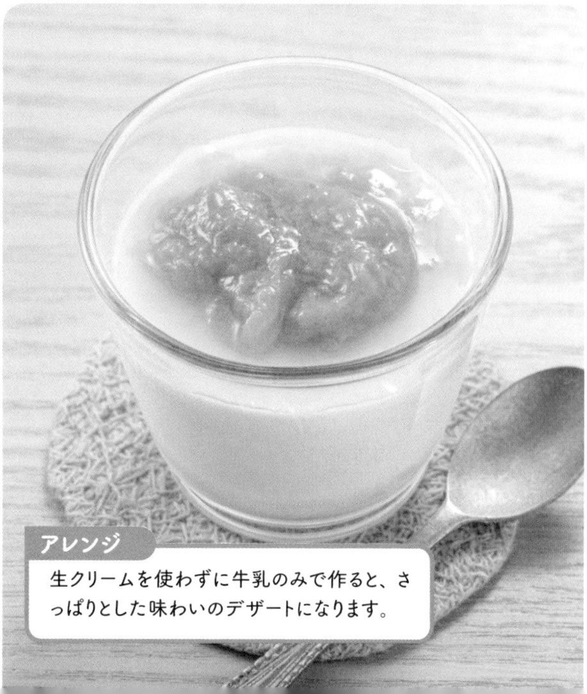

アレンジ
生クリームを使わずに牛乳のみで作ると、さっぱりとした味わいのデザートになります。

コラム2

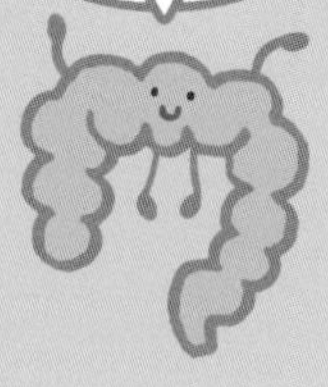

患者さんと家族を支える「がん相談支援センター」

全国のがん診療連携拠点病院などには「がん相談支援センター」が設置されています。がんの治療や療養に関する相談窓口です。

がんに詳しい看護師やソーシャルワーカーが対応

「がん相談支援センター」ではがんについて詳しい看護師やソーシャルワーカーなどが、電話または面談で相談に応じてくれます。「医療相談室」などの名称が併記されていることもあり、インターネットで検索できます。WEBサイト「がん情報サービスサポートセンター」では、近くの「がん相談支援センター」を案内してくれます。

患者さんと家族の今と、これからを考える

漠然とした不安でも、相談員と話すことで問題が明確になったり、自分が大事にしたいことに気づいたりします。相談できることはがんの診断から治療、療養生活、社会復帰など生活全般にわたります。「がん相談支援センター」は患者さんと「第2の患者」ともいわれる家族の、今とこれからを考え、サポートをする相談窓口です。

ソーシャルワーカーとは…

「生活相談員」の総称で、福祉や介護、医療、教育などの分野で、社会生活に問題や悩みを抱えている人の相談にのったり社会的支援を行ったりする職業。社会福祉士、精神保健福祉士、児童相談所相談員などもソーシャルワーカーの職種です。病院では「医療ソーシャルワーカー」や「医療相談員」として活動しています。

相談できることの例

- 検査・治療・副作用
- 経済的負担や支援
- 医療者とのコミュニケーション
- がんの予防や検診
- 社会との関わり
- 家族との関わり
- 心のこと
- 緩和ケア

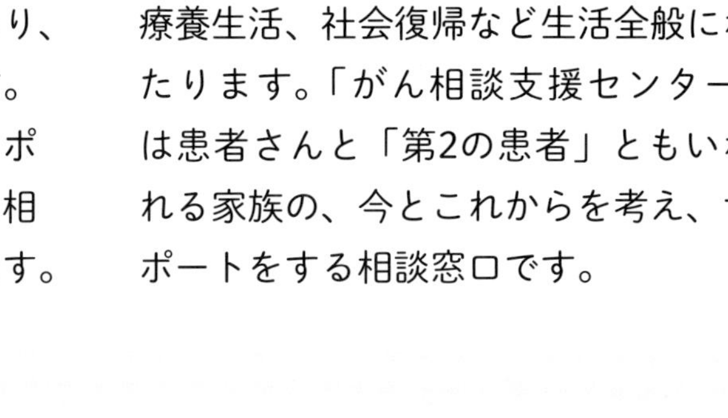

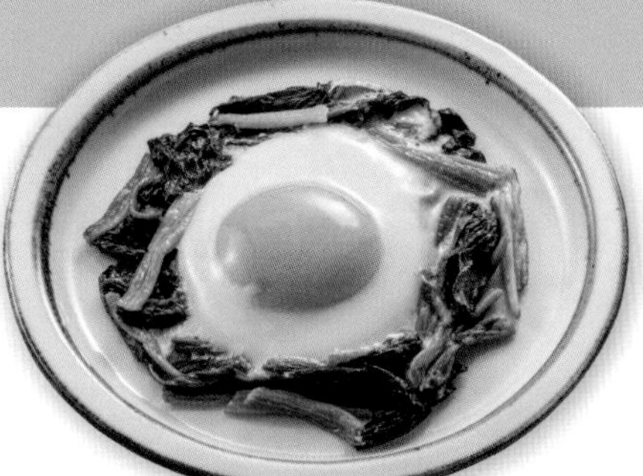

PART 4

薬物療法中の 症状別 サポートレシピ

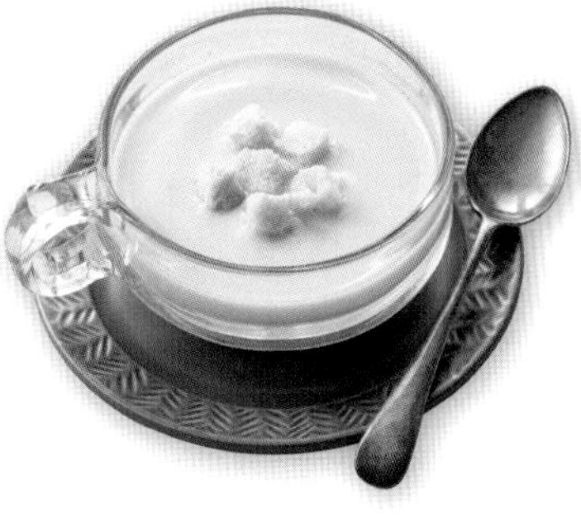

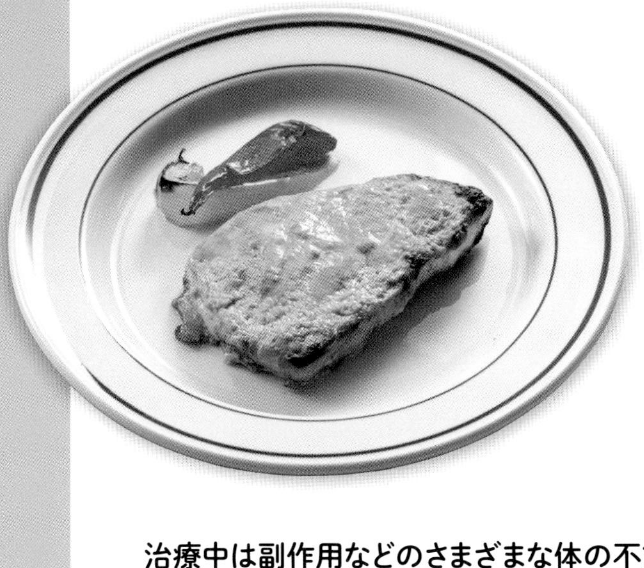

治療中は副作用などのさまざまな体の不調から、
食欲が低下することもあるでしょう。この章ではとくに現れやすい
症状別に、食事のポイントやレシピを紹介します。
食べたいと思えるものを無理なくとって、体力を保ちましょう。

薬物療法中の食事の工夫

程度や症状などに個人差がありますが、薬物療法中は副作用が現れます。食べやすくなる食事の工夫、日常生活での対策を紹介します。

症状	口内炎	吐き気・嘔吐
原因	抗がん剤により口の中の粘膜が傷つき、炎症が起こりやすくなる。また、唾液腺の機能が低下して唾液が減り、傷つきやすくなるため	抗がん剤によって消化管の粘膜が傷ついたり、血液中に生じた物質が中枢神経や腸の神経を刺激したりするため
食事の工夫	●食事の前に水分で口の中をうるおす ●食事にスープなどの汁ものを添える ●辛みや酸味など濃い味つけ、熱い料理は避ける ●とろみをつけるなど、食べやすく飲み込みやすい料理にする	●症状が起こりやすいタイミングをはずして食べる ●食べる量を減らし、数回に分けて食べる ●のどごしがよく、さっぱりしたものを選ぶ ●食べやすく消化のよいものを選ぶ
その他の対策	●こまめなうがいで、口の中を清潔に保つ ●口腔保湿液で唾液を補う	●嘔吐したら1～2時間食事を控える ●水分を補給する ●制吐剤を服用する

おすすめのレシピは134ページへ

おすすめのレシピは132ページへ

味覚・嗅覚の変化	貧血	食欲不振
味やにおいの情報を脳に伝える神経が、抗がん剤によって変調をきたすため	抗がん剤の影響で骨髄の造血機能がダメージを受け、白血球、血小板、赤血球が減少するため	抗がん剤によって消化管の機能が低下し、食欲を生み出す脳視床下部への刺激が起こりにくくなるため
「味覚の変化」 ●酸味や香辛料などで味にアクセントをつける ●亜鉛をとる ●見た目で味を想像しやすい料理にする **「嗅覚の変化」** ●においの立つ加熱料理ではなく、冷たい料理にする	●鉄分の豊富な食材（レバーやほうれん草など）を取り入れる ●鉄分の吸収を高めるために、ビタミンC（ピーマンやじゃがいもなど）と動物性たんぱく質（肉、魚介類、牛乳、乳製品など）をいっしょにとる	●のどごしがよく、さっぱりと食べられるものを選ぶ ●食べられそうなものを、いつでも食べられるように用意する ●消化がよく、栄養価の高い食品を選ぶ ●食べやすいひと口サイズにする
「味覚の変化」 ●うがいをする ●飴をなめる **「嗅覚の変化」** ●不快なにおいを遠ざける	●鉄剤やビタミン剤（ビタミンB_{12}や葉酸など）を服用する ●鉄分の吸収を妨げる緑茶や紅茶、コーヒーなどは控える	●気分よく食卓につけるように工夫する ●症状に応じて薬剤を服用する

おすすめのレシピは
140
ページへ

おすすめのレシピは
138
ページへ

おすすめのレシピは
136
ページへ

吐き気・嘔吐

症状がおさまってから、水分と塩分が補給できるものを、無理せずとりましょう。
冷たい食事や多少の酸味があるものは、胃に不快感があるときでも食べやすいです。

冷たいだしで水分、塩分をとって

冷や汁

249kcal	食物繊維	3.3g	塩分	1.6g

材料（1人分）

- ごはん……100g
- 木綿豆腐……20g
- きゅうり……10g
- 青じそ……1/2枚
- ツナ缶（水煮）……20g
- Ⓐ だし汁……1/2カップ
- Ⓐ みそ、すりごま（白）……各小さじ2

作り方

1. 豆腐はフォークなどでつぶす。きゅうりは皮と種を除き、薄切りにする。青じそはせん切りにする。
2. ボウルに1、ツナ缶、Ⓐを混ぜて冷蔵庫で冷やす。
3. 器にごはんを盛り、2をかける。

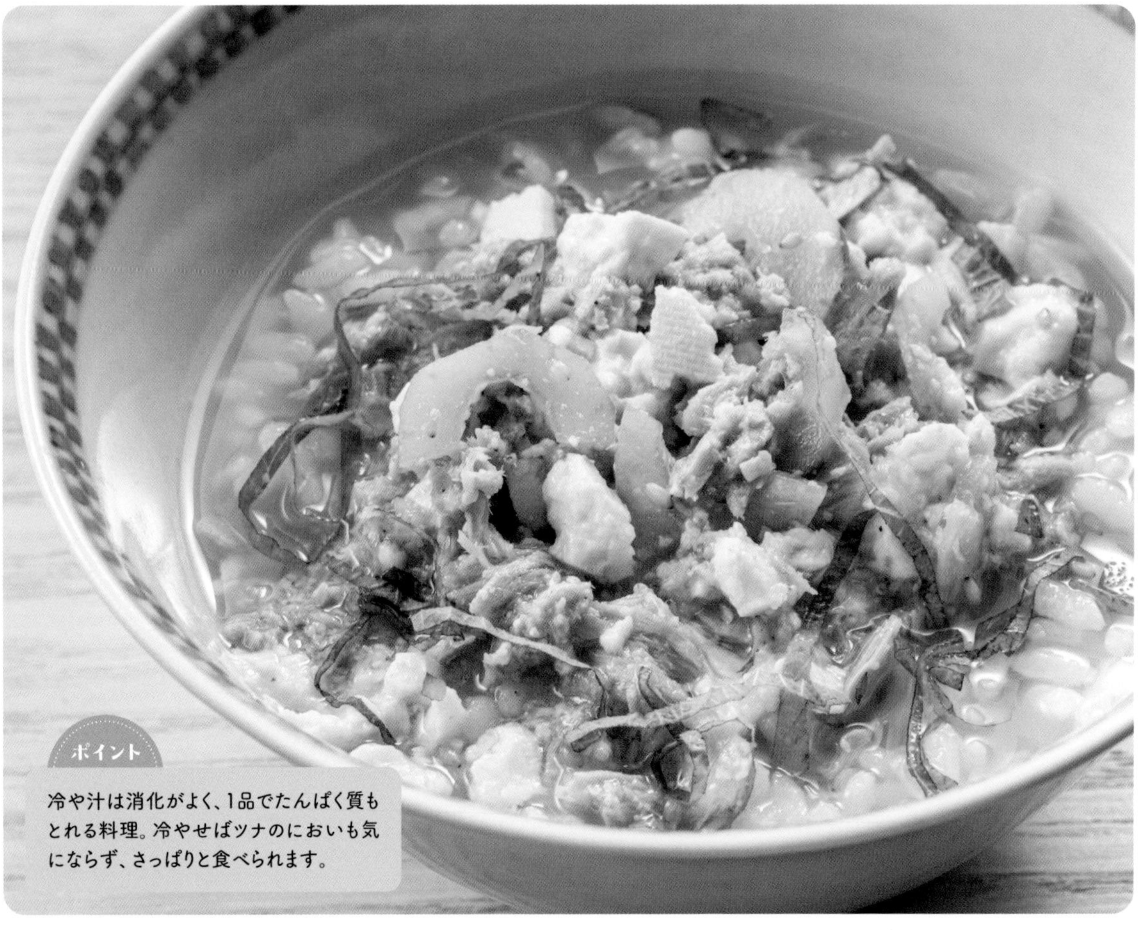

ポイント

冷や汁は消化がよく、1品でたんぱく質もとれる料理。冷やせばツナのにおいも気にならず、さっぱりと食べられます。

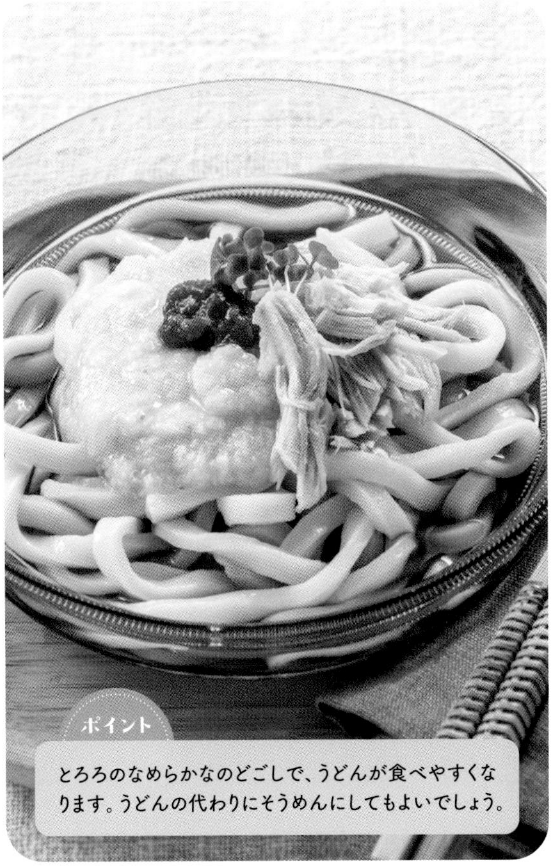

ポイント

とろろのなめらかなのどごしで、うどんが食べやすくなります。うどんの代わりにそうめんにしてもよいでしょう。

梅の酸味でさっぱりと

冷やし梅とろろうどん

226 kcal	食物繊維	2.6 g	塩分	2.9 g

材料（1人分）

- ゆでうどん……150g
- 長いも……50g
- サラダチキン（市販）……20g
- 梅干し（種を除いてたたく）……5g
- ブロッコリースプラウト……少々
- Ⓐ だし汁……1/2カップ
  しょうゆ……小さじ2
  砂糖……小さじ1

作り方

1. うどんは熱湯で表示時間よりも少しやわらかめにゆでて流水で洗い、器に盛る。
2. 長いもは皮をむいてすりおろし、サラダチキンは手で食べやすく裂く。
3. ❶に❷、梅干し、ブロッコリースプラウトをのせ、混ぜ合わせたⒶをかける。

エネルギーを補えるさっぱり副菜

春雨の中華サラダ

52 kcal	食物繊維	0.3 g	塩分	0.6 g

材料（1人分）

- 春雨……5g
- きゅうり……10g
- 塩……少々
- かに風味かまぼこ……2本
- Ⓐ しょうゆ、酢、ごま油……各小さじ1/2
  砂糖……少々

作り方

1. 春雨は熱湯でやわらかくなるまでゆで、水けをきってざく切りにする。
2. きゅうりは皮と種を除き、薄切りにして塩を加えてもむ。かに風味かまぼこは手で裂く。
3. ボウルにⒶを混ぜ合わせ、❶、❷を加えてあえる。

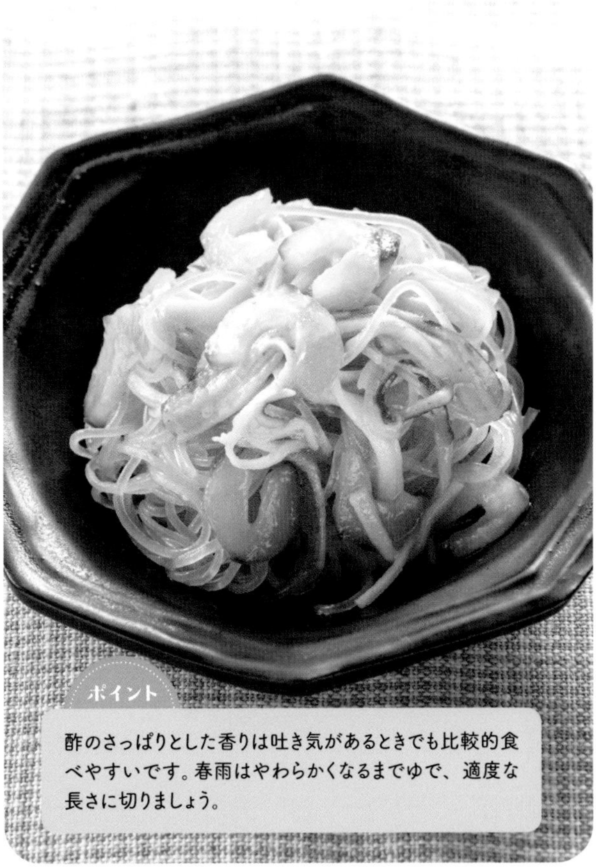

ポイント

酢のさっぱりとした香りは吐き気があるときでも比較的食べやすいです。春雨はやわらかくなるまでゆで、適度な長さに切りましょう。

口内炎

やわらかい食材を使う、あんでとろみをつけるなど、刺激をやわらげる工夫を。
酸味のあるものや味の濃いもの、極端に熱いものや冷たいものは避けましょう。

すりおろした大根で食べやすさがアップ！

みぞれ卵雑炊

201 kcal	食物繊維	3.2 g	塩分	2.1 g

材料（1人分）

ごはん……80g
Ⓐ 大根おろし……40g
　 だし汁……1カップ
　 しょうゆ……小さじ2
　 みりん……小さじ1
溶き卵……1/2個分
小ねぎ（小口切り）……少々

作り方

❶ 鍋にⒶを入れて中火で熱し、3～4分煮たらごはんを加える。煮立ったら溶き卵を流し入れる。

❷ 卵が半熟状になったら器に盛り、小ねぎを散らす。

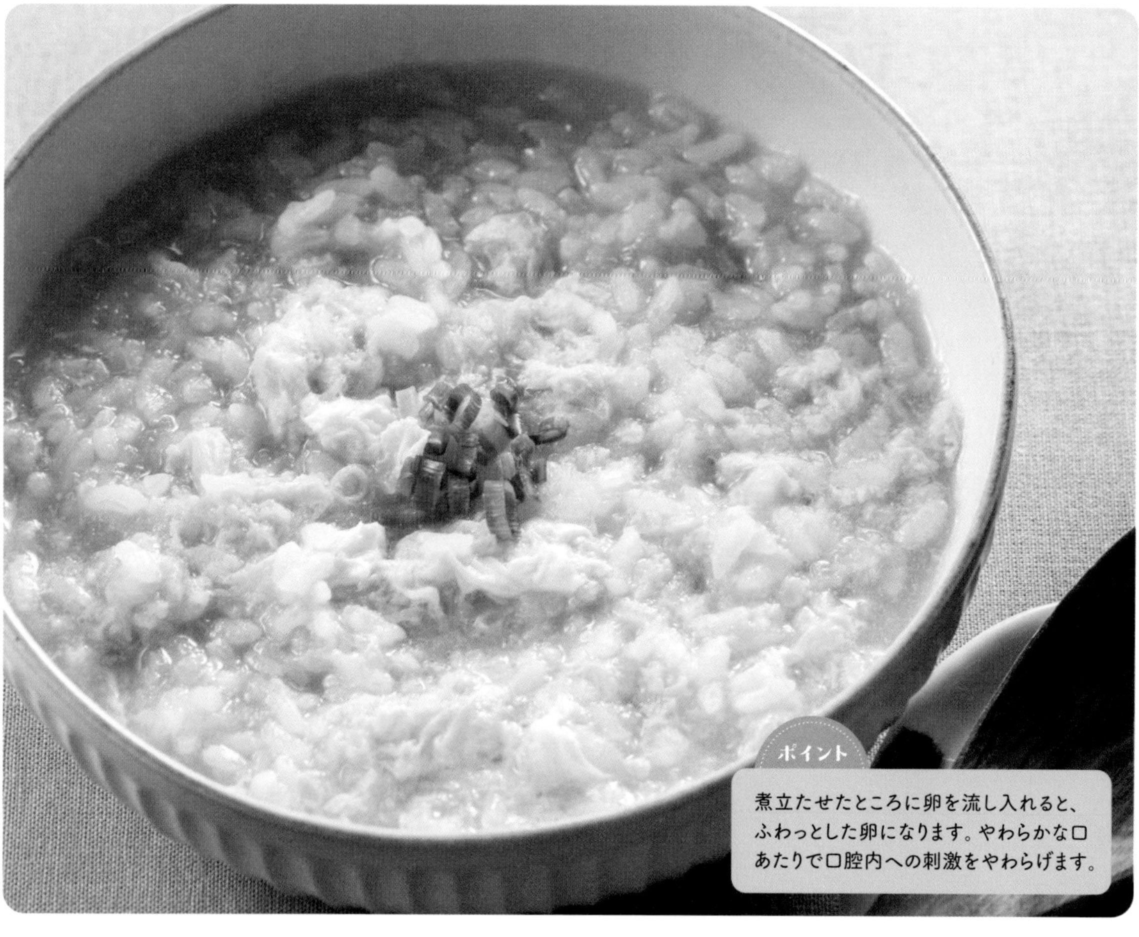

ポイント

煮立たせたところに卵を流し入れると、ふわっとした卵になります。やわらかな口あたりで口腔内への刺激をやわらげます。

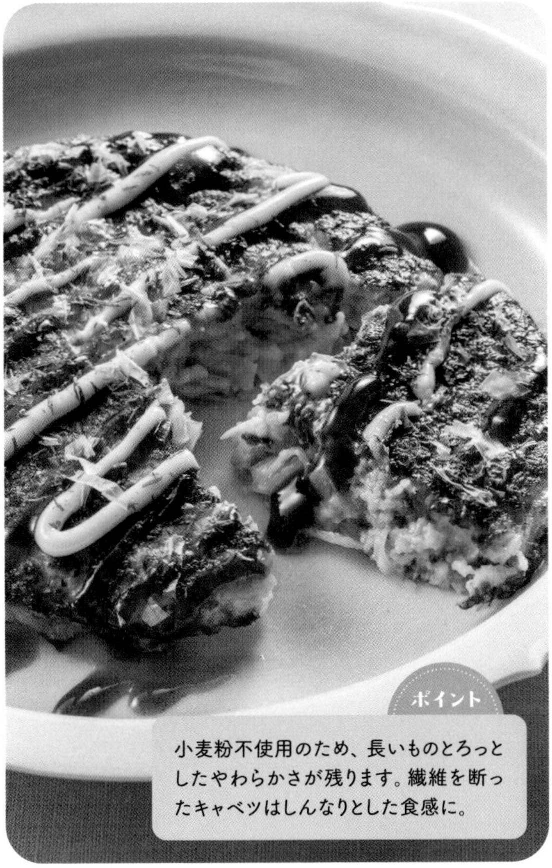

ポイント

小麦粉不使用のため、長いものとろっとしたやわらかさが残ります。繊維を断ったキャベツはしんなりとした食感に。

長いもの食感がやさしいボリュームおかず

すりおろし長いものお好み焼き

171 kcal	食物繊維	1.0 g	塩分	1.2 g

材料（1人分）

- 長いも……50g
- キャベツ……20g
- Ⓐ 豚赤身ひき肉……20g
  - 溶き卵……1/2個分
  - しょうゆ……小さじ1/2
- サラダ油……小さじ1/2
- Ⓑ お好み焼きソース、マヨネーズ、青のり、かつお節……各適量

作り方

1. 長いもは皮をむいてすりおろし、キャベツは繊維を断つようにせん切りにする。ボウルにⒶとともに混ぜ合わせる。
2. フライパンにサラダ油を弱めの中火で熱し、❶を丸く流し入れて3分ほど焼き、裏返してさらに2分ほど焼く。
3. ❷を器に盛り、お好みでⒷをかける。

なめらかなあんをかけてさらに口あたりよく

ふんわりはんぺん団子のあんかけ

103 kcal	食物繊維	0.0 g	塩分	1.4 g

材料（1人分）

- はんぺん……60g
- 片栗粉……小さじ1
- サラダ油……小さじ1/2
- Ⓐ だし汁……1/4カップ
  - しょうゆ、みりん、片栗粉……各小さじ1/2

作り方

1. ボウルにはんぺん、片栗粉を入れてつぶし、よく混ぜたら3等分にして小判型に整える。
2. フライパンにサラダ油を中火で熱し、❶を両面こんがりと焼いて器に盛る。
3. 同じフライパンにⒶを入れて中火で熱し、とろみがつくまで加熱したら❷にかける。

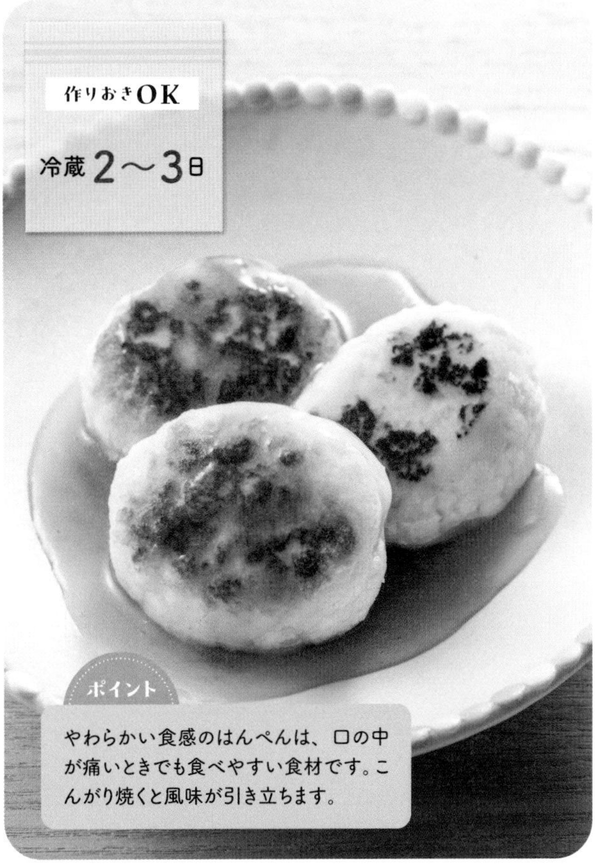

作りおきOK

冷蔵2〜3日

ポイント

やわらかい食感のはんぺんは、口の中が痛いときでも食べやすい食材です。こんがり焼くと風味が引き立ちます。

食欲不振

ひと口ずつつまめるような、冷めてもおいしいひと口サイズの食事を用意しておきましょう。
さっぱりとした味つけで酸味のあるものが比較的食べやすく、おすすめです。

トマトのさっぱりとしたつゆがうれしい

トマトとオクラのひと口そうめん

171 kcal	食物繊維	1.9 g	塩分	1.3 g

材料（1人分）

そうめん……1束（50g）
オクラ……1本
トマト……20g
Ⓐ だし汁……1/4カップ
　しょうゆ……小さじ1
　砂糖……小さじ1/2

作り方

❶ そうめんは熱湯で表示時間よりも少しやわらかめにゆでる。流水で洗い、水けをきってひと口大に分けて器に盛る。
❷ オクラは熱湯でやわらかくなるまでゆで、ヘタを落として粗みじん切りにする。トマトは皮と種を除き、粗みじん切りにする。
❸ Ⓐに❷を加え、❶に添える。

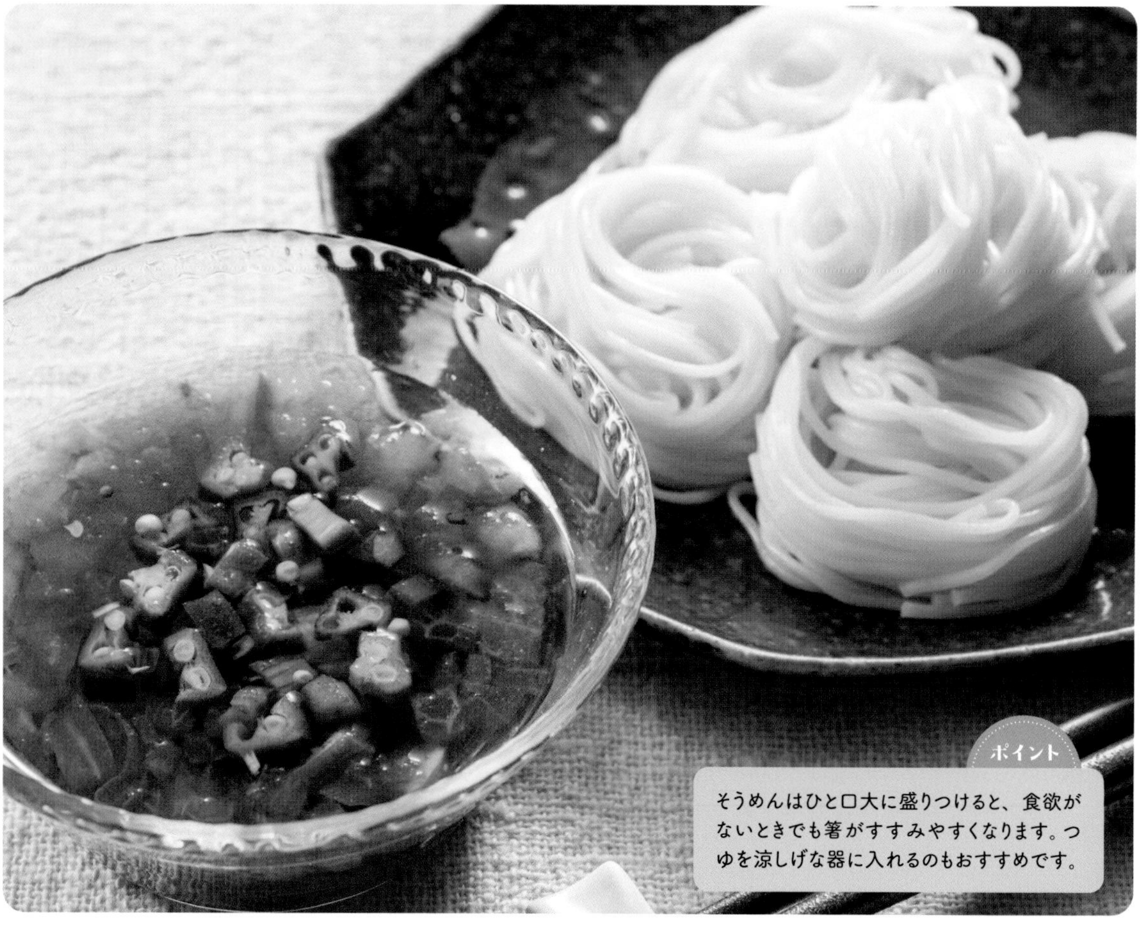

ポイント
そうめんはひと口大に盛りつけると、食欲がないときでも箸がすすみやすくなります。つゆを涼しげな器に入れるのもおすすめです。

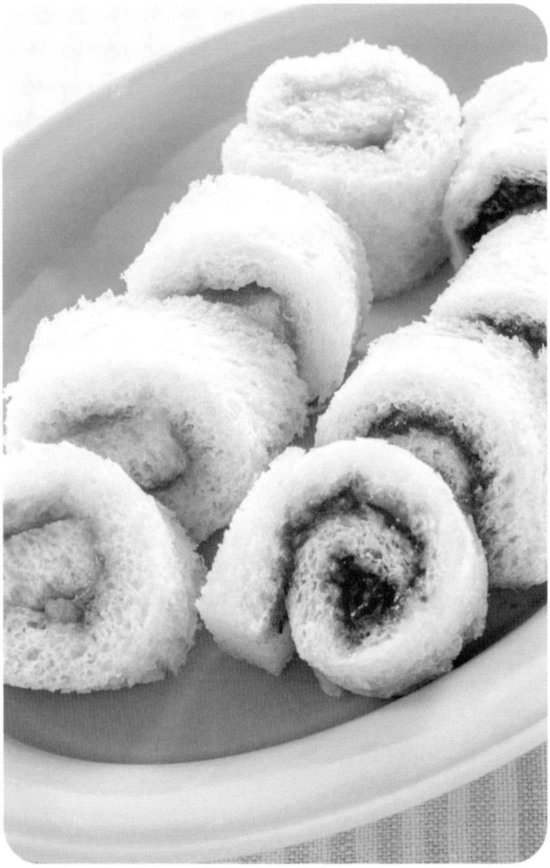

味を選べるようにして
つまみやすくするのがポイント

2種のくるくるジャムサンド

156 kcal	食物繊維	1.8 g	塩分	0.4 g

材料（1人分）

食パン（サンドイッチ用）……………………………2枚
いちごジャム、アプリコットジャム
……………………………………………………各大さじ1

作り方

❶ ラップを2枚広げて食パンを1枚ずつのせ、片方にいちごジャム、もう片方にアプリコットジャムを塗る。

❷ ❶の食パンをそれぞれ手前から巻き、筒状にしたらラップでしっかりと包み、ひと口大に切る。

ポイント

ジャムのうずまき模様で見た目を華やかに。皮が多いママレードは、消化に時間がかかるので避けましょう。

酢を加えて酸味ととろみをプラス

豆乳冷製ポタージュ

80 kcal	食物繊維	1.7 g	塩分	1.0 g

材料（1人分）

Ⓐ 無調整豆乳 ……………………………3/4カップ
　酢 ……………………………………………小さじ2
　みそ ……………………………………………小さじ1
　塩 ……………………………………………………少々
食パン（6枚切り／耳を落として角切りにする）
………………………………………………………………5g

作り方

❶ ボウルにⒶを混ぜ合わせ、器に盛る。

❷ ❶にオーブントースターでこんがりと焼いた食パンを散らす。

ポイント

豆乳に酢を加えると酸の働きでかたまるため、混ぜるだけでとろみのついたスープに。クルトン代わりの食パンをのせて食感にアクセントをつけます。

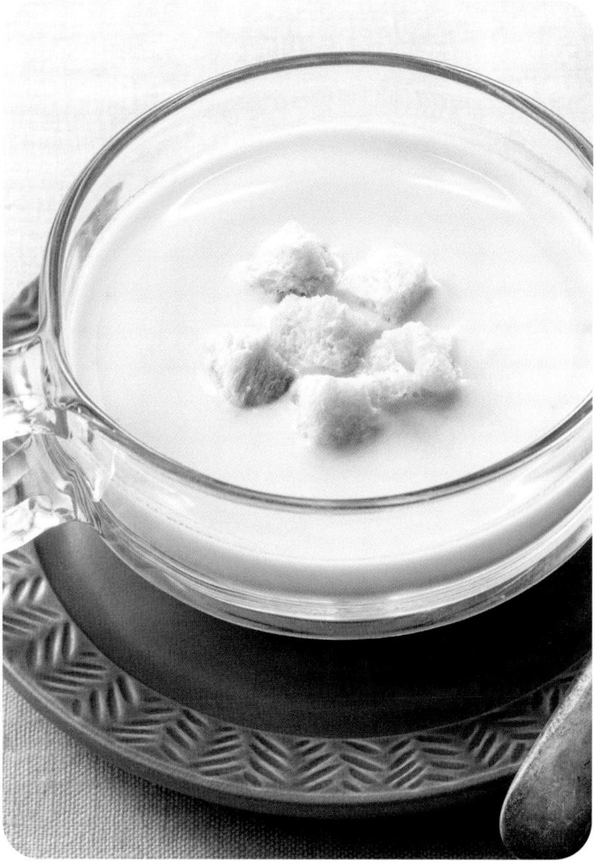

貧血

鉄がとれる肉や魚と、吸収率を高める納豆などのたんぱく質を、
体調に合わせて消化に負担がかからない程度にとりましょう。
よく噛んで胃酸や唾液の分泌を促すことも、鉄の吸収率を高めます。

鉄を多く含むまぐろで貧血対策

まぐろのサイコロステーキ

135 kcal	食物繊維	0.3g	塩分	1.2g

材料（1人分）

- まぐろ（赤身・刺身用）……70g
- 塩……少々
- 小麦粉……小さじ1
- もやし……20g
- サラダ油……小さじ1/2
- Ⓐ 水……大さじ1
- Ⓐ しょうゆ、みりん……各小さじ1
- Ⓐ 砂糖……小さじ1/4

作り方

1. まぐろは1.5cm角に切って塩をふり、3分おいてペーパータオルで水けをふき、小麦粉をまぶす。もやしはひげ根を除く。
2. フライパンにサラダ油を中火で熱し、1のまぐろを全面こんがりと焼く。もやしを加えてしんなりとするまで炒め、合わせたⒶを加えてひと煮立ちさせ、器に盛る。
3. 残った煮汁をとろみがつくまで煮つめ、2にかける。

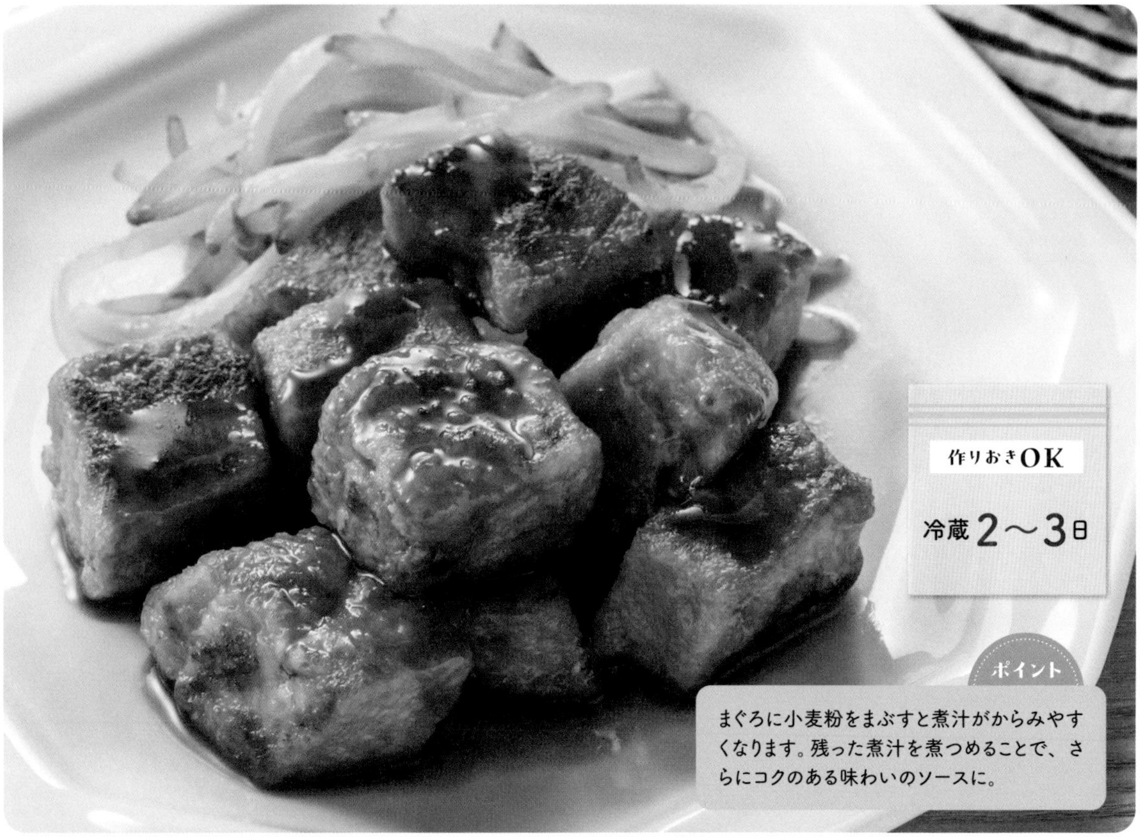

ポイント

まぐろに小麦粉をまぶすと煮汁がからみやすくなります。残った煮汁を煮つめることで、さらにコクのある味わいのソースに。

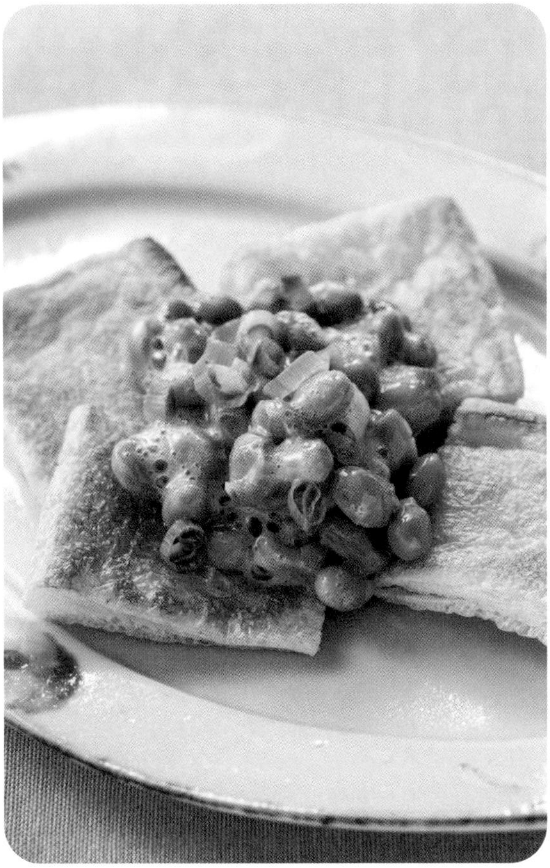

大豆製品を組み合わせて鉄不足をサポート

パリパリ油揚げの納豆だれ

68 kcal	食物繊維	1.6 g	塩分	0.4 g

材料（1人分）

油揚げ……1/2枚
納豆……15g
しょうゆ……小さじ1/2
小ねぎ（小口切り）……少々

作り方

❶ 油揚げは4等分に切る。フライパンを中火で熱し、油揚げを両面パリパリになるまで焼き、器に盛る。

❷ 納豆はしょうゆと混ぜて❶にのせ、小ねぎを散らす。

アレンジ

油揚げの代わりに、ボリュームのある厚揚げで作るのもおすすめです。こんがり焼くと、香ばしさで食欲がすすみます。

バターでほうれん草を炒めて風味よく

ほうれん草の巣ごもり卵

120 kcal	食物繊維	1.1 g	塩分	0.6 g

材料（1人分）

ほうれん草……30g
バター……5g
卵……1個
塩……少々

作り方

❶ ほうれん草は3cm長さに切る。

❷ フライパンを中火で熱し、バターを溶かしたら❶をドーナツ状に並べ、中央に卵を割り入れる。

❸ ❷に塩をふり、弱火にして卵が半熟状になるまで4～5分焼く。

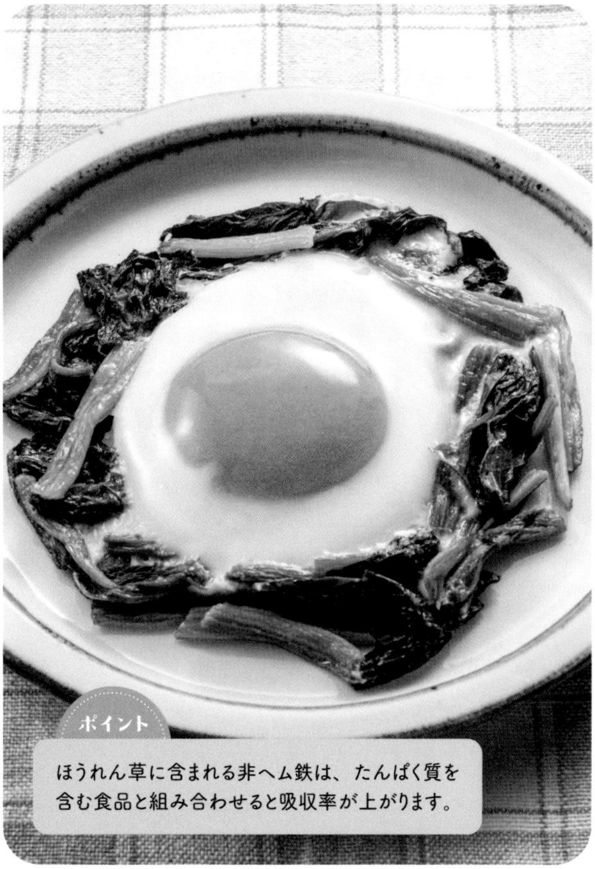

ポイント

ほうれん草に含まれる非ヘム鉄は、たんぱく質を含む食品と組み合わせると吸収率が上がります。

味覚・嗅覚の変化

さまざまな症状がありますが、味覚・嗅覚が減退しているときは
「見た目から味をイメージできる食事」がよいでしょう。
うまみのある食材を活用するのもおすすめです。

味を想像できる華やかな1品

五目ちらし寿司

301 kcal	食物繊維	2.9g	塩分	1.5g

材料（1人分）

ごはん……150g
れんこん……10g
にんじん、しいたけ、油揚げ……各5g
Ⓐ 水……1/4カップ
　しょうゆ、砂糖……各小さじ1
Ⓑ 砂糖、酢……各小さじ1
　塩……小さじ1/4
さやえんどう……1枚
錦糸卵……5g

作り方

❶ れんこん、にんじんは皮をむき、しいたけは石づきを落とし、油揚げとともに小さめの薄切りにする。
❷ 小鍋にⒶ、❶を入れて中火で熱し、汁けがなくなるまで煮る。
❸ ボウルにごはん、混ぜ合わせたⒷを入れて混ぜ、❷を加えて混ぜ合わせ、器に盛る。
❹ さやえんどうは熱湯でやわらかくなるまでゆでて細切りにし、錦糸卵とともに❸にのせる。

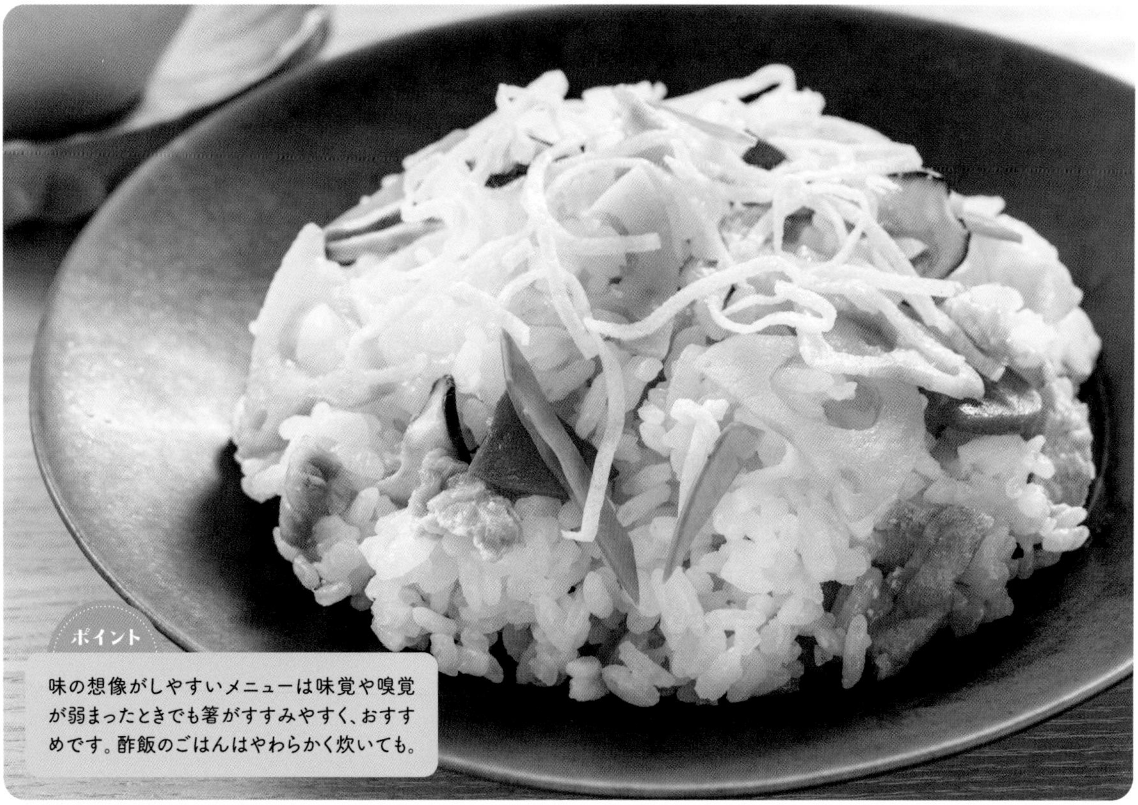

ポイント

味の想像がしやすいメニューは味覚や嗅覚が弱まったときでも箸がすすみやすく、おすすめです。酢飯のごはんはやわらかく炊いても。

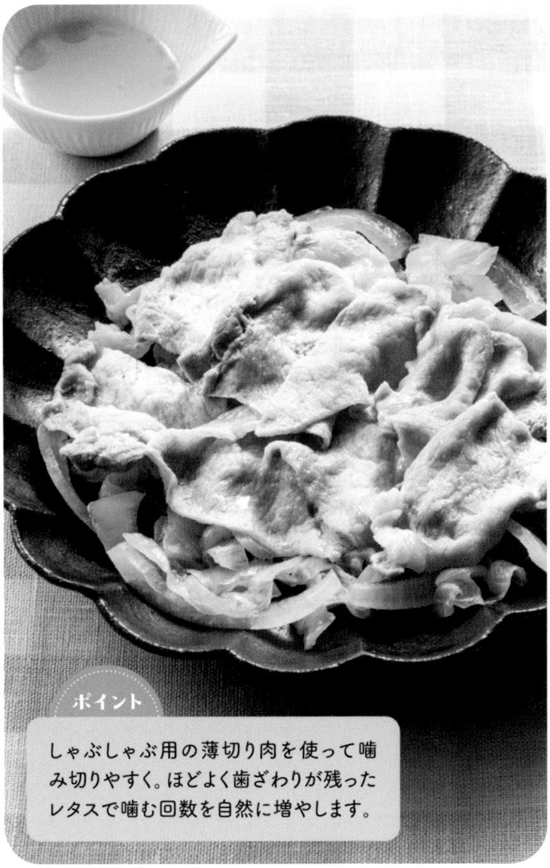

ポイント

しゃぶしゃぶ用の薄切り肉を使って噛み切りやすく。ほどよく歯ざわりが残ったレタスで噛む回数を自然に増やします。

パンチのあるレモンだれで
味覚と嗅覚を刺激

レンチン豚しゃぶの塩レモンだれ

87 kcal	食物繊維	0.4 g	塩分	0.5 g

材料（1人分）

豚もも薄切り肉（しゃぶしゃぶ用）……… 2枚（40g）
レタス ……… 20g
玉ねぎ ……… 10g
A レモン汁 ……… 小さじ2
　ごま油 ……… 小さじ1/4
　塩 ……… 少々

作り方

1. レタスは繊維を断つようにせん切りにし、玉ねぎも同様に薄切りにする。
2. 耐熱容器に1を敷き、豚肉を重ならないように広げてふんわりとラップをし、電子レンジで1分加熱する。
3. 2を器に盛り、混ぜ合わせたAを添える。

カレー粉の風味と色でアクセントをつけて

タンドリーかじき

114 kcal	食物繊維	0.4 g	塩分	0.7 g

材料（1人分）

めかじき ……… 中1切れ（70g）
A プレーンヨーグルト ……… 小さじ2
　トマトケチャップ ……… 小さじ1/2
　カレー粉 ……… 小さじ1/3
　砂糖 ……… 小さじ1/4
　塩 ……… 少々
パプリカ（赤・黄）……… 各5g

作り方

1. めかじきはポリ袋に入れ、混ぜ合わせたAを加えてなじませ、冷蔵庫で30分以上漬ける。
2. パプリカはヘタと種を除いて食べやすい大きさに切る。
3. オーブントースターの天板に1を漬けだれごとのせ、2とともにこんがりと焼く。

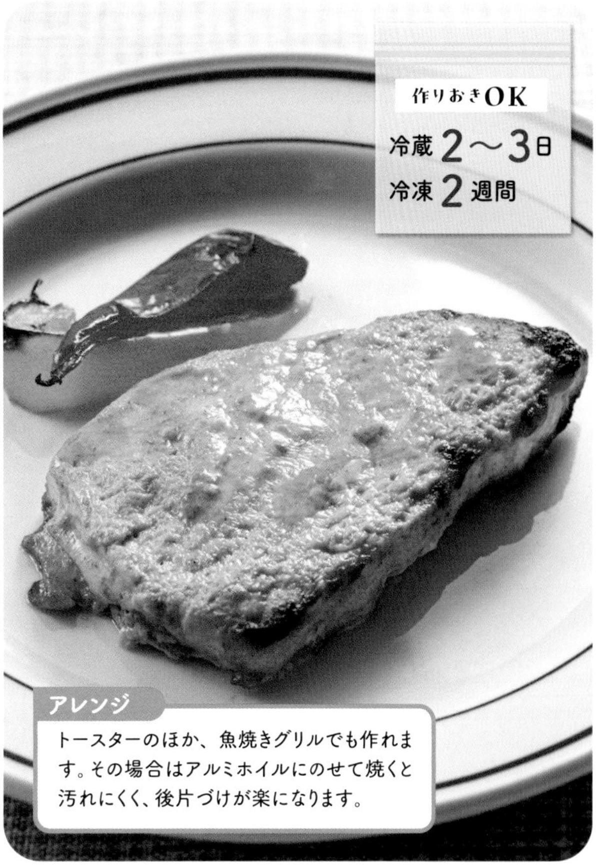

作りおきOK
冷蔵 2～3日
冷凍 2 週間

アレンジ

トースターのほか、魚焼きグリルでも作れます。その場合はアルミホイルにのせて焼くと汚れにくく、後片づけが楽になります。

コラム3

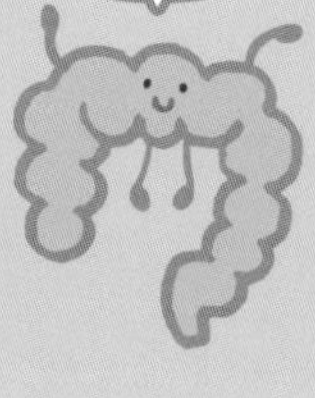

再発を早期発見するために
手術後の定期検査

がんの治療が一段落しても、しばらくして再発する場合もあります。再発を早期に発見するためにも定期検査を受けましょう。

検査法や頻度はステージやがんの部位による

大腸がんの治療は「切除して終わり」ではありません。手術でがんを取り切ったと判断されても、ある一定の割合で５年以内に再発のおそれがあるため、手術後最低５年間は定期的に通院して検査を受けることが必要です。

再発が起こっても、早期に発見できれば再び手術を行うことで完治する可能性があります。がんを切除し切れない場合には、抗がん剤を使った薬物療法や放射線療法によって治療します。

検査を行う間隔は、がんのステージや治療法によって異なります。再発の早期発見・早期治療を目指し、下表のようなスケジュールで定期検査を行います。大腸がんになった人は、別の大腸がんができるリスクが高いといわれているので、５年後以降も定期的な大腸内視鏡検査を受けるとよいでしょう。

	時期				
	1年目	2年目	3年目	4年目	5年目
問診	３か月に１回			６か月に１回	
直腸指診（直腸がん）	６か月に１回			ー	
血液検査（腫瘍マーカー）	３か月に１回			６か月に１回	
胸部CT	６か月に１回*				
腹部CT	６か月に１回*				
骨盤CT（直腸がん）	６か月に１回*				
大腸内視鏡検査（結腸がん）	1年目と3年目に実施			ー	
大腸内視鏡検査（直腸がん）	1年に１回			ー	

＊ステージⅠ・Ⅱの場合は、4年目からは1年に１回でもよい

PART 5

大腸がんの基礎知識

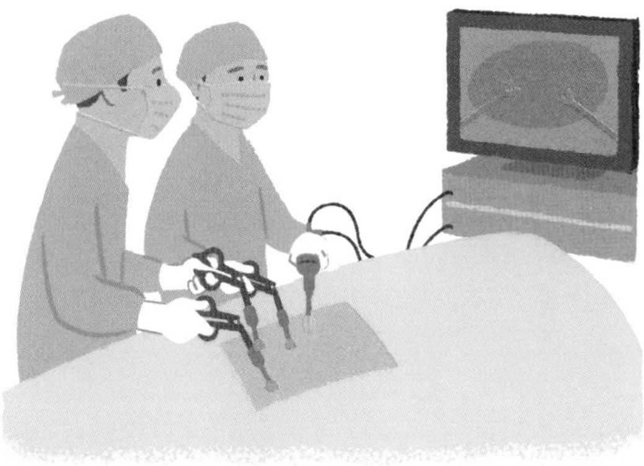

大腸の働きやがんの治療法、手術後の後遺症や
ストーマをつけた方へのアドバイス、社会復帰についてなど、
大腸がんに関する知識や手術後の生活について解説します。
患者さんやご家族のこれからの暮らしに役立ててください。

大腸の働きと大腸がんの症状

はじめに、大腸はどのような臓器なのかを再確認しましょう。そのうえで、大腸がんとは何か、なぜ増えているのかを解説します。

大腸のおもな働きは便をつくって排泄すること

腸は私たちが摂取した食べ物を消化・吸収し、排泄するための消化器官。大腸は全長10ｍもある長い消化器官の最後尾にあり、その長さは1・5～2ｍほど。大きく「結腸」と「直腸」に分けられます。

結腸の働きは便をつくることです。食べ物は胃で分解され、栄養素の約90％が小腸で吸収されます。結腸では小腸で消化しきれなかった食物繊維などを発酵させ、液状の食べ物のカスから水分とミネラルなどを吸収して固形の便にします。

直腸の働きは、蠕動《ぜんどう》運動によって送ら

大腸の構造

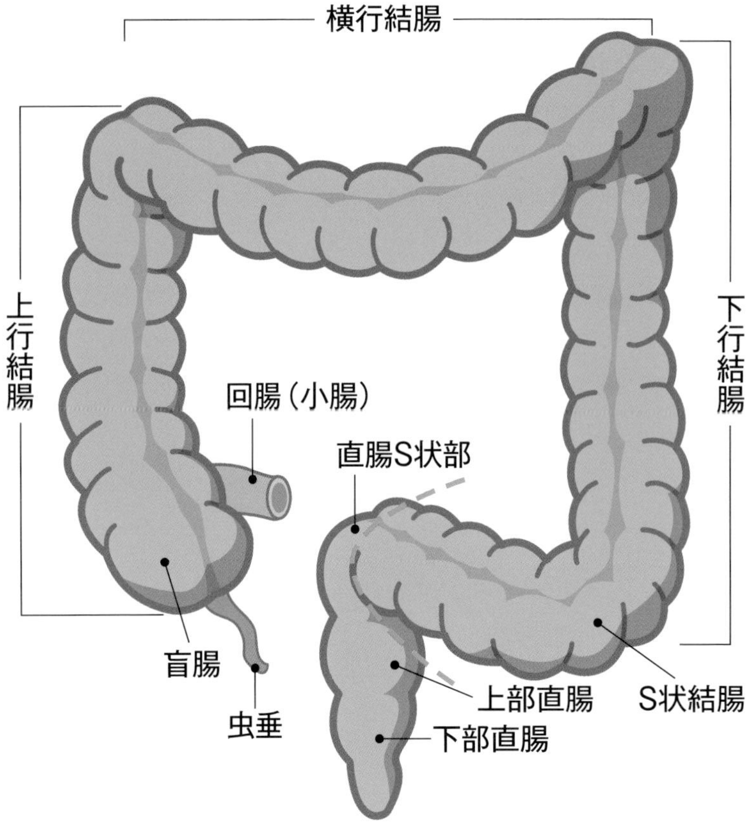

大腸の長さは1.5～２mほどで、大きく「結腸」と「直腸」に分けられます。胃、小腸から続いて、盲腸、上行結腸、横行結腸、下行結腸、S状結腸、直腸S状部、上部直腸、下部直腸という順に並んでいます。日本人の場合は、S状結腸と直腸にがんができやすいことが知られています。

れてきた便を一時的にためておくことです。直腸に便がたまるとそのシグナルが大脳に送られ、排泄の指令が出されます。腹筋が収縮し、肛門の筋肉がゆるんで便が押し出されるのです。

大腸がんは最も罹患率が高く治癒率も高いがん

大腸がんは結腸と直腸にできるがんの総称です。

大腸の壁は5つの層で構成されています（下図参照）。大腸がんは大腸の一番内側の「粘膜」から発生します。最初のうちは粘膜の表面にとどまっていますが、がんが大きくなるにつれ、「粘膜下層」「固有筋層」…と、大腸壁に食い込むように広がっていきます。これが「浸潤《しんじゅん》」と呼ばれる状態です。

がんが壁に深く食い込んでいくにつれて大腸壁内の血管やリンパ管にがん細胞が入り込み、ここからほかの臓器やリンパ節に飛び火して増殖します。これが「転移」です。放っておくと全身にがん細胞が広がってしまうのです。

1975年以来、大腸がん罹患者数は増え続けており、44年の間に8倍以上にもなっています。2019年の統計では、年間約15万5000人が新たに大腸がんと診断され、男女合わせて胃がんを抜いて日本で最も多いがんになりました。

こうした増加の背景にあるのは、食生活の欧米化に伴う動物性たんぱく質や脂質のとりすぎ、運動不足、肥満、喫煙、飲酒などが挙げられます。さらに加齢も要因のひとつ。大腸がんは男女ともに40歳から増え始め、年齢とともに罹患率が高くなります。健康診断や人間ドッグがきっかけで見つかるケースも多く、早期に発見できれば、手術などの治療によって、比較的高い確率で治癒することが可能ながんのひとつです。

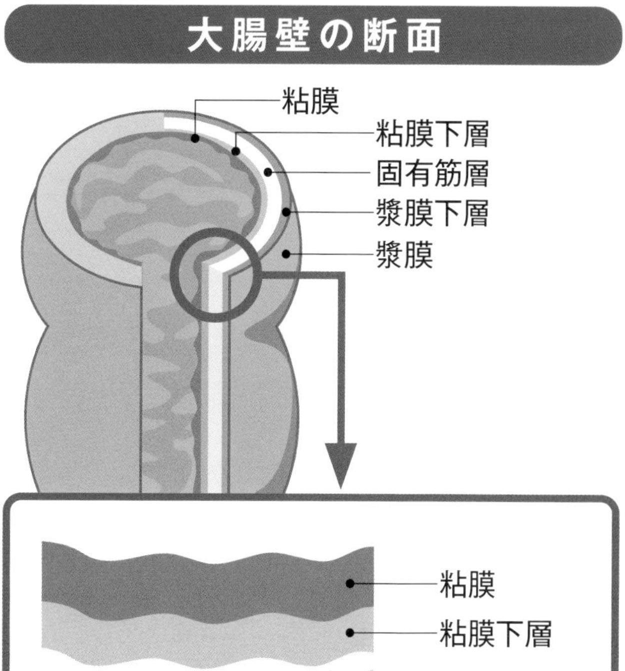

大腸壁は、内側から順に、粘膜、粘膜下層、固有筋層、漿膜《しょうまく》下層、漿膜の5つの層で構成されています。よく耳にする「大腸ポリープ」は粘膜の一部がイボのように盛り上がったもの。ほとんどは「腺腫《せんしゅ》」と呼ばれる良性の腫瘍ですが、大きくなるほどがんが発生するリスクが高くなります。

大腸がんの基礎知識 2

大腸がんのステージと治療方針

さまざまな検査結果から、がんの進行具合を判定するのが「ステージ（病期）」。どのように決められるのかを解説します。

がんの広がり具合をステージで表す

大腸がんは大腸の粘膜に発生した後、大腸で増殖して大きくなるとともに、転移によって全身に広がっていきます。

がんの広がりの程度は「ステージ（病期）」で表します。ステージ分類には、日本の「大腸がん取扱い規約」と国際的な「TNM分類」があります。どちらもがんが大腸壁のどこまで深く達しているかを示す深達度、リンパ節への転移の状態、肝臓や肺などほかの臓器への転移の有無により、ステージ0～Ⅳの5段階に分けられます。数字が大きくなるほど、がんが進行している状態を表します。

大腸がんのステージ分類

ステージ	状態	
ステージ0	がんが粘膜の中にとどまっている	早期がん
ステージⅠ	がんが粘膜下層にとどまっている	早期がん
	がんが固有筋層にとどまっている	進行がん
ステージⅡ	がんが固有筋層より深く浸潤《しんじゅん》している	進行がん
ステージⅢ	リンパ節転移がある	進行がん
ステージⅣ	肝臓、肺、腹膜など遠隔転移している	進行がん

がんの深達度

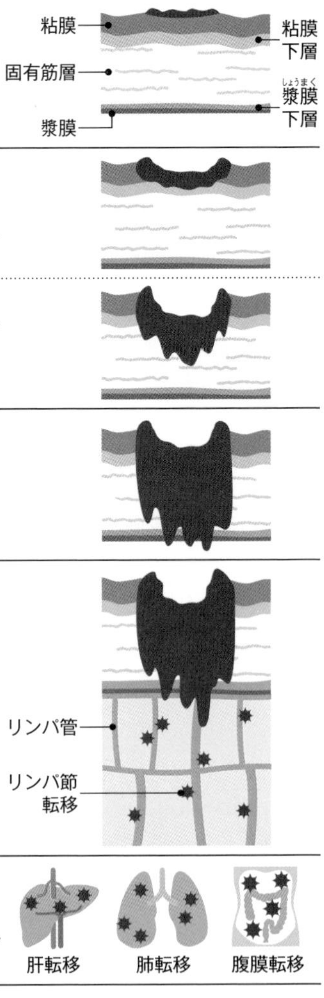

大腸がんは、がん深達度によって「早期がん」と「進行がん」に分けられます。粘膜下層までにとどまるものを「早期大腸がん」、粘膜下層より深くに達するものを「進行大腸がん」といいます。進行がんになると、早期がんよりもリンパ節やほかの臓器に転移する危険性が高まります。

最終的なステージに応じて治療方針が決まる

大腸がんが疑われると、まず直腸指診、注腸造影検査、大腸内視鏡検査などを行い、病変の有無を診断します。そこで病変が確認されると、胸部腹部CT、腹部超音波検査、MRIなどの画像診断で「臨床分類ステージ」を予測し、さらに切除された大腸の組織を顕微鏡で調べた結果と合わせて、最終的な「病理分類ステージ」を判定します。

こうした検査によって判定されたステージをもとに、患者さんに最も適した治療方針が選択されます。

ステージ別の大腸がんの治療方針

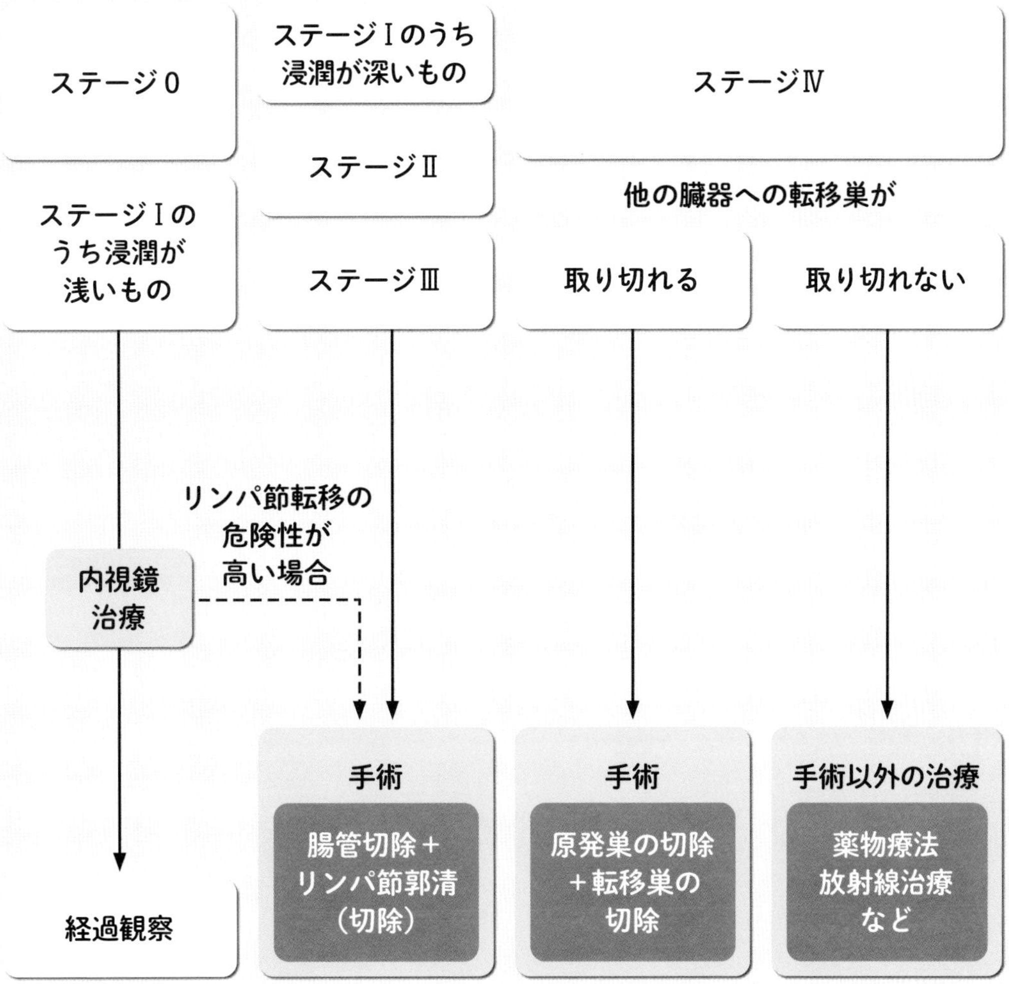

参考『患者さんのための大腸癌治療ガイドライン　2022年版』

大腸がんの
基礎知識
3

大腸がんの4大治療法

大腸がんの基本的な治療法には内視鏡治療、手術治療、薬物療法、放射線治療があります。この4大治療法について解説します。

① 良性のポリープや早期がんを切除する 内視鏡治療

開腹せずに肛門から内視鏡を挿入して切除するので、体への負担が少ないのが長所。がんの大きさや形に応じて３つの方法があります。

ポリペクトミー

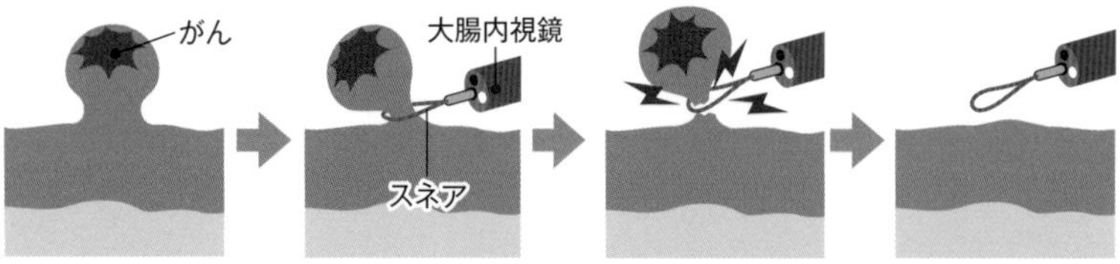

イボのように盛り上がったがん

スネアという金属の輪を出して根元にかける

がんを軽く持ち上げ、通電して切除する

切除後は出血の状態などを観察する

内視鏡的粘膜切除術（EMR）

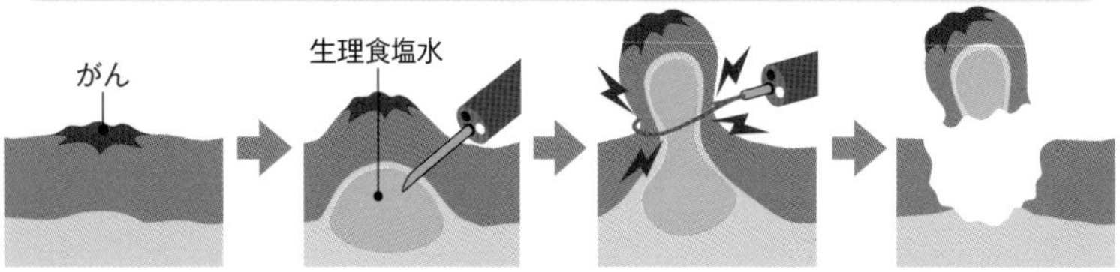

平たい形のがんや粘膜にくっついているがん

がんの下の粘膜下層に生理食塩水などを注入し、腫瘍を浮かせる

スネアをかけ、通電して切除する

切除後は出血の状態などを観察する

内視鏡的粘膜下層剥離術（ESD）

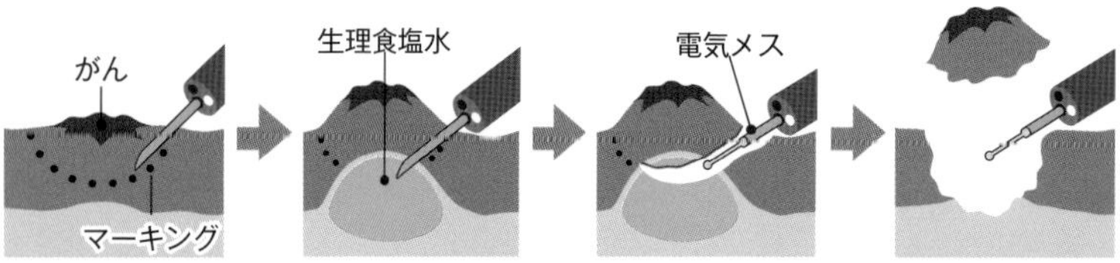

2cm以上のがんは切り取る範囲に目印をつける

がんの下の粘膜下層に生理食塩水などを注入し、腫瘍を浮かせる

電気メスで周りの粘膜を切り、がんをはがすように切除する

切除後は出血の状態などを観察する

② ２つの目的がある 薬物療法

抗がん剤などを使って、がん細胞を死滅させたり、大きくなるのを抑えたりする治療法。大きく分けて２つの目的があります。

切除不能進行・再発がんに対する

「薬物療法」

がんを小さくすることで病巣の切除が可能になったり、がんの進行を遅らせることで痛みなどの症状を緩和したりできます。

再発予防を目的とした

「補助化学療法」

ステージⅡ、またはステージⅢの大腸がんで、手術後の病理検査の結果から再発のリスクが高いと判断された人が対象です。

参考　『患者さんのための大腸癌治療ガイドライン　2022年版』

3 内視鏡での切除が難しい場合は　手術治療

リンパ節転移の可能性がある早期がんと進行がんの場合は、開腹手術か腹腔鏡《ふくくうきょう》手術のどちらかで、腸の切除とリンパ節郭清《かくせい》を行います。

腹腔鏡手術

小さな孔《あな》からカメラや手術機器（鉗子《かんし》）を挿入し、テレビモニターを見ながらがんを切除します。手術後の痛みが少なく、手術の翌日には歩行が可能となり、入院期間や休職期間が短いことがメリット。ロボット支援下手術も腹腔鏡手術の一種。3D画像と先端が自由に曲がるロボット機器により、精密な手術を行うことが可能に。

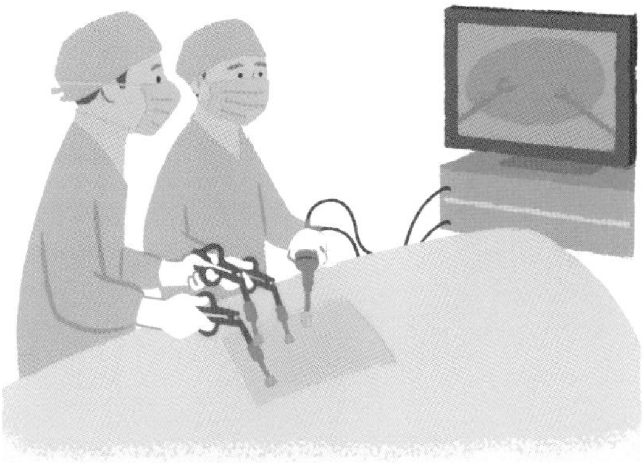

開腹手術

進行がんの標準治療です。おなかを大きく切って開き、がんを切除します。メリットは、執刀医が患部を直接見て、触った感覚で確認しながら治療が進められるため、取り残しが少なく、微細な腹膜への転移なども見つけられる点です。

メモ　リンパ節郭清手術とは

大腸がんは、リンパ液の流れる方向に沿ってリンパ節転移が起こることがわかっています。そのため、手術治療では、予防的にがんが拡がっている可能性のあるリンパ節も切除します（リンパ節郭清）。リンパ節を切除する範囲は、がんの部位とがんの進行度を考慮して決定します。リンパ節は切除しても体に悪影響はほとんどありません。

4 治療効果を高める　放射線治療

X線や電子線など大きなエネルギーを持つ放射線が、がん細胞のDNAを傷つけて細胞分裂を止める作用により、腫瘍を縮小させる治療法です。

がんを小さくする「補助放射線療法」

直腸がん手術の補助療法として、骨盤内の再発予防や手術前にがんを小さくして肛門を温存する目的で行います。照射時期は手術前、手術中、手術後の3種類があり、抗がん剤の治療といっしょに行うこともあります。また転移があるときは、転移巣への局所治療として行われる場合も。

症状をやわらげる「緩和的放射線療法」

がんによる症状をやわらげる目的で行う治療法で進行がんや転移したがんが対象となります。骨盤内転移、骨転移、脳転移、肺転移などの病巣に照射することで、痛み、出血、神経症状、呼吸困難などが７割程度改善するという高い効果が期待でき、QOL（生活の質）の向上がはかれます。

大腸がんの基礎知識 4

結腸がんの手術

結腸がんの手術は、がんのある腸管と、周辺のリンパ節を切除します（リンパ節郭清）。機能障害が少ない手術といわれています。

がんのある腸管と周辺のリンパ節を切除する

リンパ節はリンパ管のところどころにあるそら豆の形に似た組織で、リンパ液に細菌などの異物が侵入するのを防ぐ役割を担っています。がん細胞は、大腸壁の中にあるリンパ管に入り込み、大腸の周りのリンパ節に流れて増殖します。

そのため、結腸がんの手術は、がんの両端から10㎝ほどの腸管と周辺のリンパ節を扇型に切除します。がんの部位によって「回盲部《かいもうぶ》切除術」「結腸右半《うはん》切除術」「横行《おうこう》結腸切除術」「結腸左半《さはん》切除術」「S状結腸切除術」があります。リンパ節郭清《かくせい》の範囲は「D1郭清」「D2郭清」「D3郭清」に分類され、転移の可能性に応じて切除されます。

結腸を切除しても機能障害は少ない

結腸がんの手術では、目に見えないがんをとり残さないように、がんの両端からそれぞれ10㎝を切除します。手術時間は状況によって差がありますが、3～4時間ほどです。

大腸は1・5～2mと長い臓器なので、結腸を20～30㎝ほど切除しても、主な機能である水分の吸収は残った結腸でも十分果たすことができます。またリンパ節郭清を行っても、機能障害が現れることはほとんどありません。

メモ

手術前後のスケジュール

入院前または入院後	心電図や呼吸機能検査、血液検査など一般的な検査が行われる。
手術当日（手術前）	食事は中止。下剤を飲んで腸内をきれいにする。
手術当日（手術後）	ベッド上で安静にする。
手術翌日	医師の許可が出たら起き上がり、歩ける人は腸閉塞の予防のために歩行を開始。
手術後2～3日	食事を再開する。
手術後3～7日	ガス（おなら）が出て排便もある。
手術後1週間～10日	順調に回復すれば退院に。

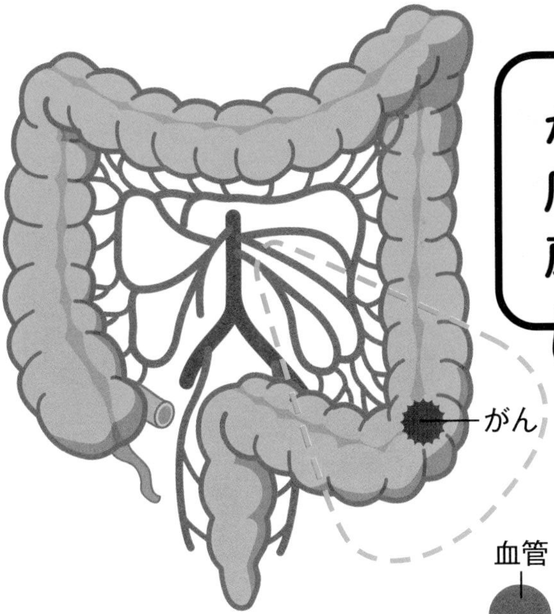

がんを含む腸管と、
周辺のリンパ節を
扇型に切除する

がんの両端から
各10cmの腸管と、
転移の可能性に
応じてリンパ節を
切除する

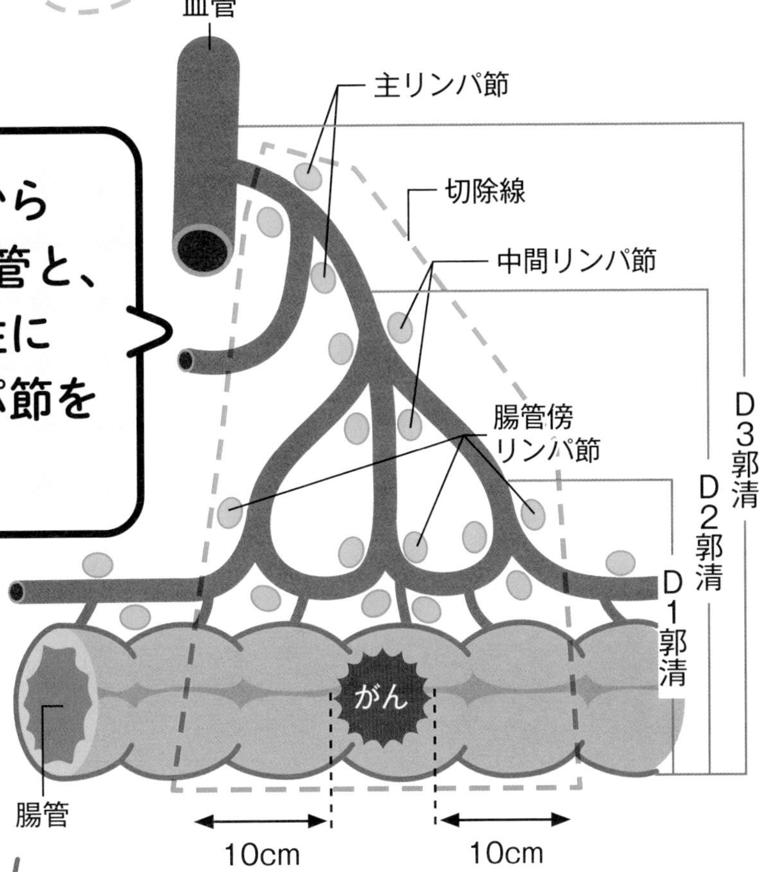

D1郭清：
腸管傍リンパ節までとる
D2郭清：
中間リンパ節までとる
D3郭清：
主リンパ節までとる

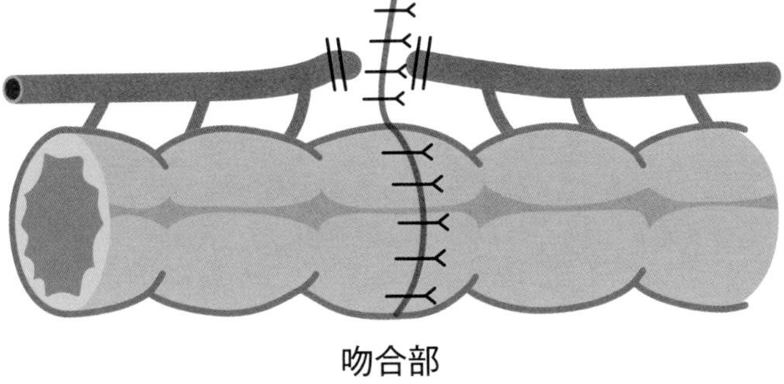

残った腸管を
つなぎ合わせる
（吻合《ふんごう》）

大腸がんの
基礎知識
5

直腸がんの手術

肛門を温存する場合と、切除する場合の2つに分けられます。近年は、技術の進歩などによって肛門を温存する手術が増えています。

肛門を温存する手術が増えている

直腸は大腸のうちでいちばん肛門に近いところにあります。直腸がんが肛門のすぐ近くにできてしまうと、肛門を切除して人工肛門（ストーマ）をつくらざるを得ない場合があります。しかし、直腸がんが肛門側まで拡がることはほとんどありません。さらに最近では、肛門の近くにできたがんであっても、比較的早い時期であれば、肛門を締める肛門括約筋を部分的に切除して肛門を残し、肛門から排便する機能を温存する手術も発達しています。永久的な人工肛門が必要になる患者さんは激減しているのです。

肛門を残す「前方切除術」

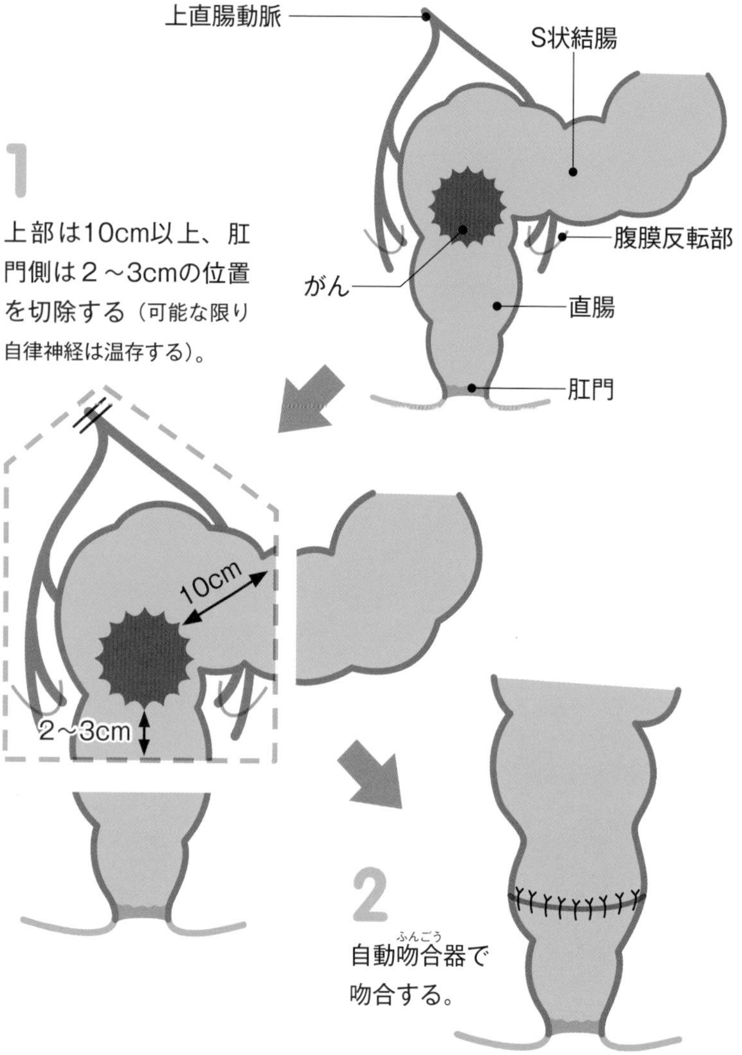

人工肛門をつくる「直腸切断術＋人工肛門造設術」

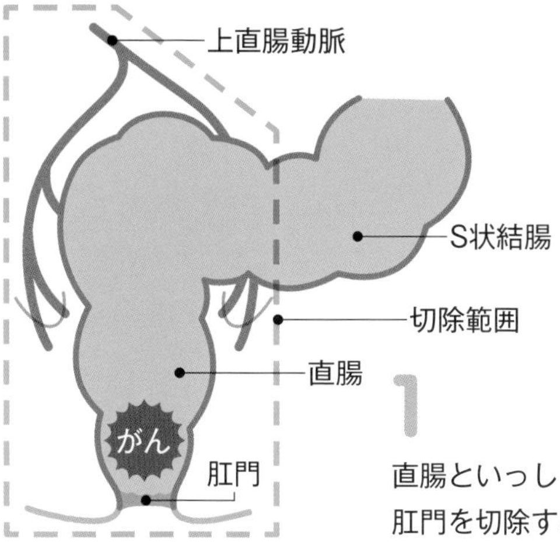

1
直腸といっしょに肛門を切除する。

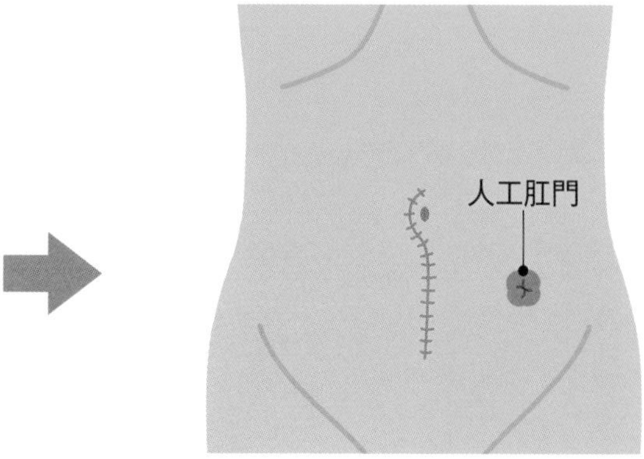

2
腸の一部を腹壁から出して人工肛門を造設する。

特殊な肛門温存術「括約筋間直腸切除術（ISR）」

がんと、肛門括約筋の「内肛門括約筋」を部分的あるいは全部切除して肛門を温存する手術法で、“究極の肛門温存手術”と呼ばれています。ただし手術後、便失禁などの排便障害を起こすこともあります。

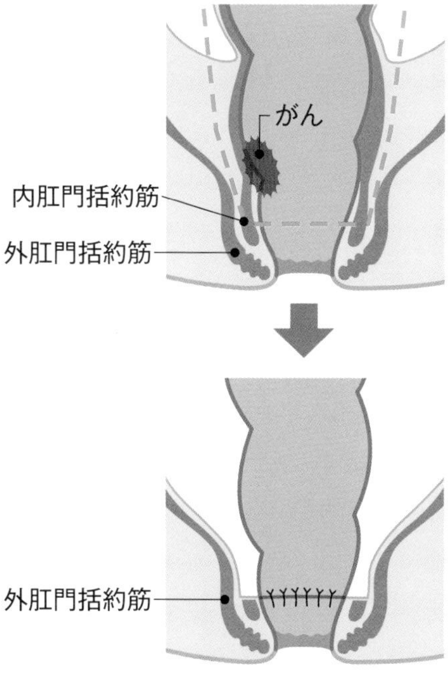

肛門から切除する「局所切除術」

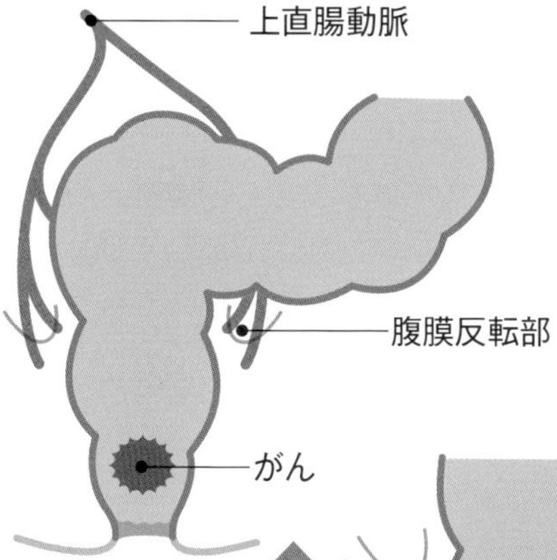

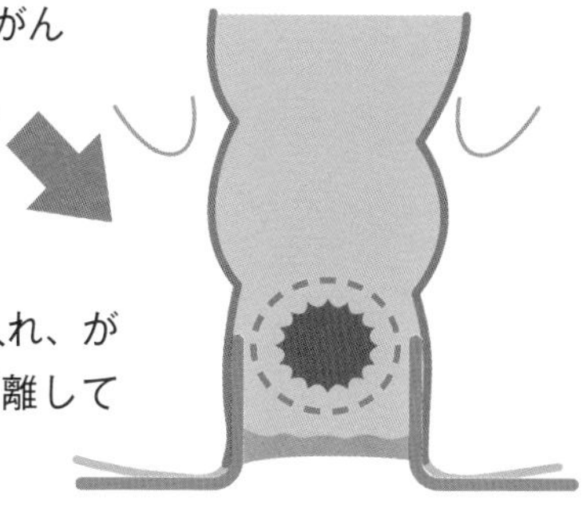

1
肛門からメスを入れ、がんから１cmほど離して切除する。

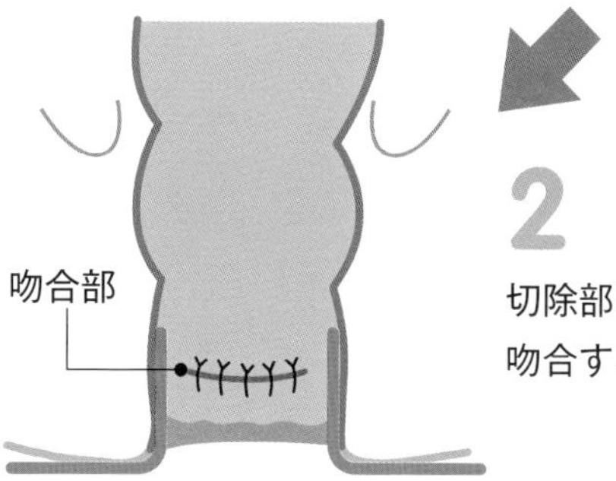

2
切除部を肛門から吻合する。

参考　『患者さんのための大腸癌治療ガイドライン　2022年版』

大腸がんの基礎知識 6

大腸がん手術後の合併症と後遺症

最大限の注意を払っても、手術後に腸閉塞などの合併症が起こり得ます。また排便障害などの後遺症が生じることもあります。

合併症とその対策

●縫合不全

縫合した腸管がうまくつながらず、吻《ふん》合《ごう》部から便が漏れ出す症状を「縫合不全」といいます。縫合部とその周囲に炎症が起こり、痛みや熱が出ることがあります。炎症が軽度であれば、食事を止めて点滴治療で治りますが、便が腹腔内に広がって悪化した場合には、再手術が必要となります。

●創感染

手術の傷（創）に細菌が付着することによって感染が起こる「創感染」。創が化膿し、痛みや発熱を伴うこともあります。創の抜糸や、切開して膿を出すことで、徐々に治ります。

●腸閉塞

創は癒着《ゆちゃく》することで治癒していくため、癒着は大切なプロセスですが、それが原因で腸の一部が詰まって通過障害が起こった状態を「腸閉塞（イレウス）」といいます。腸に便やガスがたまり、腹部の張り、げっぷ、吐き気などの症状が現れます。腸閉塞の多くは食事を止めると自然に改善されますが、症状が長引く場合は鼻から長いチューブ（イレウス管）を入れて腸液やガスを抜きます。改善しない場合は再手術が必要となることも。

後遺症とその対策

●排便障害

大腸がんの手術後は、排便の様子に変化が見られます。特に直腸を切除すると、腸が短くなったことで便をためたり押し出したりする能力が低下します。排便の回数が増える頻便《ひんべん》、残便感、下痢、便秘、失禁といったトラブルが現れます。手術直後に強く、半年から1年くらいかけて徐々に改善されていきます。

● 排尿障害

直腸がんの手術で、排尿を司る自律神経を切除したり、傷つけたりすると、尿意を感じにくい、残尿感、尿閉（排尿できないこと）などの症状が現れることがあります。軽度の場合は、薬物療法による治療が有効です。

残尿が多い場合は自己導尿（カテーテルという細い管を尿道から膀胱に挿入して自分で尿を出す方法）を指導されることもあります。しかし排尿障害の多くは、時間とともに改善されます。

● 性機能障害

排尿障害同様に、直腸がん手術時の自律神経の損傷による障害です。男性では症状が分かりやすく、勃起障害、射精障害が起こることがあります。女性の場合は感覚が弱まることがありますが、大きな障害になることはありません。

大腸がん手術後の合併症と後遺症

<table>
<tr><th></th><th>合併症</th><th>後遺症</th></tr>
<tr><td>結腸がん</td><td rowspan="2">縫合不全
創感染
腸閉塞
腹腔内の出血</td><td>ほとんど見られない</td></tr>
<tr><td>直腸がん</td><td>排便障害
排尿障害
性機能障害</td></tr>
</table>

直腸周辺の自律神経

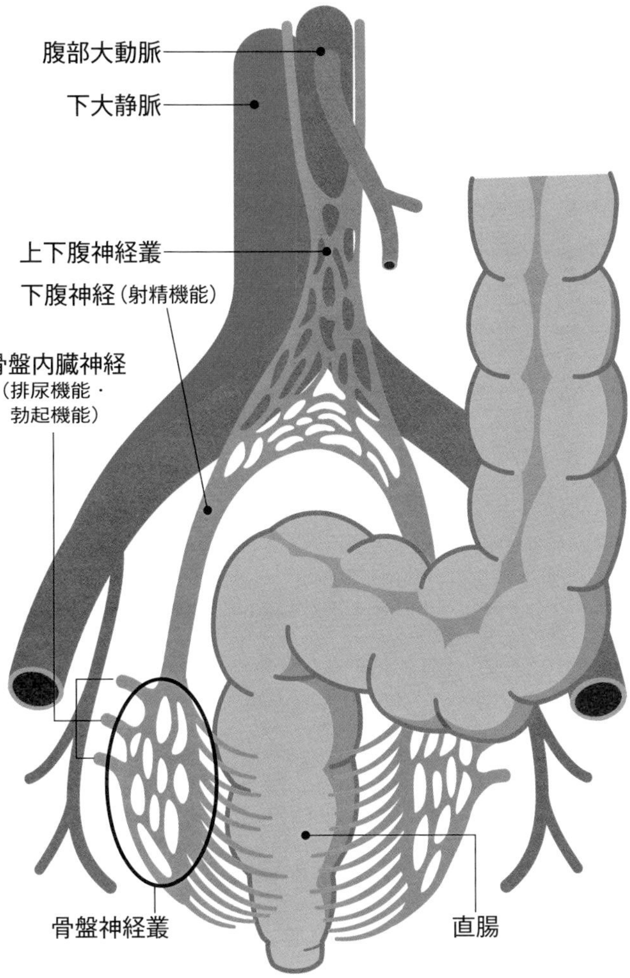

肛門に近い直腸の周囲には、排泄機能、性機能を司る自律神経叢が張り巡らされています。

大腸がんの
基礎知識
7

社会復帰をめざして

手術後初めての定期検診で問題がなければ、そろそろ社会復帰を考えてもよい頃です。復帰に向けて準備を始めましょう。

段階的に少しずつ食生活を整える

退院後の生活で大切なことは、社会復帰を目指して規則正しい生活を送ることです。急に元の生活にもどるのは難しいので、段階的に少しずつもどしていきます。

特に手術後は食事をとる時間や量に配慮が必要です。はじめは、入院中の食事時間と近いタイミングで食べ、徐々に復帰後の生活に合わせていきましょう。

食生活を整えることは、手術後の体を回復させるだけでなく、スムーズに社会復帰するうえでもとても重要です。家族の協力を得ながら、自分に合った食べ方を見つけましょう。

電車に乗るなど行動範囲を少しずつ広げる

自宅での食事や排便リズムが安定してきたら、外の環境に体を慣らすことが大切です。まずは近所を散歩することから始めましょう。次に、買い物や図書館に行ってある程度の時間を外で過ごしてみる、電車に乗ってみるといったように少しずつ行動の範囲を広げていきます。

また、会社に出勤するときと同じ時間に起床して朝食をとり、出勤時間に家を出て図書館でデスクに向かってみたり、トイレを使ってみたりする「模擬出勤」もおすすめです。外出先の環境に順応できるようになると、自信につながります。

復帰後の働き方を会社と相談する

治療と仕事を両立させるには、会社側に理解を得て、協力してもらうことが不可欠です。手術前と比べてどのような体調の変化があるのか、上司や同僚に正直に伝えておきます。産業医や産業保健師がいれば、復帰前に相談しておくのもよいでしょう。

復帰早々、元のように働くのではなく、時差出勤、短時間勤務、フレックスタイム、在宅勤務などの社内制度があれば利用し、徐々に体を慣らしていきましょう。段階的に元の仕事内容や勤務時間にもどしていければ理想的です。

退院から復帰までのプロセス

退院　自宅でゆっくり静養する

↓

約2週間後　手術の傷や症状を診てもらうために受診する

- 食生活を整えて体の回復をはかる
- 排便の状態に慣れ、コントロールすることを身につける
- 気になることは担当医に相談する

↓

約1か月後　診察と血液検査を受ける

- 散歩や買い物、電車に乗るなど少しずつ行動の範囲を広げ、体を慣らす
- 家庭復帰、職場復帰を考えて気持ちの準備をする

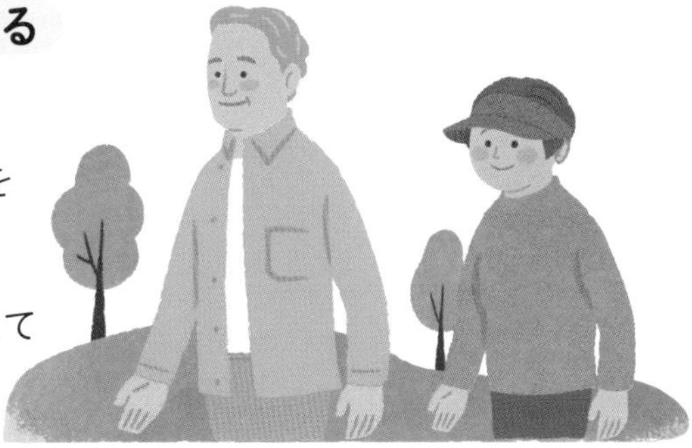

↓

約3か月後　診察と定期検査を受ける

- 職場復帰の準備のため、リハビリ出勤など、復帰後の働き方を会社と相談する
- 短時間勤務から始め、徐々に体を慣らしていく
- 立ち仕事よりもデスクワークなど軽作業から始める

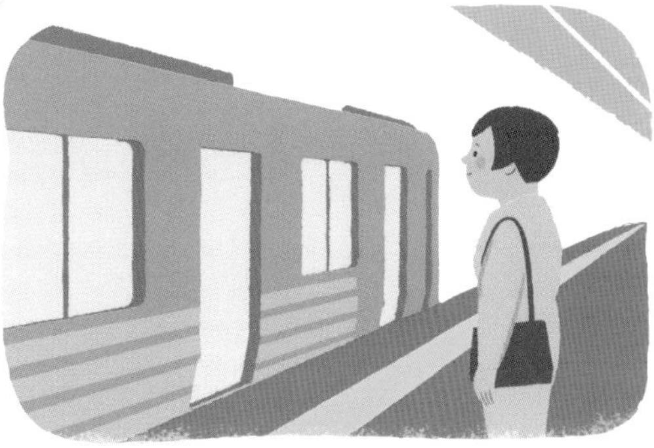

↓

約6か月後　元の生活にもどしていく

- 元の仕事内容や勤務時間にもどしていく
- 同じ体験をした人との交流や活動に参加してみる

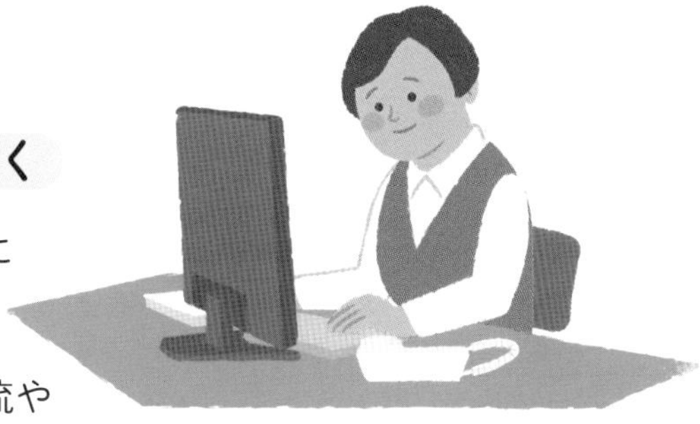

大腸がんの
基礎知識
8

ストーマの方の暮らしのアドバイス

ストーマ（人工肛門）をつくった人でも、注意事項に留意すれば、これまでと変わらない生活を送ることができます。

ストーマをつくったら排泄物の管理が必要

ストーマとは、手術によって自分の腸の端をおなかの外に出して粘膜と皮膚を縫合した、新しくつくられた便の排泄口です。結腸でつくる場合と小腸（回腸）でつくる場合があります。大きさは直径1～2㎝くらいで、粘膜なので赤色をしています。粘膜には痛みを感じる神経がないため触っても痛くありませんし、常に粘液や腸液が分泌されているため乾くこともありません。

直腸には便をためる働き、排便のタイミングを調整する働き、便を出す働きがあります。しかしストーマには直腸のような便をためる働きがないので、自分の意志とは関係なく便が自動的に排泄されます。そこで便をためるストーマ装具によって排泄物の管理が必要になります。

選べる2種類のストーマ装具

ストーマ装具は、皮膚保護材という直接皮膚に貼る「面板」と、便を受け止める「パウチ」という2つのパーツからできています。面板とパウチが一体化している「ワンピース型」と別々になっている「ツーピース型」があります。

面板は、皮膚に密着する機能、便がつかないように皮膚を守る機能、汗や排泄物の水分を吸収する機能を持っています。

ワンピース型　ツーピース型

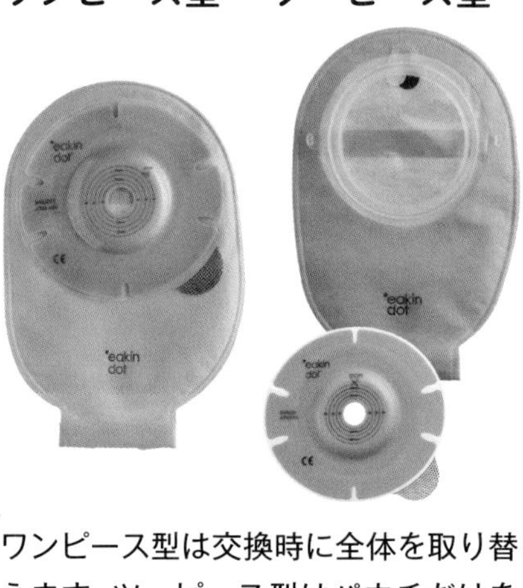

ワンピース型は交換時に全体を取り替えます。ツーピース型はパウチだけをはずして交換できます。

装具には、防水効果や消臭効果があるので、においの発生や排泄物が漏れて服が汚れるなどのトラブルを防ぐことができます。排泄物がたまったらトイレで出し、装具を交換します。形状など自分のストーマに合う装具を選ぶことが大切です。

食事

高血圧や糖尿病などで食事制限がなければ、特に食事の制限はありません。ただし、食物繊維が多い食品を一度にたくさん食べると、ストーマの出口で詰まったり、ガスが発生しやすくなったりすることがあります。適度な量をよく噛んで食べましょう。

外出

交換用の装具一式を持っていくと安心です。またオストメイト（ストーマを造設した人）対応のトイレでは、排泄物の処理や装具の廃棄ができ、温水シャワーが使えるところもあります。設置箇所は以下のWEBサイトから検索できます。

［オストメイトJP］https://www.ostomate.jp

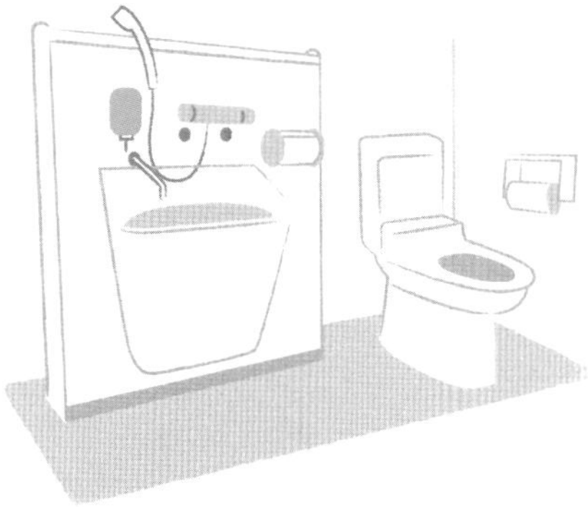

入浴

ストーマ装具をつけたまま湯船に浸かることもできます。入浴は食前か食後しばらく経った排泄の少ない時間帯を選びましょう。また装具を外して湯船に入っても、ストーマの内側から外に向かって圧力がかかっているのでお湯が入ることはありません。

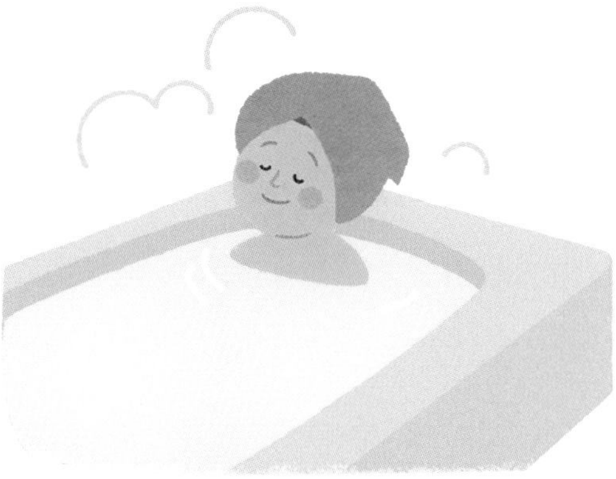

服装

ベルトやウエストゴムでストーマを圧迫しない服装を選びましょう。ベルトがストーマに当たる場合は、サスペンダーを利用するのがおすすめです。パウチの揺れが気になる人はパウチをポケットに収納できるオストメイト用の下着もあります。

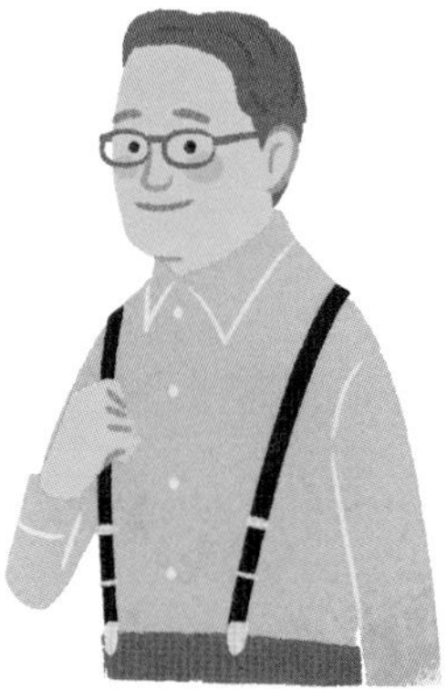

●監修

福長洋介（ふくなが・ようすけ）

がん研有明病院　消化器センター長・大腸外科部長。
大阪市立大学医学部卒業後、同大学第二外科入局。マンチェスター大学ホープ病院リサーチフェロー、大阪市立総合医療センター消化器外科、大阪市立十三市民病院外科などを経て現職。日本外科学会指導医、日本消化器外科学会指導医、日本内視鏡外科学会技術認定医、日本大腸肛門病学会指導医。
監修書に『大腸がん』（主婦の友社）、『これならわかる! 消化器外科の看護ケア』（ナツメ社）、『最新 大腸がん治療』（主婦と生活社）などがある。

●料理

沼津りえ（ぬまづ・りえ）

管理栄養士・調理師・料理教室COOK会主宰。大手食品メーカー、老舗洋食レストランなどに勤務したあと、料理研究家として独立。都内を中心に、大人向け、子ども向け、親子向けなどに様々なコースの料理教室を開き、幅広い年齢層に支持されている。食材のうまみを引き出す作りやすいメニューに定評があり、新聞、テレビ、雑誌などのメディアでも活躍中。
著書に『血圧を下げる！ 1か月献立』（成美堂出版）、『米粉があれば！ パンもおかずもおやつも極上』（主婦の友社）、『母から娘に伝えるはじめてのLINEレシピ』（ART NEXT）などがある。

●編集

食のスタジオ（しょくのすたじお）

レシピ・栄養サポート・編集制作・レシピコンテンツの販売まで、食の業務を一貫して行う専門会社。管理栄養士、編集者など、食の知識と技術を身につけたスタッフで構成されている。著書多数。
HP　https://www.foodst.co.jp/

●STAFF

編集制作	食のスタジオ（横江菜々子、小森かおる、名和史枝）
栄養計算	食のスタジオ（内山由香）
撮影	巣山サトル
スタイリング	深川あさり
調理アシスタント	向後佳子、小松由加、沼津そうる
校正	聚珍社
イラスト	中川視保子、中川原透
カバー・本文デザイン	ユニオンワークス
企画・編集	成美堂出版編集部（尾形和華）

大腸を切った人のためのやさしい食事

監　修　福《ふく》長《なが》洋《よう》介《すけ》
料　理　沼《ぬま》津《づ》りえ
発行者　深見公子
発行所　成美堂出版
〒162-8445　東京都新宿区新小川町1-7
電話(03)5206-8151　FAX(03)5206-8159
印　刷　TOPPAN株式会社

ISBN978-4-415-33422-6